人生最重要的就是认识自己的本心，知道自己的使命，或者说找到属于你自己的那种使命感，因为每一个人的精力都是有限的，面对中医，你是否做到了制心一处，一门深入，全力以赴，而后臻于至善，寻找到自己最拿手、最喜欢的法门，然后，做到极致，这就是使命的圆融，这就是医道的成功。

——彭进

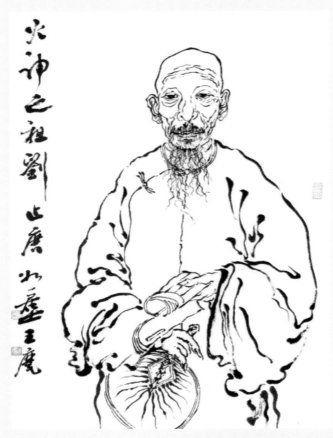

刘止唐

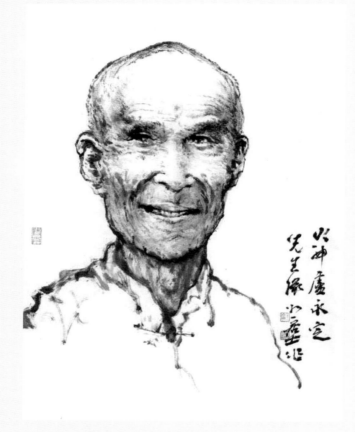

卢永定

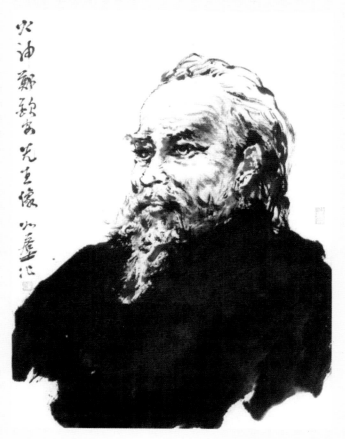

郑钦安

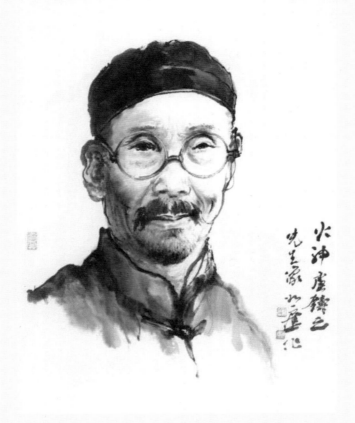

火神盧鑄之

先生像 山崖造化

卢铸之

拜师贴

　　我自愿拜彭公重善先生为师，跟师学郑钦安（拜颜龙臣）—卢铸之（卢永定）医学。决心长期虚心刻苦跟师学习，做到"五心"。认真踏实地在老师言传身带的实践中，领悟郑—卢医学的真谛。立志把自己的医德、医风、医术、医艺等全面提高深化，继承和发扬发展郑—卢医学，更好为广大人民防病、治病、健康、长寿，无私贡献力量！

推荐人：彭重善

拜师人：魏小栋

2019年8月10日

回贴

友生 魏小栋：

　　经我慎重考虑，同意你们拜入门跟师学习郑—卢医学，特予认可，以此为凭。

老　师：彭重善

证明人：彭世

2019年8月10日

（此贴一式一份 经签字生效）

作者拜师帖

脉之一

脉诀

（卢永定 传装师近传文字部分）

其一：　肺和膻间右寸知，
　　　　脾胃大肠命关尺。
　　　　膻中与心左寸辨，
　　　　肝胆之脉左关明。
　　　　小肠膀胱肾左尺，
　　　　女子宫胞亦此寻。
　　　　轻取六腑重为脏，
　　　　举寻按取浮中沉。

注：轻取六腑脉，重取五脏脉，肾脉重取要至骨。

其二：　脉速须用息度衡，
　　　　每分十七应永恒；
　　　　常脉一息四五至，
　　　　三至为迟六七急。

注：诊脉者以自己的呼吸每分钟十七息，衡量被诊者脉速。故"平脉"为诊脉之要。

其三：　脉贵有神且有根，
　　　　胃气常在人永康；
　　　　暗悉脏脉作准绳；
　　　　肺脉毛而有力佳，
　　　　胃脉缓而有力神，
　　　　心脉洪勾有力喜，
　　　　肝脉玄而有力畅，
　　　　肾脉沉而有力强。

注一：有力中不失柔和，微斜中尚还有力，此即是有胃气，有缓象之脉。

注二：有胃气即是有根有神，不论脉速快慢只要是常脉有缓象，则是缓象之脉

魏小博 同仁：

此三脉诀乃卢铸之师傅给永定老师，再传给我的名单。是辨証、立法、遣药的依据。不能准确切脉，一切皆误。要想准确切脉，必须先牢记和真正掌握此三个脉诀。得此三个脉诀，还表达了你已进入郑卢学习之门，开始学习了第一步。盼魏负下气功夫学习身体！

2019. 8. 10

郑卢扶阳医学脉诀

扶阳脉法

——郑卢扶阳医学脉法传习录

魏小栋 ◎ 编著

彭 进 ◎ 主审

全国百佳图书出版单位

中国中医药出版社

·北京·

图书在版编目（CIP）数据

扶阳脉法：郑卢扶阳医学脉法传习录 / 魏小栋编著 . — 北京：
中国中医药出版社，2023.6（2024.1 重印）
ISBN 978 – 7 – 5132 – 7736 – 5

Ⅰ . ①扶⋯ Ⅱ . ①魏⋯ Ⅲ . ①脉诊 Ⅳ . ① R241.2

中国版本图书馆 CIP 数据核字（2022）第 146995 号

中国中医药出版社出版

北京经济技术开发区科创十三街 31 号院二区 8 号楼
邮政编码　100176
传真　010-64405721
河北品睿印刷有限公司印刷
各地新华书店经销

开本 880×1230　1/32　印张 10.75　彩插 0.25　字数 253 千字
2023 年 6 月第 1 版　2024 年 1 月第 2 次印刷
书号　ISBN 978 – 7 – 5132 – 7736 – 5

定价　78.00 元
网址　www.cptcm.com

服 务 热 线　010-64405510
购 书 热 线　010-89535836
维 权 打 假　010-64405753

微信服务号　**zgzyycbs**
微商城网址　**https://kdt.im/LIdUGr**
官 方 微 博　**http://e.weibo.com/cptcm**
天猫旗舰店网址　**https://zgzyycbs.tmall.com**

如有印装质量问题请与本社出版部联系（010-64405510）

真传一句话

古云：真传一句话，假传万卷书。没有寻得门径，如脉法这样的微妙之事，恐多年不得要旨。诚如《黄帝内经》所言：知其要者，一言而终；不知其要，流散无穷。乃金玉良言也。

中医药是中华文化的精髓，"可以养生，可以全身，可以利天下与来世，非浅识者所能为也。苟精此道者，通神明，夺造化，擅回生起死之功，则精神之运，必有默相于冥冥之中者，岂可谓艺与技术为等耶"。此为郑卢扶阳医学先辈，中医学家卢铸之先生《源启》一文对医道的精深感悟。中国人守着中医，却缺失了与其相应的文化根脉。中国大部分老百姓是听不懂中医的，或者说只能够明白一部分，但很多人都有或多或少的中医情结，所以中医需要借助现代语境，被很好地翻译，以利于更好地服务这个时代。《素问·脉要精微论》云："微妙在脉，不可不察。"于脉诊而言，郑卢扶阳医学的脉法，给医者和病家，架起了很好的沟通桥梁，亦树立了典范。

郑卢扶阳医学脉法重视对"气"的把握，卢铸之先生参悟脉气流布，分配脏腑，把中医之理法方药尽归于三指脉下，以脉贯之，又可谓以"一"贯之，故卢铸之先生常云："治之强后天而建立先天，使先后并立，生化之机必成生生不息之机，是阳复而邪消，魂清而魄隐，气行而阴潜，为化化生生之本旨。"又云："人生立极之本全在于火，此火即坎中之阳，人生体魄的强弱取决于坎中一阳之盛衰，五脏六腑之精气皆化源于此，经脉气机的运化皆本于此，此火旺则脾胃之生化强，生化之力强，则坎中阳气方能得天地食物之真气所养，人生阳气盛得天地食物之真气则多，阳气衰得天地食物之真气则少，故阳气盛则寿延，阳气衰则寿夭，且治病必资药力，而载药力者，非脾胃之阳气健运不行。"仔细揣摩，此实乃治病、养生、延年之根本法也。彭重善师父在《大医火神师徒传道录》中亦反复强调：气化就是卢铸之先生对中医的概括，中医的精髓就是气化。更谈道："切脉是为了了解和判明全身及脏腑气的运行情况。"临证确辨阴阳，以六经为路径，抓住太阳和少阴，始终不忘辅哺一元真气。所以我们看郑卢扶阳医学的医案，起手多以桂枝法拨通气化通道，又以纳气归元之法使大气升举。几乎方方不离姜、附、桂，又几乎方方都有术、草、姜，其深意，即在护正扶阳，助火以启先天；即在顾护中土，生土以壮后天，使先后并立，是借古法助后天以立先天，为强身延年之本也。于此处思悟郑卢扶阳医学诸法之立法宗旨，有心人或可得其真意！卢铸之先生在《卢氏临证实验录》中谈道："余今借古法，助后天以立先天，借女娲补天之意也。"此遵《黄帝内经》生气通天之意，乃先后两全之法也，诚谓一气造化先后天之真谛！

郑卢扶阳医学之理法、心法、脉法与立法遣药，紧密结合，不仅示人以规矩，亦寓"神"于中，学者当思悟深明。郑钦安先生明言："医学一途，不难于用药，而难于识症。亦不难于识症，而难于识阴阳。阴阳化生五行，其中消长盈虚，发为疾病，万变万化，岂易窥测？"（《医理真传·序》）因为病、症都有可能是表象，同样的症状也许是由不同的脏腑气机问题造成的，郑卢扶阳医学在临证中神贯于中，强调"四诊慎细，以脉为主"，从而达到诊断辨证的正确结论，而后才可达"法活圆通，理精艺熟，头头是道，随拈二三味，皆是妙法奇方"（《医法圆通·卷一》）之妙境。

郑卢扶阳医学传人彭进师（彭重善先生长子）谈道：人一辈子，总是要选一条路走，若能找一条自己喜欢，又能于社会有价值的事情，那是很有意义的，每一个人的时间，其实都是有成本的，时间就是生命！就中医而言，郑卢扶阳医学传承数百年，有毋庸置疑的传承价值，我们要做的，就是传承好，就是走这个正、纯、精、高的路子，正、纯都是很重要的，没有正、纯，怎么保证你学郑卢扶阳医学以后才能够精、高。郑卢扶阳医学是有底气的，从郑钦安先生到彭重善师父，已经历经了数百年的传承和验证，郑卢扶阳医学的法又是一个开放的法，你可以圆通而用，疗效是很确定的，甚至下一次的变化，都会有一个预测，实际每一诊，都是在修炼自己的理法。卢铸之先生去世（1963 年）的头一年，给他的学生廖维勉讲："医学之理要以阳化阴，扶阳抑阴，无火不生，无火不化，无先天后天不立，无后天先天不生。"这三个方面讲的是卢铸之先生一生严谨治学、艰苦创新、不断钻研所积累的医学精华之理。这是郑卢扶阳医学的真经、真宝，"千万要牢记"。所以，就学习中医而言，还是要在理上先通，比如郑卢扶阳医学理法、心法、脉法、立法、遣药的参悟，脉诀的领悟，各脉的主病，以及脉的综合分析能力等，都是脉法学习很重要的内容。脉诊是郑卢扶阳医学立法的基础和重要保障。假如一个中医只懂套用一些治疗成方，处理表面看得见的问题，怎么能够保证疗效，又如何能够达"精、高"之境界。作为一个中医，何以能步入上工之列？然"在心易了，指下难明"之感叹，又成了多少中医的"硬伤"。从实践的路子来看，学习郑卢扶阳医学是一定要从脉法入手的；就中医四诊而言，脉诊是最重要的诊断瑰宝之一；于真正从事中医诊疗工作的中医人而言，脉诊更是不可或缺的必备技艺。当然，这并非说脉诊可以单打独斗，而是要和其他的诊断工具结合。彭重善师父在《大医火神师徒传道录》中，为什么首先讲脉法，而且第一讲弟子守则，就讲了三个必须统一和三个重点难点，以及三条自律，其中首先谈到了切脉必须统一，切脉要准确、细致、无误，讲切脉可作为"辨证、立法、遣药"的可靠、可信的凭证。所以，切脉是郑卢扶阳医学的重点，同时亦是难点。

郑卢扶阳医学脉法近年来几乎被外界神话。我于跟师期间，每每听师言此脉法乃郑卢扶阳医学之精髓，以前但为入门弟子方可学得，遂用心于此，一门深入，潜心思悟。脉诊需凭医者个人的感官和智慧，"司外揣内"，让自己"心手相应"，与病家"人我相合"，从而达到"料度脏腑，独见若神"的境界。四诊之中以脉为主，辨病识证，分别阴阳，而后立法遣药出方，几乎一气呵成。

而今中医界普遍谓脉法难学，学脉久而不易精通的现象，可谓"由来尚矣"！对于很多无缘学得脉法真髓的中医人来说，是不得不承认，又有心而无力的事情，空有一腔热血，可谓，羡于脉法，又苦于脉法，常于苦苦求索中，灰心丧气。现在很多中医院校的教学、临床当中，脉诊几乎已经被边缘化，切脉成了一些中医"专家"的临证摆设，让人不禁唏嘘。何以得郑卢扶阳医学之脉法真传？究其因而言，没有师父手把手地教，脉诊掌握起来是很困难的，是万难自学成才的，甚或干脆说：是几乎不可能的，即所谓"在心易了，指下难明"。临证中，邪之所凑，或有余邪潜藏，或留有伏邪而未尽的情况，虽不一定有表面症状，但一定会在脉象上有所反映，比如脉之或紧或滞或劲或滑，不一而足。还有一些疾病，尽管经过治疗后症状减轻或消除了，但就脉与症两者而言，是否真的痊愈了，脉象上都会有相对客观的反映，这是脉的又一重要价值，诚所谓：微妙在脉，怎可不察。而因于脉诊的缺失，临证就但见"省疾问病，务在口给；相对斯须，便处汤药"之医者。

因彭重善师父发大慈悲之心，弘大爱之善举，卢铸之先生隐而不传之脉法始得以流出并广传，这是每一个学习郑卢扶阳医学之人的福祉。我内心对得承此脉法是无比敬畏与感恩的，并称其为卢铸之脉法，以示恭敬，假如没有卢铸之先生的传授，就没有我们今天的传承。然而大多数人，因为各种原因，无缘亲炙跟师，故此脉法仍为一部分得缘亲炙的弟子，才有幸学得。我们都要感恩彭重善师父，我也是直到得缘拜师，得彭重善师父亲授，以及跟随彭进师侍诊，脉法才得以有所突破，才找到了感觉，才入得门径，这都得益于传承的力量，也才明白中医高手所言之脉诊绝非虚语，才知道脉法的精准对一个中医是多么重要，对以前很多不解的郑卢医论也都有了更高层次的认识。

古云"天道酬勤"，每一次入川侍诊的情景，仿佛就在昨天。我能够得承卢铸之脉法，是我于医道最幸运的事情，这中间都渗透着师父的大爱和心血。尊师重道，我觉得首先就应该是不辜负师父用心教诲的心血，故而，于每一次侍诊，怀聚沙成塔之心，有闻必录，积跬步、累寸土，以期能够不负此圣学。

医乃公器，更应该传与心诚意正的仁者，因为仁者爱人！《中庸》云："诚之者，择善而固执之者也。博学之，审问之，慎思之，明辨之，笃行之。有弗学，学之弗能弗措也；有弗问，问之弗知弗措也；有弗思，思之弗得弗措也；有弗辨，辨之弗明弗措也；有弗行，行之弗笃弗措也。人一能之，己百之；人十能之，己千之。果能此道矣，虽愚必明，虽柔必强。"读书至此，乃知至诚是获得本心的唯一通道，只要"固执之"，愚的人能做到，弱的人亦能做到。

卢铸之先生云："益知医为当今之急需，绝不可自秘其术，坐视其伤亡而不救。""望学者亦从至诚下手，无论造学问，学技术，为人民服务，均不须臾离此至诚二字。"（秉此）今爱郑卢扶阳先辈卢铸之先生之语，与诸扶阳同道共勉。

郑卢扶阳医学，构建了一个修习中医正道的"场"，让更多的同道能够快速找到方向，循着门径拾阶而上。尽管修炼内功，获得进步需要教训与练习打磨，但跟师高手亦是成为高手的最佳途径，如果大家再有一种使命感，于此致力，则受益无穷。

使命的原意是召唤。如果一个人感受到召唤，一定是有种东西在召唤他，我相信这种东西是更宏大的力量。

是信念——力量的不竭源泉！

是利他——处世的坚实基础！

是纯正发心——承师志弘播郑卢扶阳医学之愿力！

我们能够深度学习郑卢扶阳医学，是非常幸运的。

扶阳医学脉法，至关重要，却鲜见专论，自彭重善师父心怀大义，传出此脉法，今得师恩允，特不揣浅陋，愿将所学之点滴分享，以期能够让更多同仁入脉法之门和取得进步，只因发心至真、至诚，望能为郑卢扶阳医学之弘播，尽己之力。

愿扶阳医学之理、脉、法，益更多中医人，惠泽苍生，振兴民族，健康中国，是诸中医同道之大志也。

古有君子成人之美，于郑卢医事，自当细心体悟"以脉为主"之能事。

美哉，扶阳脉法！

魏小栋
癸卯年春于仲惠堂

目录

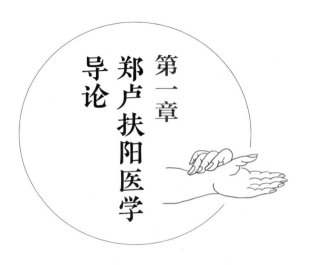

第一章
郑卢扶阳医学
导论

作为万经之王的《易经》，是我们深层次认识宇宙、自然和人类生命的经典之作。《易传·系辞传》曰："夫《易》，开物成务，冒天下之道，如斯而已者也。"就是说《易经》是用来揭示事物奥秘，成就事务，囊括、覆盖天下道理的。《易传·系辞传》曰："易有太极，是生两仪，两仪生四象，四象生八卦。"这里的两仪就是指天地，就是阴阳二气，也就是乾坤二卦。何谓"易"呢？其曰"生生之谓易"。又曰："天尊地卑，乾坤定矣。卑高以陈，贵贱位矣。动静有常，刚柔断矣。方以类聚，物以群分，吉凶生矣。在天成象，在地成形，变化见矣。是故刚柔相摩，八卦相荡。鼓之以雷霆，润之以风雨；日月运行，一寒一暑。乾道成男，坤道成女。乾知大始，坤作成物。"看到这里要明白，由易生出太极，宇宙未成象之前曰太极，易是宇宙间万物生生不息的根源，由太极孕育出乾坤两仪，也就指的是阴阳二气，乃是宇宙间万事万物形成和发展变化的基本力量。

自河图开"天一生水，地六成之……"之先河，以"数"演绎天地万物，"一"为"数"之始，也为天地万物发生之始，形成了"水"能生万物的观点。以"一"表达冬至节令，此时万物蛰伏，天地间的阳气也涵藏于地中，冬至也是新一年的开始，自此日影渐长、日照渐强，天地间的阳气渐旺，万物亦自此发生。《周易》继承了这一思想，"天地氤氲，万物化醇；男女媾精，万物化生"（《易传·系辞传》），至《管子·水地》的"水者，万物之准也……万物之本原也"之论述，在液态"水"能生万物的启示下，将医学中男女两性媾精时性器官中流溢像"水"一样的，能构成胚胎人形之物称之为"精"，即将"精"的概念引入生命科学领域。于是，以精解气，用以解说人类生命个体的形成，将精与气紧密地联系在了一起。后世以易象切入讨论生命活动，则必然从坎离学说入手，来建立人体的生理模型，并以此阐释人体生理和病理，本书第二章有展开论述，可参看。

无论是《管子》的"水生万物"，还是《道德经》《庄子》的"一（即气）生万物"，都无法避开"天一生水"之内涵。"河图""洛书"是中华民族传统文化的根源，故《易传·系辞传》曰："河出图，洛出书，圣人则之。"我们从哲学背景来审视精气概念的发生，先有"气"是宇宙万物形成本原的观点，气的哲学观念认为，气具有透达、能动、弥散的特征。天地间形形色色的万事万物，虽然都是相对独立的实体，但彼此之间凭借着具有透达、弥散、能动特征的气为信息传递的物质载体，为中介，由气介导着他们之间的各种信息，从而使所有的事物之间都存在着相互感应和融和的关系。诚如《逍遥游》所云："野马也，尘埃也，生物以息相吹也。"人类也凭借着气的中介传媒作用，而与天地间的万物、四时气候息息相通。

第一节 郑卢扶阳医学，肇基中医经典

中医学术肇基《黄帝内经》，滥觞于传统子学，亦可谓"综罗百代，广博精微"。《黄帝内经》深受中国古代哲学思想影响，在构建医学理论时，不但将精气、阴阳、五行、神论、天人合一等古代哲学思想作为解释生命现象的思维方法和认识方法，并且直接将这些哲学概念中的基本原理移植于其所构建的医学理论之中，使其渗透于中医学的各个层面及所有领域，与相关的医学知识融为了一体，使其成为中医生命科学知识体系中，不可分割的重要组成部分。自《黄帝内经》成书以后，事实上没有一个人可以动摇其理论框架。历史上的无数名医，无论他多么的聪明，多么的努力，往往倾其一生，也只是对《黄帝内经》中的某些条文，多了一些心得体会而已。本医易同源之理，从《易传·系辞传》"天地氤氲，万物化醇；男女媾精，万物化生"提出"精"生万物的重要依据，到《黄帝内经》认为"天地之间，六合之内，其气九州、九窍、五脏、十二节，皆通乎天气""肾者，主蛰，封藏之本，精之处也""夫精者，身之本也"。《黄帝内经》在"天地合

气，命之曰人""人以天地之气生"等精气生命观的思想指引下，应用精气理论来全面解释人类存在，并揭示人与天地万物之关系、人体结构、生命活动、病理变化，广泛地运用精气理论指导疾病的防治，使精气理论成为中医理论体系的基础和核心。精气学说又称为"气一元论"，是研究精气的运动规律、内涵，以及用以解释宇宙万物形成变化规律的哲学理论。郑钦安先生沉潜经典，于《医理真传·卷一》中曰："凡天地之数，起于一。一属阳，气也。一生二，二属阴，血也。"

《素问·天元纪大论》云："太虚寥廓，肇基化元，万物资始，五运终天。"这里的太虚，就是太极，就指的是元气，元气创造了化元，宇宙的万事万物就开始发生变化。《黄帝内经》将气的概念引入到医学领域之后，构建了一个庞大的以医学理论为主体的气论知识体系，并且广泛地应用于医学科学的各个层面，使其内涵得到了很大的拓展，也使其内容得到了极大的丰富。

中医的四大理论学说分别是：气的学说，阴阳学说，五行学说，天人合一学说。其中，气的学说在这四个学说中最为重要，是整个中医学的根基，而阴阳五行学说是其方法论。父母的元阴元阳，构成了生命的先天真气，于是就有了我们的生命。人生下来之后，先天的真气和肉体相结合，才能有我们的生命活动，《素问·天元纪大论》云："阴阳流行，相生不已，天地未有，便无形可言，只有气机，天地一有，便有形可言，寓气于中。"《素问·五常政大论》云："气始而生化，气散而有形，气布而蕃育，气终而象变，其致一也。"生命的存在，都是真气寄寓于人身才能活命。所以，我们治病和养生，就是以真气、正气旺不旺来把握健康的程度。此真气化为了人体生命运行之五大功能系统，即《黄帝内经》藏象学说所讲的五脏，人体以五脏为统帅，而五脏之形乃阴阳二气所化，然后五行生克制化，就运转了我们的生命。

《素问·阴阳离合论》云："阴阳者，数之可十，推之可百，数之可千，推之可万。万之大不可胜数，然其要一也。"于千变万化的阴阳之中，我们如何理解这个"一"，我们如何抓住这个"一"。我想，这就是《黄帝内经》揭示的要也。《黄帝内经》是扶阳思想的源头，如"阴病治阳"（《素问·阴阳应象大论》），"热之而寒者取之阳"（《素问·至真要大论》）等治法，医圣张仲景的《伤寒论》是践行"扶阳"治法的第一人，王冰"益火之源，以消阴翳"也是对"扶阳抑阴"治法的具体运用，此后，喻嘉言、黄元御等医家，也都无不对此有所阐发。

第二节　"火神"传承谱系

清末大儒刘沅（1767—1855），字止唐，四川双流县人，博学鸿儒，兼弘佛道之学，著作等身，名震当世，为中国传统文化的集大成者。其精通易理，从易学深层次角度认识到阳气乃万物立命之本，并把重阳的思想传授给了他的弟子郑钦安。如其《医理大概约说》所云："火乃人身生化之源，无火，则不能运化"；"人身以元气为主，气足则邪火自熄。故古人谓火气元气，不两立也"；"阳气即元气，阴阳二气，统于元阳。元气暗滋于肾家，一病则无不病也，故医家斤斤辨三阴三阳，云某药入某脏，尚为太拘"。从他这里算是郑卢扶阳医学的萌芽，这是非常重要的，若无人揭示此理，怕是再过千年也不一定会有郑卢扶阳医学，止唐公敢为天下先，首度开显扶阳义理并用之于临床，后世尊其为中医扶阳学派之开山祖师。

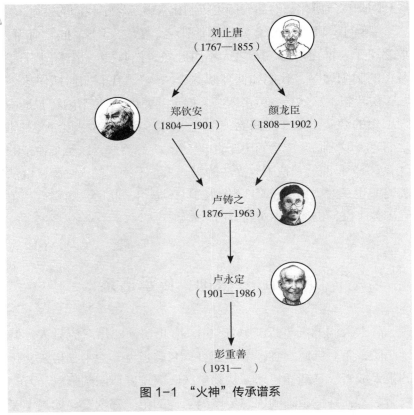

图1-1 "火神"传承谱系

郑钦安（1804—1901），名寿全，原籍安徽，师从刘止唐习文学医，先生精研《周易》《黄帝内经》《伤寒论》诸书，是近代伤寒学派的代表人物，业医七十余载。郑钦安先生在《医理真传·序》中云："余沉潜于斯二十余载，始知人身阴阳合一之道，仲景立法垂方之美。"钦安先生潜心二十余年，才悟出人体阴阳合一之理，怎么合一，就是在用上合一，因为阴阳不可分离。郑师提出"人生立命全在坎中一阳"，"万病起于一元伤损"，被世人尊为"郑火神"。其核心思想为："夫人之所以奉生而不死者，惟赖有此先天一点真气耳。真气在一日，人即活一日，真气立刻亡，人亦立刻亡。故曰'人活一口气'，气即阳也，火也。"（《医法圆通·卷四》）"病有万端，发于一元。一元者，二气浑为一气者也。一气盈缩，病即生焉。有余即火，不足即寒。"（《医法圆通·卷三》）"以脏腑分阴阳，论其末也。以一坎卦解之，推其极也。"又曰："人生一团血肉之躯，阴也，全赖一团真气运于其中而立命，亦可作一坎卦以解之。"（《医理真传·卷一》）故郑钦安先生一语道出生命真意："天施地润水才通，一气含三造化工。万物根基从此立，生生化化沐时中。"（《医理真传·卷一》）这是很有深意的。郑钦安先生把这些都传给了他的弟子卢铸之，使得法脉真髓得以继承，是郑卢扶阳医学真正的开山鼻祖。

关于郑卢扶阳医学的称谓，彭重善师父亦多有论述，外界有称姜桂附派、扶阳派、火神派、钦安卢氏扶阳医学派等，可谓名目繁多，就原原本本的传承来讲，师父不主张分什么派，而是负责任地称为"郑钦安－卢铸之医学"，简称"郑卢医学"，这样比较确切，也是对传承的尊重。彭重善师父在讲授郑卢医学时，最多就加了一个扶阳，即郑卢扶阳医学，就是把扶阳护正强调一下，而从不主张叫什么派。郑钦安先生对《伤寒论》在传承一千多年过程中产生的流弊，进行了清理，提出严肃的批驳，并且将正确的继承下来并加以发扬，将错误的进行了拨乱反正。就郑钦安先生本人而言，亦不喜欢别人称他为姜桂附先生，谓只是在阴阳辨证后该用什么药，就用什么药，其著作中有扶阳的，亦有滋阴的，还有不用姜、桂、附的。

卢铸之（1876—1963），名禹臣，晚号金寿老人，著名中医学家，四川德阳人。不仅继承了张仲景、郑钦安、颜龙臣之学术，更是在继承的基础之上，进行了认真仔细的思悟。卢铸之先生在医理、医法、医药上建树颇丰，尤其是开创了不套方、不套病的立法体系，改变了"头痛医头，脚痛医脚"的治疗方式。卢铸之先生业医七十余年，临证善用姜、桂、附，疗效显著，因而被世人尊称为"卢火神"，其著作《郑钦安先生医书集注》《本经药物阐述》《金匮要略恒解》《卢氏医学心法》《卢氏临证实验录》《卢氏药物配合阐述》等，在全国影响巨大。他继承了郑钦安先生的理论和学术思想，又颇多新解，从而形成了一套完整的理、脉、法、药体系。卢铸之先生创制了许多治法和方剂，强调治病重在用法，首创郑卢扶阳医学之据脉立法、遣药成方的治疗模式，且在每法之下又立一方及方解以启迪后学，而诸法之中又当首推桂枝法、附桂法和"镇八方"法等。有心同仁当用心思悟《卢氏临证实验录》中之医案，观其法，悟其解。卢铸之先生融《伤寒论》诸书之理、法，创立桂枝法、附子法、非附桂法等，虽然与《伤寒论》中的方子迥然不同，但都没有离开经典，这都是没有传承就无法办到的事情。

刘止唐、郑钦安、卢铸之，一脉相传，前后两朝，历经两百余年，以火立极、护正扶阳之要义遂广播于天下。

卢永定（1901—1986），字云龙，是卢铸之的长子，著名中医学家。少年即随父习医，深得真传，精于医理，勤于临床，经验丰富，在医学理念上继承和发扬了钦安卢氏的医学思想。业医七十余年，临床之理法方药，尤其脉法，精当无比，堪称炉火纯青，凭脉立方，精准无误，断人生死，毫厘不差；善于运用大剂量的姜、桂、附等辛温扶阳之品治疗外感、内伤以及危急重症，在医林独树一帜，被世人尊称为"医林圣手"；著有《卢氏医学心法（续）》《卢氏临证实验录（续）》，其医德高尚，法用大开大合，于扶阳要义，又多有阐发。

彭重善，1931年生人，四川德阳人，军旅生涯近二十年。因患肾结核尿血，得其表叔卢永定救治而愈，彭师推己及人，因而结草衔环，于1970年拜师于门下，寒暑不辍15年，侍诊于师侧，倾其心力传承绝学，加之苦学勤悟，终得郑卢扶阳医学之精要。蒙师开许，发心行愿，秉扶阳先辈"不可自秘其术，坐视伤亡而不救"之无私大义，毅然收徒，弘播郑卢扶阳医学之医术，传道授业于心诚意正之弟子。著有《大医火神师徒传道录》《卢氏临证实验录》《郑钦安卢铸之医学讲授》《郑钦安卢铸之医学临床应用讲稿》等书，免费诊病救人40余载，为尽传其郑卢扶阳医学心法、脉法、立法，义诊治病，几十年如一日，难能可贵之至，被誉为大医火神。

彭进，彭重善先生长子，1961年生人。天资过人，又刻苦精进，得承真传，于临证详察病机，燮理阴阳，法理严密，每于临床中力起沉疴，屡建奇功。治病重视扶阳护正气，精通脉理，善用郑卢扶阳医学诸法，实为郑卢扶阳医学传人中之高手。彭进师淡泊名利，不求闻达，坚守医者本心，隐于山林杏苑，只为一心治病救人，又专心授徒，志愿弘扬我中华医道，愿传道授业于心诚意正之人，与世之沽名钓誉之辈，有霄壤之别，于中医道自成一汪清泉。

郑卢扶阳医学强调阳气对生命的重要作用，在诸种阳气中，强调"坎中一阳"，是回归道原的中医学。几千年来，中医学一直为广大的人民群众服务，由于时代的不同，各个时期都产生了一些中医学术流派，可谓流派纷呈，初学者难免会偏执一端，故步自封，然而所有的流必有其源，寻流溯源才能识得真面目。时至今日的中医流派，被我们熟知的有八大流派，八大流派虽貌似风马牛不相及，然而它们都可以六经归赅。伤寒学派、温病学派归于太阳；

寒凉学派、攻下学派归于阳明；补土学派归于太阴；扶阳学派、滋阴学派、温补学派归于少阴。于是，你会发现原来它们之间联系得竟然这样紧密，各派的高手都是站在全局的角度把握疾病的发生发展的必然传变规律。郑卢扶阳医学因其理法精粹，疗效显著，故得以迅速发展。

第三节 郑卢扶阳医学，源远流长

所谓源远流长，可见只有其源远，才可以流长。郑卢扶阳医学的源在古圣先贤那里，在黄帝、炎帝，在医圣仲景那里，我们有这么深远的源，又有刘止唐、郑钦安、卢铸之、卢永定等数代大哲的积淀和传承。当我们学习《周易》《黄帝内经》《伤寒论》的时候，这中间都贯穿着一个主线，那就是"气"字。气是构成人的形体、维持人体正常生命活动功能的最基本的物质之一，气是人体内活力很强运行不息的极精微物质。所以，彭重善师父在《大医火神师徒传道录》中详尽论述元气论，亦反复强调，气这个理论，是这些经典著作的根基。

郑卢扶阳医学的法理脉药体系源于经典，如《周易》《黄帝内经》《伤寒论》，其代表人物多精通儒、释、道。历经数代人的心血和前后两朝，两百余年的传承，疗效卓著，治病之理路清晰，形成了一套系统的理脉法药体系，经得起历史和临床的检验。郑卢扶阳医学是对民族传统文化和祖国中医药文化的传承、发展和升华，有自己独特的特点和思想理论。郑卢扶阳医学的理法多是围绕阳气的生、长、化、收、藏而设立，是一套综合的诊疗技术，临证重视宣通和温补，以诊断、辨证、立法、遣药、出方的思路为框架，在适用范围内善用姜、桂、附，特点是明理得法，善用拨通，次第分明，注重收工。不但重视扶助阳气，也重视发挥阳气的功能作用，更重要的是要把阳气的体（也就是精）保护和治理好，从而使阳气归复其位，蓄积其势，恢复其用，这才是郑卢扶阳医学的核心思想。

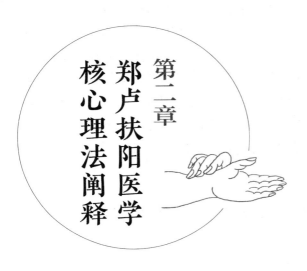

第二章
郑卢扶阳医学核心理法阐释

郑卢扶阳医学之理法，源于经典，如《周易》《黄帝内经》《伤寒论》等，治病注重人体阳气健运。因其根于伤寒派，其用药具有明显的经方派风格，常于数十味用药间解决问题，加减亦常常不过三五味，精纯而不杂，法度甚严。这些都是以确辨阴阳为前提的，郑钦安先生所云"万病起于一元伤损"（《医法圆通·卷二》）"用药以治病，实以治气也"（《医法圆通·卷三》）与《素问·评热病论》"邪之所凑，其气必虚"实为一理。卢铸之先生继承了郑钦安、颜龙臣，亦继承了《周易》《黄帝内经》《伤寒论》的思想，所以卢铸之先生提出"人生立命在于以火立极，治病立法在于以火消阴；病在阳者，扶阳抑阴，病在阴者，用阳化阴"，这是对郑卢扶阳医学学术特点的高度概括，亦是心法。通过对人体阳气的治理，恢复机体的自愈功能，从而治愈疾病，恢复健康，这是郑卢扶阳医学的根本落脚点。在用药上以善用姜、桂和附子为其鲜明特色，几乎方方不离，而姜、附、桂运用得当，可从容应对世间百病，且疗效卓著，可以说是郑卢扶阳思想的一个重要体现。

第一节　扶阳理法，合乎于道

中医理论博大精深，中医典籍浩若烟海，然究其旨归，实为阴阳而已。《素问·阴阳应象大论》云："阴阳者，天地之道也，万物之纲纪，变化之父母，生杀之本始，神明之府也。治病必求于本。"阴阳乃天地之道，万物之总纲，变化的源头，生杀的根本，自然万物运动变化的渊源，亦是中医人治病所求之本也。《素问·四气调神大论》又云："夫四时阴阳者，万物之根本也。所以圣人春夏养阳，秋冬养阴，以从其根，故与万物沉浮于生长之门。逆其根，则伐其本，坏其真矣。故阴阳四时者，万物之终始也，死生之本也，逆之则灾害生，从之则苛疾不起，是谓得道。道者，圣人行之，愚者佩之。从阴阳则生，逆之则死；从之则治，逆之则乱。"此段话所透出的蕴意，可谓深而重大。中医的学科本质，亦已呼之欲出。中医之使命，实是以"得道"为其最高旨归，于此处，已凿凿明确。什么是道？《易传·系辞传》云："一阴一阳之谓道。"道乃世间万物之根本，于人体层面以阴阳言，元阴元阳乃生命之根，元阴元阳即真阴真阳，亦即仲圣所言之元真也，而此元真之气，就是生命之道的体现。"阴阳四时"者，指天地四时的阴阳变化，即天的春夏秋冬和地的生长收藏，故依上文所言，天地阴阳是包括人体生命在内的万物之"根"，人与万物以天地阴阳的变化为根本，共沉浮。倘若人的阴阳与这个"根"的阴阳变化不相顺或者悖逆，人体生命将从根本上受到伤害，从而生出疾病，甚至坏灭。人体阴阳以坎中一阳为要，以其通应四季天阳之生长化收藏，故坎中一阳要充足，且能够秘而在其位，与天阳通应之程度就高，人就会无病或少病。所以，人要顺从天地四时的阴阳变化，要从之，则会实现生命"阴阳和"的完善状态，从而苛疾不起，身体健康，人之生命如斯状态，即为上文所曰之"得道"。《素问·至真要大论》曰："谨察阴阳所在而调之，以平为期。"因此，不论养生、防病、治病，其要都在于能否紧紧抓住阴阳，从而调之、顺之、和之，如此，则能"得道"，病亦能治，人亦能生。《素问·上古天真论》亦有直接描述，曰："有贤人者，法则天地，象似日月，辨列星辰，逆从阴阳，分别四时，将从上古合同于道，亦可使益寿而有极时。"此言人体若能够法则天地阴阳，实现生命"阴阳和"之完善状态，是谓"合同于道"，借助天之力以为己用，则可使人益寿而有极时也。否则，你怎么能够"得道"。

《素问·阴阳离合论》则曰："阴阳者，数之可十，推之可百，数之可千，推之可万。万之大，不可胜数，然其要一也。"又曰："阴阳之变，其在人者，亦数之可数。"都是在说天地万物包括人体，其阴阳之数是不可胜数的，然而始终存在着一个同一性，究其旨归，亦实为一阴阳而已。人欲与天地阴阳顺从，可药，可导引，可针，可志意和，此皆手段耳，惟得"一阴一阳"之道，为其旨归。

《道德经·第二十五章》曰:"人法地,地法天,天法道,道法自然。"结合前之论述,人与天地阴阳相顺从,就会进入"道法自然"的状态,此处的"自",指自在的本身,"然"为当然如此之意,《道德经》所给出的"自然",是指道的本身是绝对性的,道是"自然"如此,"自然"是道的本来属性,它根本就不需要另外去效法谁,道本来如此,法尔如是(南怀瑾.老子他说.上海:复旦大学出版社,2005:243)。也就是说,人体进入"道法自然"的状态,就能合同于道,此时,天地间资育万物与生命的原始创造力,或曰自然之力,就会成为我们生命自愈机制或复原力的根本之源,进而人体就会自然而然地进入一种康复或健康状态。反之,"人不能保全身内之真气,则疾病丛生。疾病者何?邪为之也。邪气之来,无论内邪外邪,皆是阻隔天地之真气,不与人身之真气相合,身即不安,故曰病。……万物、我身、天地,原本一气也。服食与服药,皆保生之要也"(《医法圆通·卷四》)。

《素问·气交变大论》云:"夫五运之政,犹权衡也,高者抑之,下者举之,化者应之,变者复之。此生长化收藏之理,气之常也,失常则天地四塞矣。"这段话的意思就是告诉我们:天地间阴阳五行的作用,就好像一个权衡之器,拥有自然之力,其高者它就抑,其下者它就举,其化者它就应,其变者它就复,生长化收藏就正是这样一个道理,这是常态。因为人体的阴阳关系是协变的,也就是说它在一定的条件下保持着对立统一,即协于中和,也就是我们通常所说的对立统一。假如天地气交这个对立统一被打破,即失常了,则生长化收藏就会"四塞",即气机升降就会逆乱,于人体,就是病了,人体阴阳和谐出现了问题,与天地阴阳不相顺从。中医对于疾病的治疗,就是将人之个体失调的阴阳调回和谐的状态。《伤寒论》第58条曰："凡病，若发汗，若吐，若下，若亡血、亡津液，阴阳自和者，必自愈。"此处的阴阳自和，即指人体自身阴阳的协于中和，即实现对立统一。不论你用中医的什么手段，只要实现了人体自身的阴阳和谐，就会实现人体的自愈，而此和谐，必然是符合了阴阳关系之要的，即《素问·生气通天论》所谓："凡阴阳之要，阳密乃固，两者不和，若春无秋，若冬无夏，因而和之，是谓圣度。故阳强不能密，阴气乃绝；阴平阳秘，精神乃治；阴阳离决，精气乃绝。"此处已凿凿明确阴阳之要，即阳的秘固，即坎中一阳的秘固。

由此观之，人只有顺从了阴阳之"道"，才会得自然之力，是谓"圣度"，这就是中医自愈原理背后的实质所在。

"总而言之，万病起于一元伤损。"（《医法圆通·卷二》）通过对人体阳气的治理，更重要的是通过维护和扶持坎中一阳的秘而在位，恢复机体的自愈机制以治愈疾病，亦使人体能够更好地与天阳通应，是郑卢扶阳医学的根本落脚点。我们常说术以载道，术能体现并反映出道，无道不能知术，无术而不能够传道，所以，郑卢医学扶阳之道，既是天道，也是人道，这就是中华文明道术合一之理念，因而说郑卢扶阳医学是合乎于道的医学。郑卢扶阳医学的理法多是围绕阳气的生、长、化、收、藏而设立，是一套综合的诊疗技艺，亦是"谨察阴阳所在而调之，以平为期"（《素问·至真要大论》）。而察阴阳，必审水火，所谓"水火者，阴阳之征兆也"（《素问·阴阳应象大论》），此"平"必是以阳为主导的协于中和。因此，郑卢扶阳医学之理法药，其目的都是在紧紧抓住阴阳而调之，顺之，如此，则能治，能生，更重要的是通过维护和扶持坎中一阳，则能"阴平阳秘，精神乃治"，则能"得道"。

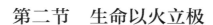

第二节　生命以火立极

　　郑卢扶阳医学的核心观点，曰"人生立命在于以火立极，治病立法在于以火消阴"；曰"病在阳者，扶阳抑阴；病在阴者，用阳化阴"等，这是毫无疑问的中的之言，这些也早已为广大郑卢扶阳医家所熟知，虽短短三十六个字，却内蕴深意，被称为郑卢扶阳医学三十六字心法。而整个郑卢扶阳医学的逻辑起点或曰理论支点是什么？那就是"立极阴阳"。"立极阴阳"之概念直接来源于郑卢扶阳医学创始人郑钦安先生所提出的"坎离中立极之阴阳"（《医理真传·卷一》）。学习郑卢扶阳医学，必须对此"立极阴阳"有一个较深层次的思考和认识，才能够在辨识阴阳的理论和实践层面，对整个郑卢扶阳医学之理法进一步明晰。郑钦安先生在《医理真传·序》中明言："医学一途，不难于用药，而难于识症。亦不难于识症，而难于识阴阳。阴阳化生五行，其中消长盈虚，发为疾病，万变万化，岂易窥测？"就一个中医而言，其水平之高低，说到底，就在于其辨识阴阳之功夫和能力上。

　　众所周知，郑钦安先生治病疗疾善用姜、桂、附等辛热之品，且疗效卓著，故先生以"郑火神""姜附先生"誉满巴蜀。先生精研《周易》《黄帝内经》《伤寒论》诸书，其学深得先贤之奥旨，在六十多岁就著《医理真传》（1869 年刊行），1894 年又刊行了《医法圆通》和《伤寒恒论》，此三书系统阐释了扶阳理论的理、法、方、药，为郑卢扶阳医学的开山之作，其核心思想为："夫人之所以奉生而不死者，惟赖有此先天一点真气耳。真气在一日，人即活一日，真气立刻亡，人亦立刻亡。故曰'人活一口气'，气即阳也，火也。又曰：'人非此火不生'。"（《医法圆通·卷四》）"万病起于一元伤损。"（《医法圆通·卷二》）"病有万端，发于一元。一元者，二气浑为一气者也。一气盈缩，病即生焉。有余即火，不足即寒"（《医法圆通·卷三》）。"以脏腑分阴阳，论其末也。以一坎卦解之，推其极也。""人生一团血肉之躯，阴也，全赖一团真气运于其中而立命，亦可作一坎卦以解之。"（《医理真传·卷一》）以"坎中一阳"论立先天之体极，以"火"论立后天之用极，理路清晰，体用论述分明，此乃"以极为归"之真义，故郑钦安先生为郑卢扶阳医学真正的开山鼻祖。

一、立极阴阳，造化生命

郑钦安先生在论述生命的时候，以坎离作为切入点，提出了一个非常特殊，但又极其重要的概念，那就是"立极阴阳"。郑钦安先生曰："婴儿在母腹中，母呼亦呼，母吸亦吸，十月功圆，性与命立，打破一元，坎离立极。"（《医理真传·卷四》）并说："今人着重在后天坎、离之阴阳，而不知着重坎、离中立极之阴阳，故用药多错误也。仲景一生学问，即在这先天立极之元阴、元阳上探求盈虚消长，揭六经之提纲，判阴阳之界限，三阳本乾元一气所分，三阴本坤元一气所化，五脏六腑，皆是虚位，二气流行，方是真机。"（《医理真传·卷三》）郑钦安先生以"坎离中立极之阴阳"揭示《伤寒论》六经辨证的底蕴，洞明二气真机，其"人身立极，一元妙义，二气消长机关"（《医理真传·卷三》）更是首次一语道破仲圣一生之心法，"历代注家俱未将'一阳潜于水中'底蕴搜出，以致后学懵然无据，滋阴降火，杀人无算，真千年流弊，医门大憾也"（《医理真传·卷一》）。郑钦安先生深刻揭示和认识了坎中一阳和真阳居于二阴之中，这是具有非常了不起的革命性意义的。"立极阴阳"是郑钦安先生理论的一个重要而特殊的概念，亦是整个郑卢扶阳医学理论体系的起点之一，或曰支撑点之一。弄清作为纲纪的"坎离中立极之阴阳"的概念，对于我们学习郑卢扶阳医学，可谓重要且关键。

坎离是郑钦安先生医学理论的逻辑起点，欲明白此坎离，必先明《易经》之八卦，而学习《易经》之目的，就是对学习中医有一个指导思想。《易传·系辞传》曰："易有太极，是生两仪，两仪生四象，四象生八卦。"这里的两仪就是乾坤二卦，也就是天地，亦即阴阳二气。又曰："天尊地卑，乾坤定矣。卑高以陈，贵贱位矣。动静有常，刚柔断矣。方以类聚，物以群分，吉凶生矣。在天成象，在地成形，变化见矣。是故刚柔相摩，八卦相荡，鼓之以雷霆，润之以风雨；日月运行，一寒一暑。乾道成男，坤道成女。乾知大始，坤作成物。"何谓"易"呢？其曰"生生之谓易"。易是宇宙生生不息的根源，由易生出太极，由太极而孕育出乾坤两仪，此两仪即指的是阴阳二气，是宇宙间的基本力量。乾坤二卦就如父母一样，经过相互作用生出六子，合起来形成八卦，此八卦即《易经》之"乾、坤、坎、离、震、巽、艮、兑"八个经卦。八卦象征着宇宙天地间八种基本力量所形成的类象，也就是天地间的八种基本力量。此先天八卦的乾坤交合而有了后天八卦的坎离，坎离于后天不停运动，才有了生命的生生不息，而人体生命生生不息的前提，乃是坎离既济运动而又返回到了先天乾坤之势，而先天与后天的相互交流，成就了人生命立极运动之火。郑钦安先生在《医理真传》中就有八篇以易理论医理的文章。如郑钦安先生所说："坎中真阳，肇自乾元，一也；离中真阴，肇自坤元，二也。一而二，二而一，彼此互为其根。"（《医理真传·卷一》）一也者，一口气，气者，阳也；二也者，阴阳流行之气，乃是坎中一阳，又是离中真阴，这二气之流行，就是乾坤二气的流行。郑卢扶阳医学认为，只有坎阳上升，离阴下降，坎离既济，达到"阴平阳秘"之状态，人的精气才充沛，才能百病不生。

此八卦的进一步"相摩相荡"、相互运动、相互作用，产生了天地间万象万物的后天世界，由于"方以类聚，物以群分"，所谓类象，其天地中所有物象之基本归类也，后天形成的万象万物又可以用五行模式来进行归类，这就是天地间之五行系统。可见，宇宙间千千万万的象，都是由这乾坤两仪生出来的。陶弘景《茅山长沙馆碑》曰："夫万象森罗，不离两仪所育；百法纷凑，无越三教之境。"而八卦生成的基本元素就是阴阳，故《素问·阴阳应象大论》曰："阴阳者，天地之道也，万物之纲纪，变化之父母，生杀之本始，神明之府也。治病必求于本。"《素问·生气通天论》曰："夫自古通天者，生之本，本于阴阳。天地之间，六合之内，其气九州、九窍、五脏、十二节，皆通乎天气。其生五，其气三，数犯此者，则邪气伤人，此寿命之本也。"

八卦中乾卦（☰）代表天，属纯阳，亦为元阳；坤卦（☷）代表地，属纯阴，亦为元阴。乾坤为其他六卦之父母，即其他六卦皆为乾坤二卦交感生出，犹子女也，故称六子卦。那么乾坤是如何生出六子而成八卦的呢？六子卦中，坎卦（☵）代表水，内中一阳禀乾；离卦（☲）代表火，内中一阴禀坤。坎离禀乾坤中正之气而生，名之中男中女，我们说乾道成男，坤道成女；余四子卦禀乾坤性情之偏而生，名之长男长女与少男少女。郑钦安先生以《易经》上述原理推论人之生命，曰："乾坤六子，长少皆得乾坤性情之偏，惟中男中女，独得乾坤性情之正。人禀天地之（中）正气而生，此坎离所以为人生立命之根也。"（《医理真传·卷一》）可见，人是得了乾坤（天地）中正之气而生，坎离是得了乾坤的中正之气。因此，我们说人为万物之灵，当郑钦安先生以易象思维讨论人体生命活动的时候，就必然以坎离水火二卦为根本切入点，此为必然之事，也可以明确地说，整个中医以易理来讨论人体的时候，就必须从坎离入手。郑钦安先生曰："乾分一气落于坤宫，化而为水。阴阳互根，变出后天坎离二卦，人身赖焉。二气往来，化生中土，万物生焉，二气亦赖焉。"（《医理真传·卷一》）即乾天分一气落入坤地之中，为"一点真阳，含于二阴之中，居于至阴之地，乃人身立命之根，真种子也"（《医理真传·卷一》），成为先天坎水（☵）。此先天坎水蕴含乾坤之元阴元阳，为生命的胚胎，就是父母交媾产生的受精卵，乃生命的种子也。可见，只有阴阳结合之后，才可形成人身立命之根。由于此先天坎水内蕴乾坤之元阴元阳，在进一步开合往来变化中，生出后天坎离二卦，人身之根本即依赖于此。明乎此理，再读郑钦安先生的《坎卦诗》，可明真义也！

坎卦诗

天施地润水才通，一气含三造化工。

万物根基从此立，生生化化沐时中。

离在上，坎在下，此坎离二气往来，化生了人体生命的中土，此坎离二气往来之终极使命，也就是为了化生中土，此中土一成，终致后天五行系统的完成，一切就产生了，则万物赖之生长，坎离二气亦赖以资助，后天生命成矣。余以为，郑钦安先生最大的功绩之一，即在于《坎卦诗》所揭示的"坎中一阳"。此亦即卢铸之先生一语道破之"一气先后生立"之生命奥义也。

　　郑钦安先生认为，"男子禀乾之体，女子禀坤之质"，人之父母即乾坤也。《灵枢·本神》云："生之来谓之精。"而当"父精母血中之真气，合而为一，即太极真体，先天祖气根源"（《医法圆通·卷四》），这个"太极真体"，实际上相当于上面讲的"乾分一气落于坤宫，化而为水"的先天坎水，此中已孕育先天乾坤二气，这个坎水在天地间八卦之坎离二气进一步相摩相荡的共振中生成了后天坎离二气，此坎离二气不断交济运化，这就是受精卵会不断分裂，从而人由胚胎不断发育成熟的人身化生的根本。故《灵枢·经脉》云："人始生，先成精，精成而脑髓生。"从而形成新的生命个体。中医是谈体、相、用的，这个精，即阳之体，里面藏的最基本信息就是"阴阳和"，郑卢扶阳医学所谈坎中一阳，即阴阳合一于坎肾（极）的精，这个坎中一阳，是以精的形式出现。这与西医学的研究结果是一致的，在胎儿的发育过程中，首先长出的是生殖器和头（大脑），大脑属心为离，生殖器属肾为坎，先长出心肾，而后才长出其他脏腑器官。此坎离就是人身的太极，由于该后天坎离中的阴阳二气为直接禀自乾坤赋予的先天坎水中的元阴元阳，故此坎离中的阴阳亦具有先天性，从这里理解郑卢扶阳医学的"水（肾）火（心）功夫""坎（肾：水）离（心：离）既济"生动而深刻。由此看坎离既济、心肾相交就不是一个空洞抽象的理论。郑卢扶阳医学运用这一哲理，在辨证治病用药上始终维护坎离既济、心肾相交，就能够使生命健康、长寿。

　　故郑钦安先生曰："五行不出二气之中，二气即在五行之内，二气乃人身立极主宰，既生五行，又以五行为归。"（《医理真传·卷四》）在这里我们一定要明白五行只是阴阳的不同表现形式，阴阳二气在化生中土的基础上生出后天五行，故中土为后天五行之母，我们常说脾胃为后天之本，即此意。其实，该中土正是郑钦安先生所说的"黄庭黄中",又名"宥密"。这里谈到一个很重要的概念"黄庭黄中",这在郑卢扶阳医学中是很重要的,"黄庭黄中"与中国道家内丹学说密切相关。郑钦安先生曰:"一点真窍,乃真气立极之所,万物发育之处,古圣每每秘而不宣,故称之曰宥密……又曰黄庭黄中。"(《医法圆通·卷四》)其中立极之"真气",即坎离二气也,故曰中土即为"黄庭黄中",为"宥密"也。中土实质即人之全身也,其实是无法具体定位的,倘若必须定一个中心,那就无疑体现在中宫脾胃,但脾胃又绝不可简单地说就等同于中土,而是中土升降之枢机。乾坤(坎离)乃至太极即通过与中土,或曰宥密、黄庭黄中的坎离二气的天然联系,来操控或体现人体后天的阴阳五行或称为五脏阴阳的运行。所以在治疗时,扶阳医学时时强调顾护坎中一阳,而坎中一阳的保存,又在于能否很好地顾护后天的中宫脾胃,生命之先后天互为因果,是相互以为用的,但就先后而言,中宫脾胃在后天的根本性的维持,则必须依赖坎中一阳的支撑。若能够洞明此理,则对郑卢扶阳医学之学习,定有裨益。故卢铸之先生在《卢氏临证实验录》中谈道:"人生立极之本全在于火,此火即坎中之阳,人生体魄的强弱取决于坎中一阳之盛衰,五脏六腑之精气皆化源于此,经脉气机的运化皆本于此。此火旺则脾胃之生化强,生化之力强,则坎中阳气方能得天地食物之真气所养,人生阳气盛得天地食物之真气则多,阳气衰得天地食物之真气则少,故阳气盛则寿延,阳气衰则寿夭,且治病必资药力,而载药力者,非脾胃之阳气健运不行。"所以我们看郑卢扶阳医学的医案,几乎方方不离姜、附、桂,又几乎方方都有术、草、姜,其深意,即在扶正气,顾护坎中一阳,助火以启先天,即在顾护中宫,生土以壮后天,使后先并立,是借古法助后天以立先天,借女娲补天之意,为强身延年之本也。

郑钦安先生曰："婴儿在母腹中，母呼亦呼，母吸亦吸，十月功圆，性与命立，打破一元，坎离立极。"（《医理真传·卷四》）《尚书·洪范篇·河图辞》曰："天一生水，地六成之，地二生火（离），天七成之，天三生木，地八成之，地四生金，天九成之，天五生土，地十成之。"当十月功圆，最后才完成了中土的化生，中土一成，就性与命立，打破一元，坎离立极。可见，来自先天坎水的坎离二气于人体的后天生命具有决定性的作用，此即立极作用。所谓极者，一是指先天之意，其根于太极所生乾坤也；一是指纲纪之意，其为生命运行之主轴也。肇自乾坤的坎离中立极之阴阳，于人体生命有纲纪之作用，此坎离中先天之阴阳，保证了人体的后天生命活动，对后天人体脏腑的各种复杂阴阳变化具有操控性、贯穿性和决定性作用。

郑钦安先生以坎离论述生命而提出的"立极阴阳"，于郑卢扶阳医学之立法用药，非常之重要，其曰："今人着重在后天坎、离之阴阳，而不知着重坎、离中立极之阴阳，故用药多错误也。"（《医理真传·卷三》）洞明此"立极阴阳"之特殊概念，于学习郑卢扶阳医学特别重要。立极，本是一个传统文化概念。古之帝王，其社会地位达到人伦之顶点，无人能及，其登基就叫继天立极，因而得已奉天承运，继位统治。风水学中也有立极一说，此立极指的是在勘察风水时候的原点，确立这一点之后，才能进行人居宅舍的布局设计。彭重善师父在《大医火神师徒传道录》中论"极"时谈道：一是立极和极致；二是太极。由此可见，谈立极，就是在强调一个事物在与之相关的事物中的极其重要性。

首先，认识坎离中立极之阴阳的运行实质，就是坎中一阳与离中一阴的运行。郑钦安先生曰："坎中真阳，肇自乾元，一也；

离中真阴，肇自坤元，二也。"（《医理真传·卷一》）坎中一阳又曰真阳、真火，离中一阴又曰真阴、真水。其次，坎离中立极之阴阳二气的往来活动，不是一般理解的人之后天五行中肾为水、心为火的阴阳活动，而实指先天坎离之真阴、真阳的活动。郑钦安先生曰："子时一阳发动，起真水上交于心；午时一阴初生，降心火下交于肾。一升一降，往来不穷，性命于是乎立。"（《医理真传·卷一》）此即坎中"一阳发动（肾阳），起真水上交于心（心阴）"，离中"一阴初生，降心火下交于肾"，而"一升（阳升）一降（阴降），往来不穷，性命于是乎立"。

《素问·阴阳应象大论》云："水火者，阴阳之征兆也。"故我们审察阴阳，必审水火，因此，坎中之真阳真火比类取象于人之五脏阴阳，以肾阳属之，但不可等同；离中之真阴真水，比类取象于人之五脏阴阳，以心阴属之，但不可等同。这样讲是为了方便来说，虽然不完全精确，但是这样用脏腑的功能来表达，比较接近和便于理解。我们看坎的卦象，由一阳和二阴组成；离的卦象，由一阴和二阳组成。阴阳总是在动态中保持守衡的规律，一个事物的结构，在阴阳层面并不是均衡的，这是因为阴阳总是处于运动变化之中。由此看结构相反的坎离通过相互交济，达到守衡，便体现了这一规律。郑钦安先生把坎离关系分为两个层次，即先天和后天。先天坎离，指坎肾自身的水火，即结构为二水一火的坎所含之"坎离"，此即立极之阴阳。立极之阴阳，又是以阳为重心、为主体。《易传·系辞传》云："阳卦多阴，阴卦多阳，何其故也？阳卦奇，阴卦偶。其德性何也？阳一君而二民，君子之道也。阴二君而一民，小人之道也。"遵阳卦多阴之理，坎卦阳一而阴二，阳卦代表一个君主两个庶民，此为一君二臣，形容一个君主治理天下，这是君子之道；阴卦代表一个庶民两个君主，此为一臣二君，形容天下大乱，诸侯各自称王，江山不保，这是小人之道。先天八卦的乾坤交合，而有了后天八卦的坎离，此坎离在后天不停地交济动作，才有了我们人类的生命不息。故扶阳医学言坎离中立极二气，是着重落实在肾之阳火与心之阴水的，而不在后天五行中肾之水和心之火上。此观点可谓扶阳医学与其他医学之分水岭，故郑钦安先生曰："今人着重在后天坎、离之阴阳，而不知着重坎、离中立极之阴阳，故用药多错误也。"（《医理真传·卷三》）这个"坎、离中立极之阴阳"，便指坎离中先天的真阴、真阳，或曰元阴、元阳。

我们为了与《黄帝内经》中的阴阳区别，将此坎离中立极之阴阳命之曰"立极阴阳"。从此"立极阴阳"着眼，衍生出了郑卢扶阳医学若干的基本观点。曰"人生立命在于以火立极，治病立法在于以火消阴"；曰"病在阳者，扶阳抑阴；病在阴者，用阳化阴"，这就是被称为郑卢扶阳医学心法的三十六字诀，彭重善师父认为，还应该加上"无先天后天不立，无后天先天不生"。因为卢铸之先生在阐述医理和治病立法中，非常重视以后天养先天，并在临证中多有体现，而支撑这些观点并成为整个郑卢扶阳医学逻辑起点或曰理论支点的就是"立极阴阳"。此"立极阴阳"的升降出入交济，构成了郑卢扶阳医学最基本的核心观点，诚如唐农所言："夫立极阴阳，上肇乾坤二元以承先天，下假水火化生中土以启后天，为人体生命运行之升降匡廓，运毂正轴。"可见，此承启先后之立极阴阳，实造化先后天之一气耳，乃生命运行之主轴也。郑卢扶阳医学运用这一哲理，在辨证治病用药上始终维护心肾相交、阴阳和合，从而达到坎离既济、水土合德之生命健康状态，就能够寓治病养身延年于一体，从而使生命健康长寿。

世人谓：中医之理如蜀道之难。郑卢扶阳医学以"立极阴阳"

破解人体一气周流之奥妙，阴阳五行六经皆真气圆运行之具体模型也，读书至此，你是否会有豁然贯通之感受，是否找到了以"一"贯之，以"一气"贯之的淋漓感，余以为，意义甚大。

二、人生立命在于以火立极，治病立法在于以火消阴

卢铸之先生继承了郑钦安、颜龙臣，亦继承了《周易》《黄帝内经》《伤寒论》的思想，用一个火字，把阴阳合一之理，把用药要用扶阳益火之药，全部概括，这就是郑卢扶阳医学的纲领："人身立命在于以火立极，治病立法在于以火消阴。"卢铸之先生认为人之阳气在阴阳二气交感气化过程中处于立极之位，是生命存在和保持健康的基点或根本前提。郑钦安先生曰："人身一团血肉之躯，阴也，全赖一团真气运于其中而立命，亦可作一坎卦以解之。"（《医理真传·卷一》）又曰："子时一阳发动，起真水上交于心；午时一阴初生，降心火下交于肾。一升一降，往来不穷，性命于是乎立。"（《医理真传·卷一》）我们反复揣摩这两句文字，分析坎离中阴阳二气的往来于人之生命的重要性，我们就可以更清晰地理解隐寓其中的"生命以火立极"之深意。郑卢扶阳医学以一坎卦揭示人体阴阳运动，而坎卦之"一点真阳，含于二阴之中"，即阳居其中、阴包阳外，坎阳由下起真水上交于心，而由离阴降心火下交于肾，此"一升一降，往来不穷，性命于是乎立"。这就是常态下坎离中阴阳二气升降开合的过程，其所呈现的阴阳相对位置关系，始终是阳在内在下而阴在外在上的。这是生命以阳立极或曰以火立极的根本前提，立极就是始终要保证阳在里面。

（一）人生立命在于以火立极

从根本上言，"生命以火立极"是由乾元一气的本体性决定。这个本体性，就是乾为阳的根本性、先天立极性。如前郑钦安先生所言"乾分一气落于坤宫，化而为水"，该水于乾坤而言属后天，而对于由之发展出的个体生命而言，却是先天，乃生命的源头也。郑钦安先生曰："一点真阳，含于二阴之中，居于至阴之地，乃人立命之根，真种子也。……一阳本先天乾金所化，故有龙之名。一阳落于二阴之中，化而为水，立水之极，是阳为阴根也。"（《医理真传·卷一》）很明显，人之先天立极，乃"立水之极"之乾元一气也，人生命的先天极点即在于此。如前所述，乾坤是先天，坎离是后天，坎离之所以重要，是因为坎离得了乾坤中正之气。由于人之后天坎离中的阴阳直接秉自乾坤赋予的先天坎水中的元阴元阳，故后天坎离中阴阳二气亦同样具有先天性，此后天坎离（水火）二气往来化生中土，便形成了人生命的后天五行世界。何以化生中土？因于此坎离中先天二气基于所禀乾坤中正之气的本质使然，所谓，同气相求，故其往来交济的最终使命便是完成中土的化生，同气使然。而存在于先天坎水的乾元一气的立极性，则通过坎离二气，一以贯之地存在于人的整个后天生命系统中。郑钦安先生曰："知其要者，便知得此身无处非先天，亦无处非后天，先与后又浑然一太极也。"（《医法圆通·卷四》）即可理解为乾元一气的先天立极性是卢铸之先生提出"人身立命在于以火立极"的根源。

"人生立命在于以火立极"这句话，包含三个重要内容：火；立命；立极。要长寿、健康地活着，就要以火立极。治病立法在于以火消阴，如唐容川所说："天地之功寄于坎离。日者，离之精；水者，坎之气。化生人物，全赖水火。盖乾南坤北，一交而变为坎离，所以后天功用，全在水火。人身心配离，肾配坎水。"（《医易通说》）心肾与坎离水火，其主导在于火用，"火乃人身生化之源，无火，则不能运化"（《火神之祖：槐轩医学全书》）。所以，人们俗话常说：人活一口气。这个气，就是火，因为"人身立命，就是这一个'火'字，火即气"（《医理真传·卷四》），此乃郑钦安先生所论，而卢铸之乃郑钦安的亲传弟子，一脉相承地继承钦安学术思想与理念，发展成为人之生命，不仅仅以火立命，而且以火立极，极者，把天地自然、父母、乾坤、坎离、水火有机地联系起来了，从天人合一、天地人合一的角度，表述人的立命。表述这个命题是为什么呢？当然是为治病立法而用，所以卢铸之先生下句又说"治病立法在于以火消阴"，就是说要把病治好，立法的核心就是要以火消阴，都强调一个火字。

火对于大家来说再熟悉不过了。火的发现和利用，加速了人类进化和人类文明的进程，火是人类文明的象征。在长期的生产生活过程中，人们发现火是须臾不能够缺无的最基本物质之一，火与生命可以说是密切相关，故有"水火者，百姓之所饮食也"（《尚书正义》）的记载。人们认识到火具有温热、色赤、烧灼，火焰具有明亮、升腾向上等特性和作用，这一认识是中华民族文化，尤其是中医理论"火"概念抽象的原型和思维背景，其炎上、迅发之特性，故能代表阳，彰显阳之性用。在气是构成宇宙万物本原的哲学背景下，古代哲学家由此而总结出了火也是"气"存在的一种方式，"火，即是气"（《素问集注·卷二》），"火"亦是气，是物质在特定状态下存在的另一种方式，故也称"火气"。在火亦是"气"的哲学背景下，《黄帝内经》把药食之气（即指药性，有寒、热、温、凉、平等）中的温性、热性亦归为"火"，《素问·阴阳应象大论》进一步指出："水为阴，火为阳。阳为气，阴为味……气厚者为阳，薄为阳之阴。味厚则泄，薄则通；气薄则发泄，厚则发热。壮火之气衰，少火之气壮；壮火食气，气食少火；壮火散气，少火生气。气味辛甘发散为阳，酸苦涌泄为阴。"

在气和阴阳的哲学背景下建立"火"概念的基础上，《黄帝内经》将人体阳气的生理状态称之为火，又称为"少火"，即五脏气化的生理之火。《黄帝内经》关于"少火""壮火"和药性的认识，对后世指导临床选方用药具有极其重要的意义，这里也十分明确地指出了药物既能治病亦能"致病"的双重性。唐代王冰在注释《素问·至真要大论》时云："益火之源，以消阴翳。"这是最早用"火"指代人体阳气的记载。到明代倡温补理论以后，这一观点得以逐渐强化。在"火"即阳气的观点确立之后，中医的五行学说，以及五脏理论的相火、真火、龙雷之火、命门之火等，都无不以火的内涵来说明问题，凡此种种，均是借鉴自然之火的特性，以阐释中医之理。然而，各脏腑之阳虽然有其共同的特性和功用，但又有所不同，我们不能够仅用一个"火"的概念概括所有脏腑之阳，于是明代医家张介宾、李中梓等，借用《黄帝内经》六气概念中的"君火""相火"概念，以"君火"类比心阳，以"相火"类比肾中元阳（《类经·卷二十三·运气类》）。《素问·灵兰秘典论》云心为"君主之官"，乃指心阳是专一的。而"相火"为相对于"君火"而言，所谓辅君之谓相，可见除心之外的其他各脏之阳皆可以"相火"名之，如肝胆之阳、肾阳、三焦之阳、心包之阳皆可以"相火"称之。实际临证之中，肝肾之阳应用最为广泛，为了区别此二者，于是把肝藏之相火称为"雷火"，把肾中之火称为"龙火"，或称命门之火。由于火的概念与自然界的火具有相同的意义与内涵，而人体内的生命活动一时一刻也离不开火，人的一生，就是一个生命之火的燃烧过程，而且人的生命之火，是有一定的限度的，不是无穷无尽。故此，人体内的火力是一个递减的过程，如何通过中医中药的调整与补给，来增添生命之火力，这便是郑卢医学扶阳理论之源头。学者于此处当深明，药物既能治病亦能"致病"，"少火"能生气，是保持精气互化动态平衡的火，而"壮火"食气，能破坏精气互化动态平衡。郑钦安先生早已明论："邪火始能伤阴，真火实能生阴，此正邪关键，用药攸分区处，岂堪混淆莫辨。"（《医法圆通·卷四》）又云："犹其不知姜附乃少阴主药，仲景用之以扶少火而生气者也"，"夫大黄、芒硝乃治壮火食气之症也"（《伤寒恒论》）。

故郑卢扶阳医学的终极旨归，就在于全力维护扶持和增益人体坎离中之立极阴阳，而其要点则在于其中的一阳，即彭重善师父所讲："我们治病，就是对一元真气的辅哺。"用药治病，就是人为地制造一个少火生气之局面，为少火温通五脏以相承提供保障，更重要的是也为进一步地化精提供保障，而先后天之精又可"并而充身"，精化气，气化精，处于一种动态的平衡状态。于此处看，人体生命之气化，不就是一个太极，只有五脏气化相顺承，才可以使阳气处于"密"的状态，使"精"处于"固"的状态，正所谓："凡阴阳之要，阳密乃固。两者不和，若春无秋，若冬无夏。因而和之，是谓圣度……阴平阳秘，精神乃治，阴阳离决，精气乃绝。"（《素问·生气通天论》）此一语，道出了阴阳关系之要，就是"阳密乃固"。故郑卢扶阳医学用药，亦时时处处为生"少火"，扶"少火"，又通过少火以生气，即气化精，来维持和实现这个"阳密乃固"。只有这样的状态，才能恢复生命水土合德的完善状态，从而"精固"，这就是郑卢扶阳医学收工大法"益肾填精"的目的，这样人体才能够生生不息。用药以生"少火"，对临床选方用药具有重要的指导意义，这里也十分明确地指出了"火"的双重性。

关于君火与相火，什么是君火，什么是相火？《黄帝内经》虽没有给出具体解释，但单从字面上去理解，君，是皇帝，相，是宰相，似乎对，但没有触及文字的本义，而且还容易引起误解，以为君火就更重要，相火就居其次，其实不然。对一个国家而言，君，既为君主，当然是为主的，相，既为宰相，也就是辅佐君主的，但对人体而言，君相二火的区别在哪呢？郑钦安先生在《医理真传·卷一》中讲得非常清楚："君火，凡火也；相火，真火也。凡火即心，真火即肾中之阳。凡火居上，以统乎阳，阳重而阴轻也，故居上为用；真火居下，以统乎阴，阴重而阳轻也，故居下为体。二火虽分，其实一气，诚阴阳之主宰也。"彭重善师父在《大医火神师徒传道录》中谈道："坎卦中之乾之中爻本身就是一个火，是真火，真阳。离卦中之中爻为阴，上下两爻都是火，离曰火，离曰心，离卦本身就是火，所以，乾坤结合的坎离，本身就是一个火字。这就是真正的含义。"综上，君火、相火相互配合，才能共同完成对人体各脏腑器官的温煦、推动作用，共同维系着精、血、津液等液态物质在体内的运行敷布，因为血等液态物质都具有"喜温而恶寒"及温则行、寒则滞的特性。

《素问·天元纪大论》云："君火以明，相火以位。"众所周知，火的作用一个是明能，一个是热能。所谓明能就是光明的来源，光明照亮黑暗，让我们看清楚事物，而这种黑暗，一为眼前，一为心里，眼前的黑暗，我们一想便知，而心中的黑暗是谓愚痴，此亦强调了智慧光明的一面。君火以明，明就是明亮，就是光明，就是热能，就是明能，君火以明就是君火以传递光明和热能为其主要的特征。君火所到之处，就要把热能带到，把阳光带到。故君火是主，为后天五行之火，其义如中天之日，明照万物。《素问·灵兰秘典论》云:"心者,君主之官,神明出焉;……故主明则下安,以此养生则寿,殁世不殆,以为天下则大昌。主不明则十二官危,使道闭塞而不通,形乃大伤,以此养生则殃,以为天下者,其宗大危,戒之戒之!"可见,凡君火一处不到,就会充满黑暗,就会阴云密布,人就会病,诚如卢铸之先生所云:"凡欲身之无病,必先正其心,不使求迷惑,则内外辅窍无由受病矣。"有一天君火不明了,那只能代表你身体虚衰了,就是得病了。老子言"人法地,地法天,天法道,道法自然"(《道德经·第二十五章》),人体小宇宙,天地大宇宙,如果拿天地来比象人体,那么人之君火就相当于天地之中的太阳,太阳光无处不到,将光明普照大地,所以是君火以明的。

再来看"相火以位",字面理解,就是说相火要安于其本位,我们身体里面能够安于本位的,那只能是来自先天的命门真火。相火以位,一生脾土以强后天,二助精化气,使君火以明。有一天相火不能安于本位了,那就很危险,因为真龙欲飞了,而生命结束的那天,就是阳气飞越、耗散而尽之日。所以《黄帝内经》里面提及的养生奥义,就是时刻要固密住这份阳气,所谓"凡阴阳之要,阳密乃固。因而和之,是为圣度",这就是"君火以明,相火以位"的真正含义。

卢铸之先生在《卢氏临证实验录》中,亦谈道:"用附子大温肾水,水暖而气行,气行而木畅,木为生火之源,所生之胆火,即肾中之真阳所化,寄居于命门,古人名为相火,即真火也,所生之心火,为离中之假火,即君火为凡火;真火居下,熏蒸于上,凡火居上,照临于下,是离上而坎下,真火藏而不现,凡火露而常用。"取类比象而看,相火就相当于地球里面的地火,主要是熔岩,也包括石油、天然气、铀、煤层等,地球深处的温度可高达五千多度,这些东西本来是潜龙勿用的，好好地在地层深处待着，所以是相火以位，人的生命亦如此，诚如郑钦安先生曰："真火伏藏，命根永固，又得重生也。"（《医理真传·卷二》）但如今人类不停地将这些"相火"挖出来为现代工业所用，这无疑将造成地球的虚火上浮，于是气候变了，火山多了，地球的寿命一定会因此变短。

人是由水火这对阴阳矛盾所组成的。人体近70%都是水，但是，这水乃是热水，约36.5℃的温度，即人体是一个水火共同体，说白了，人体就是一个热水包。正如郑钦安先生所说："尝谓水火相依而行（水即血也，阴也；火即气也，阳也），虽有两物，却是一团，有分之不可分，合之不胜合者也。即以一杯沸水为喻（沸，热气也，即水中无形之真火），气何尝离乎水，水何尝离乎气？水离乎气，便是纯阴，人离乎气，即是死鬼。二物合而为一，无一脏不行，无一腑不到，附和相依，周流不已。"（《医理真传·卷二》）我们说"水火者，阴阳之征兆也"，故我们察阴阳，必审水火，而人身之水火，只有交感既济，才可相依而行。

郑钦安先生从先天八卦立说，从坎离二卦入手，揭示出君相二火即由乾坤化生坎离后而来。坎中一阳即真火，亦相火也，实指坎中一阳，其源于乾分一气，即乾元中正之气，后天生命的君火，即由此火化生而来；而离卦中二爻，即地二生火之意，故为君火，亦称凡火，实指后天生命之心火，此属五行之火。二火熏蒸往来而化生中土，先后天互相依赖。故此，二火虽示现为君相，实则乾坤混元一气。二火关系中，先有真火（相火）而后有凡火（君火）。相火为君火之源泉，故居下以为体，君火得相火之助益，故居上而为用。"要知先有真火而后有君火，真火为体（体，本也，如灶心中之火种子也），君火为用（用，末也，即护锅底之火，以腐熟水谷者也），真火存则君火亦存，真火灭则君火亦灭。"

（《医理真传·卷二》）由此处看，君、相二火只有主导与辅佐的观念，没有地位的高低之分，这是要分辨清楚的。正所谓《道德经·第三十九章》言："故必贵而以贱为本，必高矣而以下为基。"故只有相火旺盛，君火才可有生生不息之动力。

先天一点真阳之气为人体生命活动的主宰，而无相无形之阳的一切功用即由火来彰显，通过有形有象的"火"即可把握、判断阳气温煦、气化、推动、固摄、防御等功用的盛衰。火分君相，以表明二者性用之不同。

郑卢扶阳医学认为"生命以火立极"，是以先天来立极的，是以坎中一阳来立极，这一阳来自乾分一气、乾元一气，属阳，是元阳，属火，而且是真火。我们是在这样一个层面谈立极，而不是在后天五行的层面谈立极。众所周知，中医是以阴阳五行学说为方法论的，五行乃运行的行，实是指人体生命运行的五大功能系统，其实质是人体的阴阳二气，在与天地四时相应相参的过程中，相互交感而化生形成的五大气化单元，因此后天五行是流变的，若以后天五行的"火"去立极，那么，这个"火"没办法立极的，因为后天层面的五行是流转的，只有用，没有极可言。

（二）治病立法在于以火消阴

卢铸之先生承继了郑钦安先生临床阴阳辨证的理念，对于水火的认识更加深刻。他认为："坎中之阳，火也；离中之阴，水也。水火互为其根，其实皆在坎中一阳也，为人生立命之根也。"可以说，卢铸之先生将郑钦安先生之学说发展并使其更为精纯于扶阳。当然，这都是以确辨阴阳为前提的。在中医阴阳两纲中，郑钦安先生认为："夫人之所以奉生而不死者，唯赖有此先天一点真气耳。真气在一日，人即活一日；真气立刻亡，人亦立刻亡。

故曰'人活一口气'。气即阳也，火也。又曰'人非此火不生'。"并强调以元气立论，认为元气为先天之气，后天血肉有形之躯为先天元气所化，故先天为体，后天为用。"人身一团血肉之躯，阴也，全赖一团真气运于其中而立命，亦可作一坎卦以解之"，"以脏腑分阴阳，论其末也。以一坎卦解之，推其极也"（《医理真传·卷一》）。这些理论观点和对生命的认识，其实都源于对经典的认识，也是在强调阳气对于生命的重要性。

第三代火神卢永定先生说得更为明白："人身、人生命就是一个火炉，无火不生，无火不化。"（《大医火神师徒传道录》）言外之意是说，人体的生命现象与活动，一刻钟也不能离开火，即水中之火，即所有的人体生命代谢过程，都是要在这个水中之火的燃烧下，才能够正常进行气化，以及新陈代谢，离开了这个生命之火，即水中之火，人的生命就会终止而死亡。所以说，生命之火，乃是人之生命立命之根本。人活一口气，就是这么一口元阳之气，在郑卢扶阳医学，指的就是真气、元气、正气、太和之气。因此，人的生命就是靠火、热而立命。人身只有靠这个火才能生存和生长，人身只有靠这个火才能气化，才能化精为气，化气为精，这都是学习郑卢扶阳医学要洞明之理。

清代名医黄元御曰："阳自至阴之位而升之，使阴不下走；阴自至阳之位而降之，使阳不上越。上下相包，阴平阳秘，是以难老。……阴能守则阳秘于内，阳能卫则阴固于外。阳如珠玉，阴如蚌璞，含珠于蚌，完玉以璞。"亦道明了人体阴阳的本体结构，为阳在内而阴在外。故《素问·生气通天论》云："阴平阳秘，精神乃治，阴阳离决，精气乃绝。"《素问·生气通天论》亦云："凡阴阳之要，阳密乃固。两者不和，若春无秋，若冬无夏。因而和之，是谓圣度……阴平阳秘，精神乃治，阴阳离决，精气乃绝。"

这里有一个"阴阳和"与"阴阳不和"的问题。什么是"阴阳和"呢？"阴阳和"就是阴阳由体而用的完善状态，阴阳不管如何升降出入，都必须遵循"阳密乃固"的这个"阴阳之要"，以及"阴平阳秘"而"精神乃治"的原则。《伤寒论》第 58 条曰："凡病，若发汗，若吐，若下，若亡血、亡津液，阴阳自和者，必自愈。"《素问·至真要大论》曰："谨察阴阳所在而调之，以平为期。"何谓"调"？《说文解字》云："调者，和也。"故说，阴阳和是疾病自愈或身体健康的根本条件。

《医法圆通·卷三》云："坎中一阳，即人身立极真种子也，至尊无二，故称之曰太阳。如天之日也，太阳从水中而出，子时一阳发动，真机运行，自下而上，自内而外，散水精之气于周身，无时无刻无息不运行也。"《医理真传·卷四》云："天开于子，人身这一团真气，即从子时发动，自下而中而上，上极复返于下，由上而中而下，循环出入，人之性命赖焉。""坎中一阳"自下、自内运行至在上在外之状态，必当又重归坎位，而这个过程中，必然同时伴随着离中一阴自上而下、自外而内的运行，即郑钦安先生所云："一气盈缩，坎离往来也。"郑钦安先生又云："复一，一也者，真气也，天之体也，气虽在下，实无时不发于上也。若离中真阴，地之体也，虽居于上，实无时而不降于下也。故《易》曰：'本乎天者亲上，本乎地者亲下。'此阴阳升降之要，万古不易之至理也。业医者果能细心研究，即从真龙上领悟阴阳，便得人身一付全龙也。"（《医理真传·卷一》）郑钦安先生早已道明阴阳之至理。试想若情况反过来，人体阴阳活动在升降开合的过程中，相对位置出现了阴在内在下，而阳在外在上的情况，则阴阳必然就会分离，生命亦因此失于常态，病即生焉。故人之生命只要坎中有真阳，有火，生命就能以火立极，就能实现生命的存在，即郑钦安先生所论："真火伏藏，命根永固，又得重生也。"（《医理真传·卷二》）这亦是"生命以火立极"的一解，因此，"真火伏藏"的"立极阴阳"之阳，乃是"生命以火立极"的根本前提。故郑卢扶阳医学的精髓，就在于全力扶持和维护人体坎离中立极之阴阳，而其要点则在于维护和扶持其中之真阳。卢铸之先生于《卢氏临证实验录》中云："人生立极之本全在于火，此火即坎中之阳，人生体魄的强弱取决于坎中一阳之盛衰，五脏六腑之精气皆化源于此，经脉气机的运化皆本于此，此火旺则脾胃之生化强，生化之力强，则坎中阳气方能得天地食物之真气所养，人生阳气盛得天地食物之真气则多，阳气衰得天地食物之真气则少，故阳气盛则寿延，阳气衰则寿夭，且治病必资药力，而载药力者，非脾胃之阳气健运不行。"彭重善师父在《大医火神师徒传道录》中亦谈道："我们治病就是对一元真气的辅哺，使太阳之气不要变为不正之气，外邪入太阳是受寒，进一步到了阳明就会生燥气，我们治病就是不让太阳之邪气一步一步深入，更重要的是使六淫无由而入，使七情不生。归结到一点，外感也好，内伤也好，都是因为一元真气有损所致，反过来，我们的一元真气不损，就不会生病，身体就健康。"于用药处郑钦安先生亦已明论："邪火始能伤阴，真火实能生阴，此正邪关键，用药攸分区处，岂堪混淆莫辨。"（《医法圆通·卷四》）

《易传·彖传》曰："大哉乾元，万物资始，乃统天"；"至哉坤元，万物资生，乃顺承天"。此处清晰地说明了乾为根本为主，坤为顺承为从。而坎中真阳肇自乾元，离中真阴肇自坤元，故人体生命理所当然地应当遵循阳主阴从这一法则。郑钦安先生亦说得比较明白："子不知人之所以立命者，在活一口气乎？气者，阳也。阳行一寸，阴即行一寸，阳停一刻，阴即停一刻，可知阳者，阴之主也。阳气流通，阴气无滞，自然胀（百）病不作。阳气不足，稍有阻滞，百病丛生。"（《医理真传·卷二》）而《素问·阴阳应象大论》之"阳生阴长，阳杀阴藏"，亦可理解为是对"阳主阴从"的描述。

我们看泰卦䷊："天地交而万物通也，上下交而其志同也，内阳而外阴，内健而外顺。"（《易传·彖传》）《说文解字》对"顺"的释义为顺应、依从。《广韵》解作："顺，从也。"由"内阳而外阴，内健而外顺"可以看出，泰卦寓意阳健而阴顺。有主必有从，故阳健而阴顺，也可以理解为阳健而阴从也，从此处思考"阳主阴从"亦有趣味。《易经·乾卦》曰："天行健，君子以自强不息。"天，阳也。纵观《易经》其理，重阳思想，呼之已出。

（三）关于中医"正"和"邪"的思考

《素问·刺法论》云："正气存内，邪不可干"；《素问·评热病论》云："邪之所凑，其气必虚"。《素问·通评虚实论》云："邪气盛则实，精气夺则虚。"郑钦安先生云："正气旺者，客气不得而干之，正气弱者，客气即得而入之。"（《医理真传·卷一》）那么，弄清楚"正"与"邪"在中医学之含义，对于我们学好郑卢扶阳医学非常重要，因为郑卢扶阳医学的诊病，首先强调的是正气。

《中医大辞典》关于"正气"的定义为："①同真气。生命机能的总称，但通常与病邪相对来说，指人体的抗病能力；②四季正常气候，即春温、夏热、秋凉、冬寒等。"此关于"正气"之解释可谓语焉不详。人体生命的正常存在，是阴阳二气的交感活动处于常态，处于阴阳和的状态，保证人体正常的生化活动；如果其处于变态，如由于外感与内伤之后，会导致人体之阴阳出现不和的状态，则可能导致人体生命活动的异常，这就是病态了。一些病症看似"火"之损害，却不知背后是因为"火"之离位所造成的，针对这种情况，郑钦安在其著作中反复论述，让我们认清楚人体之"火"，引火归原、归位才是正确的治疗，见火治火，可谓只知其一。

《素问·生气通天论》云："阳气者，若天与日，失其所，则折寿而不彰，故天运当以日光明。是故阳因而上，卫外者也。"阳气是维系人体生命运行的根本，其于人身而言，就如同自然界的天与日一样，具有温煦机体组织、抗御外邪侵袭、主持气化之开合、维系阴平阳秘等多方面的重要功能。

在春天，阴阳之气化活动构成了五行的"木"运行系统，其性温主生，在脏为肝。

在夏天，阴阳之气化活动构成了五行的"火"运行系统，其性热主长，在脏为心。

在秋天，阴阳之气化活动构成了五行的"金"运行系统，其性凉主收，在脏为肺。

在冬天，阴阳之气化活动构成了五行的"水"运行系统，其性寒主藏，在脏为肾。

人体五行中最特殊的为"土"运行系统，其性平而主化，在脏为脾，不独主于一时，为阴阳二气在一年的生长收藏活动中的转化与生成之枢机，此即《素问·太阴阳明论》所云："脾者土也，治中央，常以四时长四脏，各十八日寄治，不得独主于时也。脾脏者，常著胃土之精也。土者生万物而法天地。"

生长收藏各有其"所"，他们之间有一个过渡区域，即"化"，如此，生长化收藏之功用全矣。五脏中，心无阳则无以主神明、主血脉而为君主之官；肝无阳则无以主罢极而为将军之官；脾无阳则无以主仓廪而为谏议之官；肺无阳则无以主气而为相傅之官；肾无阳则无以主封藏而为作强之官。既然五脏皆以阳为本，阳主宰着整个生长化收藏的生命过程，任何一个环节出现障碍，如停滞或阻滞，都会出现相应的具体病症。生的阶段受阻滞，少阳病；长的阶段受阻滞，太阳病；收的阶段受阻滞，阳明病；藏的阶段受阻滞，少阴病或厥阴病。阳气在一天有生长收藏，在一年也有生长收藏，在一秒也有生长收藏，阳气始终是在运转的，生长化收藏的，阳气的生长收藏是相因为用的，因此，阳气是须臾不可阻滞的，阻滞则病。如果在藏的地方受阻滞了，肾阳就虚了，就是少阴病或厥阴病，后面的阳气就没有办法收下来，所谓"火不归原"或"阴盛格阳"。这个阶段，用的便是四逆法，里面一温通，不阻滞了，阳气就能够收藏了。故可知，"失其所，则折寿而不彰"这个"所"，乃指生长化收藏之各所也。《说文解字》对"所"的解释是处所。此处之"所"，当指阳气运行所循之轨道。此处涉及生命之阳气，即"火"的在其位与离位问题。位，《说文解字》云："位，列中庭之左右谓之位。"指方位、位置。这还涉及中医人体阴阳层面上"正"和"邪"的定位问题。我们如何来理解和认识正和邪？《素问·六微旨大论》给了我们很好的启示："非其位则邪，当其位则正。"那么，什么是"当其位"与"非其位"呢？因为阴和阳，它们都有可能是正气，也都有可能是邪气，关键就看是"当其位"还是"非其位"。如前面所论述，"立极阴阳"在其升降出入交济的运动过程中，所呈现出来的相对位置关系，始终应该是阳在内在下，而阴应该是在外在上的，二者应该始终处于一种协于中和的状态，也就是协于中和的一元构象，即对立统一之状态，这就是正常人体阴阳的"当其位"。反映在治疗原则上就是"扶正祛邪",而"扶正祛邪"就是设法使偏离常态的阳或阴回到本位,即回到阳在内、阴在外的状态,此即"阴阳和"之状态。

阳在内、阴在外的这种相对的位置关系,我们亦可以通过直觉来理解。此处可参看《顾护生命的阳气》中的相关内容。凡阳者:属动,属热,属明亮,向上向外;凡阴者:属静,属寒,属晦暗,向下向内。这是它们各自的属性。人体生命中阴阳结合的情况,一种是阳在内,阴在外:阴阳相互作用一旦发生,阴阳各自按其本质属性,就会走向交感,从而万物生长。另一种是阴在内,阳在外:阴阳相互作用一旦发生,阴阳各自按其本质属性,则会走向分离,万物因此衰败。故《黄帝内经》云:"阴平阳秘,精神乃治;阴阳离决,精气乃绝。"又云:"阴不胜其阳,则脉流薄疾,并乃狂;阳不胜其阴,则五脏气争,九窍不通。"

因此,从体和用着眼,人体阴阳的本体结构,就是阳在内,而阴在外的,正所谓:"万物负阴而抱阳,冲气以为和。"(《道德经·第四十二章》)人体疾病发生发展的程度,是由人体阳在内、阴在外的状态向阳在外、阴在内的状态转变超过常态的程度所决定的。《素问·生气通天论》有一段很著名的话:"阳气者,若天与日,失其所,则折寿而不彰,故天运当以日光明。是故阳因而上,卫外者也。"此论深刻揭示了阳气为性命健康的重要决定性因素。我们再仔细品读这段话的后半部分:"是故阳因而上,卫外者也。"阳气遵循其趋动本性,始终保持向上向外的运行,才能发挥其卫护身体的作用。故《素问·阴阳应象大论》又云:"阴在内阳之守也,阳在外阴之使也。"《素问·生气通天论》云:"阴者,藏精而起亟也;阳者,卫外而为固也。"此两段经文的内容,都只是侧重在说明阳气的功用状态和后天的走向。但仅仅知道阴阳后天的走向和其功用，还是远远不够的，这里一定是先发生了一场运动，阳气才能够发挥其功用，"是故阳因而上，卫外者也"，阳是从下面发于上，从而发挥其"卫外者也"的功用。对阳在内、阴在外的阴阳位置关系实质的认识，才能够让我们抓住疾病的要害，清楚地认识阴阳的本体结构，有助于学好中医。

我们把阴阳二者对立统一的和谐状态称为"阴阳和"。故《素问·生气通天论》云："凡阴阳之要，阳密乃固。两者不和，若春无秋，若冬无夏，因而和之，是谓圣度。"反之，如果阴阳因为外感或内伤等因素，不同程度地脱离了其正常的本位范围，甚至由正常的阳在内、阴在外的人体本体结构，变成了阳在外、阴在内的状态，也就是不处于协于中和的状态，则为"非其位"，这也就是生病了的状态。《伤寒论》第317条云："少阴病，下利清谷，里寒外热，手足厥逆，脉微欲绝，身反不恶寒，其人面色赤，或腹痛，或干呕，或咽痛，或利止，脉不出者，通脉四逆汤主之。"《伤寒论》第370条云："下利清谷，里寒外热，汗出而厥者，通脉四逆汤主之。"这些条文都是在说阳气无法回归在内、在下之本位了，当阳不在它的位置上就是阳邪，阴不在它的位置就是阴邪。阳的正常本体位置在哪？在里面。阴的正常本体位置在哪？在外面。它们处于一个和谐的完善状态叫"阴阳和"，阴和阳都在它们的正常位置上，这就是"正"。

所以"正"，乃指在其位之阳气或阴气，而"邪"，乃指非其位之阳气或阴气。正气于人体，保证了阴阳处于中和的状态，维持着人体生命正常的气化状态，而邪气则相反，会破坏人体生命的正常气化状态。虽然，"非其位则邪，当其位则正"的"位"的原意在《素问·六微旨大论》中是指时位，但由于我们对时位之气的考察，也是通过观测阴阳之象来实现的，而对象的观测，我们又是通过脉证等四诊合参而来的，所以，"正"即指人体内阳外阴本体结构中，处于"当其位"或在其"所"的阳气或阴气，而"邪"，即指人体内非其位或失其"所"的阳气或阴气。郑钦安先生云："正也者，阴阳太和之气也（【眉批】太和者，真阴真阳浑然一气，氤氲化育之消息也）。太和之气，弥纶六合，万物皆荣。人身太和充溢，百体安舒；太和之气有亏，鬼魅丛生，灾异迭见，诸疾蜂起矣。""邪也者，阴阳中不正之气也（【眉批】不正之气，四时皆有，六经分为六气。不正之气流行于中，故曰六客）。不正之气，伤于物则物病，伤于（人）则人病。治之调之，皆有其道。欲得其道，必明其正。"（《医法圆通·卷四》）亦是以阴阳之和与不和论正邪，此皆中的之言。众所周知，中医治病是通过"辨证论治"实现的，而这个"证"就是阳或阴不同程度地偏离本位所表现出来的某一具体状况的概括。因此，"辨证论治"的终极目的，就是为了"扶正祛邪"，就是设法使偏离常态的阳或阴回到本位。中医辨证论治的经典《伤寒论》的治疗学原则就是"观其脉证，知犯何逆，随证治之"，即通过观其脉证，完成辨证，从而完成施治。彭重善师父在《大医火神师徒传道录》中的辨证章节，详论辨识正邪及阴虚、阳虚，当用心领悟。

三、病在阳者，扶阳抑阴；病在阴者，用阳化阴

郑卢扶阳医学治疗疾病的基本法则，就是"病在阳者，扶阳抑阴；病在阴者，用阳化阴"，这也是郑卢扶阳医学的治病要诀，亦是"人生立命在于以火立极，治病立法在于以火消阴"的一个必然推衍。

郑钦安先生曰："病有万端，发于一元。一元者，二气浑为

一气者也。一气盈缩，病即生焉"，"用药以治病，实以治气也"（《医法圆通·卷三》）。"千万病形，都是这一个'气'字之盛衰为之。"（《医理真传·卷四》）气即阳也、火也，这一个"气"字自然就是指"人生立命以火立极"的"火"了。但需明白，在个体后天生命的过程中，这个"气"实应包括"分之无可分，合之不胜合"先后天合一之气，即先天真气与水谷精气合一之气。明白这个道理，病之在阳在阴，所治已在我们的把握中了。故郑钦安先生曰："水谷之精气，与先天之真气，相依而行，周流上下四旁，真是无微不照者也。盖上下四旁，即三阴三阳六部，其中寓五行之义，各有界限。发病损伤，即有不同，总以阴阳两字为主。阴盛则阳必衰，阳盛则阴必弱，不易之理也。"（《医理真传·卷二》）

关于"火"的概念，前已有论述，"火"既可以概括生理状态的阳气，又可用以表达在致病因素作用下阳气失常的病理状态，《黄帝内经》将"火"的概念应用于病理层面，如"诸热瞀瘛，皆属于火""诸禁鼓栗，如丧神守，皆属于火""诸逆冲上，皆属于火""诸躁狂越，皆属于火""诸病胕肿，疼酸惊骇，皆属于火"。

后经刘完素的发挥，使"火"概念的病理内涵更加丰富，并提出了"六气皆能化火""气有余便是火"的论点。后世病理之"火"论述较多者有三：

一为"壮火"，指阳气亢盛之实性病理，又称为实火、实热，治以苦寒清热泻火之法。

二为"相火"，指阴虚阴不制阳而致阳气相对偏盛的虚性病理，又称为虚火、虚热。治以滋阴降火之法。

三为"阴火"，指因饮食劳倦而致脾所生之热，以及喜怒忧思过度所生之心火，此说为李杲所倡。

郑卢扶阳医学秉持"扶阳抑阴""用阳化阴"之治法，其所论之"阴火"，既不属于李杲所论之"阴火"，也有别于滋阴降火法所治之"火"，乃是指阴证所生之火，又称"假火"，本质是阳虚阴寒偏盛，导致虚阳上浮、外越、下陷而引起的种种"肿痛火形"，一言以蔽之，真龙未得潜藏也。常见的如慢性咽炎、口腔溃疡、牙龈肿痛、舌疮、口臭、头痛、颧红、目赤、耳鸣、脑鸣、内伤发热、皮肤包块红斑、足心发热如焚等都可能是"阴火"证极为常见的临床表现，临证诊治当结合扶阳脉法以确诊。

（一）病在阳者，扶阳抑阴

前面谈到，扶阳医学之理，是深蕴道家之坎离学说的，其包含了道家修炼的拨阴取阳思想，以人身之元气为阳，以有形之肉体和致病之邪气为阴。其所言之"治病立法在于以火消阴""病在阳者，扶阳抑阴"当理解为以人身之阳气，来消散人体阴邪。

"病在阳者，扶阳抑阴"，实指坎中一阳，在从下从内往上往外生发的过程中，受到阴寒等邪气的异常收引与压迫，即阴邪重，则阳必衰，所以治疗要扶阳。本来正常的情况下阴阳是平和的，即以阳为主导的"协于中和"状态，若阳气在从下从内，往上往外生发的过程中，受到阴寒邪气之异常收引与压迫，就会出现郁热或阴寒凝聚之病症。郁热往往是由于阴寒之邪的侵袭，阳气受损后，阴的流动减慢了，又影响了阳气的回复，太阳病多属此类情况，此时的治疗以宣通为主即可。阴寒凝聚则往往是由于较长时间的阴的流动减慢，比如寒邪侵袭时间日久，此时不仅阴的流动减慢了，往往还有一部分变成了凝聚的阴邪，此时治疗一方面要恢复正常的流动，一方面是祛除阴邪。一部分患者虽然阴少了，但若未出现阴虚的症状，还是扶阳思路为主，以恢复阳运进而用阳化阴，但如果由于日久和局部阴津的消耗过甚，出现了明显阴虚之证候，亦可酌配阴药，以补其阴。治疗需视阴寒侵犯部位之在上、在中或者在下的不同（在表在上，那就是太阳病；在半表半里，那就是少阳病；到最里面，那就是三阴病），采取或温扶或温散或兼而用之的治法。我们说病在阳者，即说阳虚而阴邪重，所以要扶阳，"扶阳抑阴"实质上是通过温通阳气达到人体之"血气通调"，其以温补为本。《素问·标本病传论》在谈标本的时候云："谨察间甚，以意调之，间者并行，甚者独行。"就是说如果病在上焦、中焦、下焦都有，病情轻浅的可以标本同治。如太阳病和少阴病都有，就用麻黄附子细辛汤、附桂法；如果是纯粹的三阴病，且病情较重，就用四逆汤或通脉四逆汤之类；若是阳明病，则当或下或清于前，而温扶元阳以缓图治本于后。

（二）病在阴者，用阳化阴

"病在阴者，用阳化阴"，这是郑卢扶阳医学最具争议和不容易被理解的学术观点。相对于"病在阳者，扶阳抑阴"，这句话理解起来就比较困难了，如何"用阳化阴"是个学术问题，更是一个很深的技术问题，此处最难理解的就是这个"化阴"。

何为"化阴"？

一方面，"化阴"有生化阴精之意，究其实质，乃指阴液不足，可采用温扶真阳以化生阴血津液来解决，此处这个阳当指先天真气与"谷气并而充身"的阳，因为阴的不足，究其根源，因果上仍然是阳的不足。故卢铸之先生曰："阳气者，乃化生精血津液之本源。"又曰："治之注意用阳化阴，澈清阴阳循行之道，而上下乃能交通，升降得成自然，元气得可恢复，是为治病之要旨。"可见，用阳化阴乃是化生精血津液之本源，又是治病之要旨也，思悟《黄帝内经》"阳生阴长"之理，阳用好了，就定能"化阴"。张登本教授在《顾护生命的阳气》一书序中谈道："精、气、血、津液是人体赖以生存的基本物质。然而这些物质都是在各个脏腑阳气的推动作用下，相互配合，共同完成其化生、输布代谢的。仅就其输布过程而言，更能体现阳气推动作用在其中的重要意义，如血、津液就是凭借着阳气的推动，保持其相应的运行，血液才能够沿着脉道流行不止，环周不休，津液才能在全身表里上下得以布散。如若阳气虚弱，推动无力，就会有脉中之血运行迟滞或瘀阻，津液不能输布而化为痰湿水肿等病症发生。"

在个体生命的进程中，先天真气不可能毫发无损，人体每天都在消耗先天真气，且生活烦劳，熬夜耗神，不节生冷等，都在不时损耗先天真气，故需后天的不断维护和扶持。关于这一点，我们尚可从脾土之用理解。郑钦安先生云："余谓凡治一切阴虚、阳虚，务在中宫上用力。"（《医理真传·卷四》）中宫者，中土脾胃是也。从"生命以火立极"的立场来看，后天阴阳皆通过元阳即先天真气运化脾土而来，但人出生之后，饮食水谷则由先天真气或先后天合一之气鼓动腐熟，化生出水谷精气和营血津液，各有所归。其中，水谷精气与真气"并而充身"，而营血津液则发挥滋润之功。卢崇汉教授谈道："人体能接受食物水谷精气的多少，取决于坎中一元阳气的盛衰。"由此看"病在阴者，用阳化阴"可理解为，用阳化阴者，实为通过温扶真阳，运化脾土，则不仅后天属阳的水谷之清气可得以化生，而且后天属阴的精血津液等一概能够得以生化。

需要明确，在本位上的真阳、元阳实等量于人之真气、元气。"用阳化阴"强调的是后天阴血津液等的根本来源，在于元阳的化生，即正常状态下阴分的多少，实则取决于元阳的多少，也就是说后天人体阴血津液等的根本来源在于元阳的化生，此阳气，乃人生立命之根本。郑钦安先生曰："元阳为本，（后天）诸阴阳为标，能知诸阴阳皆为元阳所化，一元阳而变为诸阴阳，元阳即是诸阴阳，诸阴阳仍是元阳。"（《医法圆通·卷二》）意即元阳于人体能够化阳，亦能够化阴，此即《黄帝内经》"阳生阴长"之理。

众所周知，人赖元气的滋养，而元气包括元阴、元阳，从"非其位则邪，当其位则正"（《素问·六微旨大论》）处着眼，若是非本位上的阳，侵犯了在外的阴，则会成为阳邪，即阳气挣脱了阴气对它的束缚，造成邪火伤阴的时候，此时的阳气就会变成阳邪，这就属于"壮火食气""壮火散气"的情况，这种情况又可以进一步耗损元阳，同时亦必伴随着人体的阴精消耗，则非但不能够化生阴血精津，反而会伤阴耗液。如《伤寒论》所论之阳明病辨治，而出现阳明病之类，此时，可见我们熟知的阳明四大证：大热，大汗，大渴，脉洪大，其标为邪热伤津，耗散阴液，而其本，终为元阳的耗损。郑钦安先生明言："邪火始能伤阴，真火实能生阴，此邪正关键，用药攸分区处，岂堪混淆莫辨。"此邪火伤阴，自当求诸离中之阴，投之"黄连鸡子阿胶、导赤、补血、独参诸方"，或"大小承气、三黄、石膏之类是也"（《医理真传·卷三》）。故在治疗的时候，当先明其理路，识得阴虚阳虚辨证之实据，而于用药，当深明"气有余便是火，气不足便是寒，乃犹是一元中之子午针也"（《医理真传·卷四》），临床中阳明病不及时治疗，或者阳明病的标热清散不及时，阳邪就会逐渐地消耗真阴，就会成为温病的来源，所谓："在卫汗之可也，到气才可清气，入营犹可透热转气""入血就恐耗血动血，直须凉血散血"（《温热论》）。所以在治疗上，当视其病之标本缓急，该用白虎汤则用，该用大、小承气汤亦用，及时采用或清或下之法，以救急治其标于前，而温扶其元阳于后，以固其人之根本，因为只有元阳之本的稳固，才可以化生阴精（血、津、液等），这才是生阴的源泉，如此，患者才可标本皆得治，从而才能够长治久安。故郑卢扶阳医学的精髓，正在于全力维护和扶持生命立极之阴阳，而其重点则在于扶持和维护其中的真阳，此即彭重善师父所论之"我们治病就是对一元真气的辅哺"。这句话是很有深意的，"真气"是什么？《素问·离合真邪论》云："真气者，经气也。"可见，真气就是经气，只不过六经各有明相，用以体现真气的不同功能而已。此"真气者，所受于天，与谷气并而充身也"（《灵枢·刺节真邪》）。

另一方面，卢铸之不仅仅继承了钦安先生的阴阳辨识理念，而且把其发展成为"病在阳者，扶阳抑阴；病在阴者，用阳化阴"的治疗理论。关键是第二句，"病在阴者，用阳化阴"，即患者在阴虚的时候，不仅仅是用阴药的问题，而关键是要用阳药，来把阴药化开，怎样把阴化开呢？即郑卢扶阳医学所说之：阴通阳达，阳动阴随。如在扶阳法中合理配伍潜阳丹、三才封髓丹之类。此"用阳化阴"之"阴"的另外一层含义，即指阴邪。若阴寒之邪积聚凝结，见阴寒虚损之证，生命生化之机则必然受损，或成死机，郑卢扶阳医学之四逆法、桂枝法，就是用阳来祛邪气，破阴寒之邪，这实际包含了道家拨阴取阳的修炼理论观，用阳以化生命之机。

郑钦安先生在《医理真传·卷四》中曰："辛甘化阳，苦甘化阴，乃用药之子午针也。"因为生命之本，既是坎中一阳，又是离中一阴，这两个结合起来，坎离既济就是一气。一气者，阳也。《尚书·洪范篇·河图辞》曰："天一生水，地六成之。"所谓天一者，实际是指天上太阳的阳热之气，能够化生地下阴寒的寒水之气，这也是郑卢扶阳医学在太阳和少阴着眼的深意，用温热扶阳的药物，可以治疗肾阴虚寒之病症，肾为五脏之根本，温扶肾之真阳，使之足，则肾之真阴、真水必得以化生，此即《黄帝内经》"阳生阴长"之理，亦是有真阳必有真阴与之相应之理也。本位之真阳足，邪气就难于侵犯人体，即"正气存内，邪不可干"，本位之真阳足，就会化阴有本，从而"阳生阴长"，就会实现阴阳两足，就可实现"阴平阳秘"，从而"精神乃治"，性命得立也。所以说，"病在阴者"，当然要"用阳化阴"了。

（三）关于扶阳医学治病大法的认识和思考

郑卢扶阳医学擅用姜、桂、附，就是紧紧抓住一个"气"字，彭重善师父讲："我们的立法、用药、配伍都是在气上下功夫。"气者，阳也，人活一口气也。老子在《道德经》中说："道生一，一生二，二生三，三生万物。万物负阴而抱阳。"阴阳乃是一气，这就是在一气做文章，这才是中医学治病的最高境界。所以说，卢铸之先生指出"治病立法在于以火消阴"，就是这个意思。

卢铸之先生在解释附片时说："益火源，壮水主，强生化，生大气，阳得其正，阴得其守。"益火源，就是坎中一阳，水主就是整个卦，这个整体就有阴有阳了。这其实就是郑卢扶阳医学中最为核心的问题。因此，卢铸之先生又指出："医学之理要以阳化阴，扶阳抑阴，无火不生，无火不化。"因为火是人之生命之火，而人身只有靠这个火才能生存和生长，人身只有靠这个火才能气化，才能生生化化不息，才能化阳为阴，化精为气，化气为血，化气为神。卢铸之先生在《卢氏临证实验录》中谈气化时说："气化者何？首先拨通阴阳气血往来之路，次则温经温血，精能化气，血能涌脉，气脉交流，脏腑舒适，筋骨肌肉，日能相保。"因为我们这个肉体属阴，吃进的有形之食物大都是阴，只有靠体内的阳气蒸腾气化后，才能阴化为阳，从而化血化精化津化液，之后，才能为人体所用。

《素问·六节藏象论》云："天食人以五气，地食人以五味。五气入鼻，藏于心肺，上使五色修明，音声能彰。五味入口，藏于肠胃，味有所藏，以养五气，气和而生，津液相成，神乃自生。"天是用"寒暑燥湿风"五时之气养育人的，五气入鼻，藏于心肺，组成宗气，参与阳气代谢；热气助心，推动心的血脉运行，气行则血行；寒气助肺，参与肺的呼吸，废气排出，肺气得寒气相助后化水而降，此地气降为雨，乃金生丽水也！

地食人以"酸苦甘辛咸"五味，五味入口，藏于肠胃，我们每天所吃的食物，以大米、小麦、小米、大枣、水等甘平而阴阳均平之物为主，不可能以酸、苦、辣为主食。《素问·经脉别论》云："食气入胃，散精于肝，淫气于筋。"后面又谈道："饮入于胃，游溢精气，上输于脾；脾气散精，上归于肺；通调水道，下输膀胱。水精四布，五经并行，合于四时五脏阴阳，揆度以为常也。"食物吃下去是阴阳并补，但更多是补了阴精。

《素问·六节藏象论》云："脾、胃、大肠、小肠、三焦、膀胱者，仓廪之本，营之居也，名曰器，能化糟粕，转味而入出者也。"肠胃为水谷之海，是化生水谷精微的源头，经过中焦脾胃的腐熟气化，形成水谷精微，化为营气。营气的运行始于手太阴肺经，而手太阴肺经起于中焦；卫气的运行，白昼始于足太阳膀胱经而行于阳分，夜晚始于足少阴肾经而行于阴分，其经气自下焦肾和膀胱出。故《灵枢·营卫生会》曰："营出于中焦，卫出于下焦。"营卫之气与天之气共同组成宗气，营行脉中，卫行脉外。饮食是生命的基本保障，饮食就是对人体一元真气的辅哺。故《灵枢·营卫生会》云："人受气于谷，谷入于胃，以传与肺，五脏六腑，皆以受气，其清者为营，浊者为卫，营在脉中，卫在脉外，营周不休，五十而复大会。阴阳相贯，如环无端。卫气行于阴二十五度，行于阳二十五度，分为昼夜，故气至阳而起，至阴而止。"《素问·阴阳应象大论》云："清阳出上窍，浊阴出下窍；清阳发腠理，浊阴走五脏；清阳实四肢，浊阴归六腑。"饮食入胃经过腐熟运化以后，就分为清阳和浊阴两个部分，其中清阳和人的元阳一起发挥动的作用，即出上窍，发腠理，实四肢，即"阳气者，精则养神，柔则养筋"。而浊阴不但包括糟粕，还包括了精的部分。我们吃饱了以后，饮食不可能全部都转化为清阳升发了，更多的是以精的形式储存下来，在下一次吃饭前，储存的精的一部分会在元气的引导下慢慢地转化为清阳升发出来，去发挥温养生命机体的功用，这就是日常生命活动中的精化气和气化精。《素问·阴阳应象大论》云："阳为气，阴为味。味归形，形归气，气归精，精归化。精食气，形食味，化生精，气归形。""气归精"指的是精化气，"精食气"指的就是气化精，精的维护和增益，需要气在生长化收藏这个"化"的状态和阶段才能实现。天气为阳，地气为阴，天气主生，地气主成，人得天地之气的供养，就会产生合和的作用从而使人富有生机，加之各种津液的化生而成，人的神气就会生发健旺起来，这就是天地之气对人的供养。

郑钦安先生在《医理真传·卷二》中指出："有形之躯壳皆是一团死机，全赖这一团真气运用于中，而死机遂转成生机。"死机，就是不能动的，要想把死机转化为活机，就一定要让气能够在体内通行无阻、永不停息，且阴阳相随而变化，才能达到转化而成为生机。因为只有人体气机运行，才能有生命的存在，实就是阴阳二气之流行。而卢铸之先生所说"治病立法在于以火消阴"，其目的就是在一口气上做文章，且擅用姜、桂、附就是扶助人体这一口正气，一口阳气，一口热气，离开了人这一口热气，人就要百病丛生，这一口热气完了，人的生命也就结束了。所以说，这句话与前面的人生立命在于以火立极是紧紧相随，前面是问题，后面这句话就是解决问题的具体方法和策略。

也许有人会认为疾病有千千万万种，难道说只有阳虚吗？卢铸之先生认为："人本其阴阳之理而生，其病因阴阳偏弊而得。"因为人活一口气，一气乃是阴阳二气之流行，气有余则化热，气不足而生寒，这就是郑钦安所说的"万病起于一元伤损"（《医法圆通·卷二》）。从阴阳辨证来看，即不管疾病多么复杂，无非是阴阳和与不和，无非是阳虚与阴虚的问题。况且只有当正气亏损，邪气来犯的时候，邪气才会造成人体的阴虚与阳虚。言外之意是说，人生病的时候，就是正气虚损了，就是阳虚不足了，因为"正气存内，邪不可干"，而"邪之所凑，其气必虚"，这在《黄帝内经》中讲得十分清楚，我们不应该有任何的疑问。生病就是因为人体阳气弱了，而擅用姜、桂、附，就是以姜、桂、附之火消阴，把阴邪、风邪、寒邪、湿邪消掉，就能够把病治好，诚如郑钦安先生所云："用药以治病，实以治气也。"（《医法圆通·卷三》）所以，郑卢扶阳医学无处不强调气，只有认识了气，懂得了气化，明白了气化精、精化气之至理，才能真正理解和学好郑卢扶阳医学，这就是郑卢扶阳医学治病思想之核心关键。

彭重善师父在临床实践 40 余年中发现，阳虚的人占了绝大多数，亚健康的人群中有 60%~70%，都属于正气亏损，阳虚、阳弱这个范畴。所以说，彭重善师父认为人人都可以用姜、桂、附，就是这个意思。

卢铸之先生"治病立法在于以火消阴"之治病大法，在临床运用的具体方法，就体现在"病在阳者，扶阳抑阴；病在阴者，用阳化阴"，怎么样来"用阳化阴"呢？卢铸之先生才能提出要擅用"水火功夫"，怎样才能擅用水火功夫呢？水火，就是坎离二卦，也就是解决两者既济的问题。擅用水火功夫，就是使水火得到正常的运转，从而达到坎离既济。因为凡是大病、重病，都是因为水火、坎离不能既济，五行生克制化有碍而成。而掌握好"水到火之地位得感温暖，火到水之地位得感清凉"，才能真正实现临证"以火消阴"与"用阳化阴"之目的。

第三节　治病注重次第

郑卢扶阳医学关于治病的次第，给临证指明了道路，让中医治病的理论变得"明白"，疾病在发生、发展、演变的过程中的表现是千变万化的，现在很多医者的辨证论治，实际上就是在疾病发展过程中的一个点上做功，而非针对疾病的整个过程。

关于治病次第的学习，往往容易被忽视，也往往难于学到精髓，因为需要时间，需要切脉的手上功夫，更需要用心领悟和师父的无私传授，这都是"功夫"。治病次第对于临证立法的合理运用，颇为关键，因为郑卢扶阳医学的治病次第，就是大法，而且可以被称为不传之心法，怎么恰到好处地把控这个"法药"的"当机"运用，就是"秘"。于治病中，知道轻重缓急，知道从哪里入手，往往已高下立见。因缘所致，我有幸拜入彭重善师父门下，跟师中于每一个不同患者的实际诊治过程中，立法遣药的实战，包括医嘱，都是身教。卢铸之先生讲：无先天后天不立，无后天先天不生。这是将天地、宇宙、自然界和人身结合起来讲的，无论治病还是养生，首先就是要爱护好后天这个肉体，后天好了，先天就可以生，所以，有病就要积极治疗，先天弱的，也要积极补救，因为这个理论告诉我们，维护后天可以弥补先天的不足，这是郑卢扶阳医学前辈留下的非常积极的医学思想，这种积极的思想，是在实践中产生的，不是空想的。

很多学习和运用郑卢理法的医生，因无缘亲炙名师，其对治病次第的把控，只能慢慢体悟，要达到丝丝入扣，步步章法，层层规律，是很难的。因为只有真实的案例，才是鲜活的，于法药而言，当机运用，才是妙法良药，不当机而用，便是误漏。

郑卢扶阳医学的理（心）法、脉法、立法（药）紧密结合的治病模式，是师父几代人在实践中总结出的治病纲领和原则，是郑卢扶阳医学治病的总思路，治病的次第是一个过程，也是郑卢扶阳医学治疗的大法，这是彭重善师父明确了的，关于诸法运用的更多内容，因涉及六经辨证、脏腑辨证和立法的内容较多，可参看下部《扶阳理法》一书。

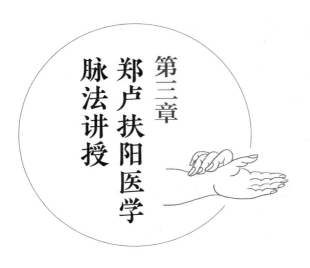

第三章 郑卢扶阳医学脉法讲授

　　郑卢扶阳医学历经几代人，数百年的传承，才逐步形成了其独到的脉学认识与方法，医界称其为十五部脉法，可察邪正之强弱，知顺逆，明盛衰，断生死，别先后天之气，为立法遣药指明道路，这是郑卢扶阳医理、脉、法、药四大特色中最为重要的一环。因为郑卢扶阳医学强调"四诊慎细，以脉为主"，切脉贯穿了整个诊治过程，其脉法亦一直为郑卢扶阳医学的不传之秘，是郑卢扶阳医学的核心之一。

第一节　郑卢扶阳医学脉法概述

郑卢扶阳脉法是可以独立发展的一种脉法思维，一种独特、亲切而又深邃的与患者联结的桥梁，这应该就是彭进师说的："心手相应，人我相合，洞鉴阴阳，显微毕露。"这是彭进师于一次下午茶时，在茶室给我写的四句话，虽然书上也有，但自此，我就觉得更不一样了。

虽说辨证论治是中医的特色和最具精华部分，但在现实中，缺失脉诊、不重视脉法的中医，又何尝不是大有人在。我们看到多少中医是真正按照辨证论治的思路去治病的呢？除了极少数精通脉法的大师外，真正在临证中平脉辨证，以脉定方，"观其脉证，知犯何逆，随证治之"的中医师，真的是少之又少，脉法成了很多中医人的遗憾，想学，而又苦于无法入得门径，这样必定导致治病的正确性和有效性大打折扣。要问其原因，探其究竟，何也？诚如郑钦安先生所言："古来圣圣相传，原不专在切脉一事，其要在望而知之，闻而知之，称为神、圣，为上一等说法也。问而知之，切而知之，称为工、巧，为下一等说法也。然考分配脉图，却不与六经气机相合，若与六经气机相合，则医家治伤寒方有实据，余甚不解何以不如斯也。"（《医理真传·卷四》）我想，这就是原因，这就是究竟。

所以，入门郑卢扶阳医学一派，弟子守则的第一条，就是谈三个统一：第一，切脉必须统一；第二，理论思想必须统一；第三，辨证、立法必须统一。把切脉必须统一，把脉诀的讲解，放在了绝顶重要的位置。古人云：得诀归来方看书，而郑卢扶阳医学入门弟子的第一课，就是脉诀讲解。郑卢扶阳医学在临证中强调"四诊慎细，以脉为主"，通过脉诊，对表里阴阳及五脏六腑的阴阳信息有一个把握。因为脉诊是帮助我们诊断疾病、确定治法以及遣药的重要手段。病、症都是表象，同样的症状也许是不同的脏腑气机问题造成的，因为人体是以五脏为中心的一个巨系统，治病必求于本，而这个本就是五脏的阴阳信息，而通过脉诊就可以准确地了解患者的五脏信息、肾阳、正气以及邪气等信息，从而为第二步的辨证立法提供准确依据。郑卢扶阳医学的法说起来很简单，就五个大法：桂枝法、附子法、附桂法、非桂附法和滋阴法。我们认为卢铸之先生最伟大的贡献就是创立了立法的体系。他抓住了人生立命的本质问题，那就是以火立极，且在这个指导思想下，创立了桂枝法、附子法、附桂法、非桂附法和滋阴法五个基本大法。

　　郑卢扶阳医学立法的基本原则是：

　　1. 切脉有表证且阳虚时：用桂枝法。

　　2. 切脉是里证且阳虚时：用附子法。

　　3. 切脉表里皆阳虚时：用桂附法。

　　4. 辨证阴虚的时候：用滋阴法。

　　5. 其他情况时：用非桂附法。

　　卢铸之先生对立法有四句话的概述："法有法则，法无定法，法随证变，法定药随。"上面介绍的原则是总的规律、是常道，属于"法有法则"范畴，按照这个原则来实施是会取得较好疗效的。因为郑卢扶阳医学的这些法，历经了几代人，数百年的传承和验证。但是任何事物都是由常道和非常道构成的，有常道就会有非常道，而"法无定法"就是非常道，是变化，是一个医者综合素质的集中体现，不仅需要自己的勤于思考、经验累积，更重要的是需要跟师。因为师父可以将其毕生的心悟或者几代人的心悟传承给你，这种心悟有时无法用语言或文字确切描述，如果在师父身边长时间浸润，加上手把手的脉法学习，也许这些灵感就会"传染"给你，使你对理、脉、法、药的综合领悟能力大大提高。因为郑卢扶阳医学讲究脉法药的紧密结合，整个诊疗以脉贯之，脉把完几乎就定了法，药紧随而出，而后方自得以成。郑卢扶阳医学脉法，是学习郑卢扶阳医学的重中之重。自本章开始，将以彭重善师父的《大医火神师徒传道录》所讲之脉法内容为根本和基础，结合我自己侍诊彭进师临床学习的感受和感悟，对郑卢扶阳医学的脉法药进行论述。

一、微妙在脉

古云："医者意也，在人思虑。"可谓一语中的，直指医之核心。此语出自隋唐中医临床大家许胤宗，亦是我非常佩服的大家之一。《旧唐书·许胤宗传》对其医术之描述称神，记载："时关中多骨蒸疾。得之必死，递相传染，诸医无能疗者，胤宗每疗无不愈。"有人对许胤宗说："公医术若神，何不著书以贻将来？"许胤宗答："医者意也，在人思虑。又脉候幽微，苦其难别，意之可解，口莫能宣。且古人名手唯是别脉，脉既精别，然后识病，夫病之于药，有正相当者，唯须单用一味，直攻彼病，药力既纯，病即立愈。今人不能别脉，莫识病源，以情臆度，多安药味，譬之于猎，未知兔所，多发人马，空地遮围，或冀一人偶然逢也，如此疗疾，不亦疏乎？假令一药偶然当病，复共他药味相合，君臣相制，气势不行，所以难瘳，谅由于此。脉之深趣，既不可言，虚设经方，岂加于旧。吾思之久矣故不能著述耳。"因此许胤宗并未著书，却给我们留下了比书籍还宝贵的对医道的理解。很多中医师父收徒弟时要求有悟性，因为中医并非一个公式一个死方子的死搬硬套，临证但见寒热虚实变化无穷，病情千奇百怪，唯有灵活的头脑方能应对。

郑卢扶阳医学于临证强调"四诊慎细，以脉为主"，就是通过把脉从患者一切表象中察出人体微妙的气机变化，以明辨其阳虚、阴虚、病机、病性、病之所处等，从而立法遣药，均有实据。因为脉反映了人体生命活动真气运行的状态，我们通过把脉可以获得生命活动状况的真实本质。然而脉却是最难用语言明确表达的，故郑钦安先生曰："诸脉纷纷摸揣，试问天下医生，几人将二十八脉明晰？"（《医理真传·卷四》）就是说心里面理解得可能已经非常透彻，可对于手底下的感觉体会却难于把握。古人云："心中易了，指下难明。"因为很多脉象只可意会，一旦落于书面，就难于明确阐释，甚或失去其本意。郑卢扶阳医学对脉的描述和表达，是力求精细而富有层次的。比如一个人紧脉，就会有紧，紧加（就是紧脉很明显），微紧，微微紧，稍紧，有紧象，有紧意等；又如滞脉，就会有气滞为主，或湿滞为主，微滞，微微滞，稍滞，稍气滞，稍湿滞，有滞象等。把一个患者的脉，准确地表达出来，郑卢扶阳医学做到了精准、细致，纵观医界，似无二者。而精准的脉法，可以判断出患者的症结所在，并为立法用药提供依据，熟练掌握脉法，就可一发击中。

关于脉的定义，脉是什么呢？现代医学认为脉就是心脏的搏动，推动血液在血管内向前涌动，通过桡骨处而引起的动脉搏动，被我们用手接触而感觉到的变化，这就是所谓的脉搏跳动。现发现的最早的"脉"字是在《说文解字》的籀文中，隶定后写作"衇"，是左右结构的形声字兼会意字。郑钦安先生云："夫脉者，气与血浑而为一者也。其要在寸口。"(《医法圆通·卷三》)脉的这个动力就叫作阳。从此处理解中医"阳加于阴"谓之脉，是阳(气)加于阴(血)而形成脉象，即阳气鼓动阴血运动，而形成了脉的跳动。西医测脉搏只为了表述血的流通和心跳次数及快慢强弱等信息，而我们中医则着重在一个"气"字，中医认为脉是人体气血运行于寸关尺三部总的体现和反映。《素问·脉要精微论》云："夫脉者，血之府也。"彭重善师父在《大医火神师徒传道录》中亦谈到了现代生物信息学的相关解释。的确，人身局部的生物信息可以反映全身的情况，比如：人的第二掌骨，它的不同部位异象或疼痛，反映了从头到颈椎到尾椎的不同部位的病痛。中医的脉亦是如此，脉是反映人体生物信息的一个部位，它反映了人体五脏六腑，及全身经络的气血运行状况。

《素问·脉要精微论》中指出："微妙在脉，不可不察，察之有纪，从阴阳始，始之有经，从五行生，生之有度，四时为宜，补泻勿失，与天地如一，得一之情，以知死生。"切脉的重要目的，就是要感知阴阳。《黄帝内经》认为最为微妙的就是脉。这是因为，"按其脉，知其病，命曰神"(《灵枢·邪气脏腑病形》)。我觉得郑卢扶阳医学脉诊的描述，正是对脉诊"微"和"妙"的体现。直观理解，"微"就是细致入微，就是指事物很细微、隐秘的变化；"妙"就是妙不可言。人体身心微妙的变化，都藏在脉里，学者不可不细心地体察。而体察是有一定要领的，必须从阴阳开始，而阴阳亦有端绪，是阴阳化生五行，而它的产生又是遵循一定的法则，即以四时的变化为其规律。

《黄帝内经》认为，诊脉不仅仅是能知其病在哪里，而且还能够判断其神气的状况。神是什么呢？如《大戴礼记·曾子天圆》说道："阳之精气曰神，阴之精气曰灵。神灵者，品物之本也。"中医学认为：精、气、神，炼为一团，不可分离，这一团太和之气，就是阴阳。可见古人认为，神灵就是阴阳二气所变化，故《素问·天元纪大论》云："阴阳不测谓之神。"神就是对阴阳不测的一个表述，神也就是阳之精气的气化状态。我们知道，精是阳气的聚集状态，故《素问·生气通天论》云："阳气者，精则养神，柔则养筋。"这就是我们通常说的精、气、神。

而我们切脉，不仅仅能知其形病，即阴成形的可见状态，更能知其神的状态如何。虽然神是无形的，但它决定了有形之阴（我们可以理解为肉眼可以看到的人体部分都属于阴）的形态功能与变化。从现代医学角度讲，为什么要以切脉为主？为什么要首辨阴阳之性？为什么要辨脉中之神呢？因为我们所谓的疾病，是指患者自我感觉身体、心神方面的痛苦，这些所谓的症状与疾病，本质是人体调动自我强大的修复、调整、协调等一系列功能所出现的反应，是人体修复功能的体现。如果我们不去切脉，只针对病症而治，疾病有时看起来表面好了，实际上病的本质问题可能已经恶化了。

我们诊疗疾病的时候，就是要遵循着这个规律而不能偏离，将人体脉象的变化，与天地阴阳的变化联系起来考虑，若能够如此，就可以预知死生了，这不正是"察之有纪"吗！郑卢扶阳医学精准的脉法，做到了临证时"四诊慎细"而"以脉为主"，细致而准确的脉象"独取"和描述，正体现了《黄帝内经》中所论"微妙"二字的精义，其灵活而又不失规矩法度，治证、治病，更治人，最后追求达到脉的缓、力、神。

郑钦安先生在其《医理真传·序》中说："医学一途，不难于用药，而难于识症。亦不难于识症，而难于识阴阳。阴阳化生五行，其中消长盈虚，发为疾病，万变万化，岂易窥测？"由此可见，决定一个医家水平的高低，说到底就在于其明辨阴阳的能力。郑卢扶阳医学把切脉辨证，变成了察气、辨阴阳，把握阴阳变化，就是治病求本的体现，郑钦安先生曰："学者苟能于阴阳上探求至理，便可入仲景之门也。"（《医理真传·卷二》）中医人就是要学会、学好这个阴阳法眼。

因此，《黄帝内经》中根据医生是否守神，分为上工与下工，其曰："上工守神，下工守形。"《黄帝内经·灵枢》中说得很具体了，神是无形的东西，属于道的范畴，属于形而上的范畴，上工守的就是这个。换句话说，就是能够守这样一个范畴的东西，能够从这样一个层面去理解疾病，治疗疾病，那就是上工所为，就是上工。反之，如果守持已经形成的东西，从形而下的这样一个层面去理解疾病，治疗疾病，那只能成为一个下工。

二、不传之秘在脉

曾经的数界扶阳论坛，在全国进行得如火如荼，于理法层面，无疑是给更多中医人指明了方向，很多人受益匪浅，但却因为种种原因，未能延续，且数界扶阳论坛中，均未明确和深入地提及郑卢扶阳医学之核心脉法，为什么？我想一方面是由于时间的原因，抑或有"在心易了，指下难明"之虑；另一方面，或就是因为这属于不传之秘之列，脉和法药如此紧密的结合，如郑卢扶阳医学这般精准详细，乃郑卢扶阳医学的最精彩之处。只有对郑卢扶阳脉法深入学习，才能逐步领会郑卢扶阳医学的精髓。

我从学习中医开始，就梦想能够学得真正能服务于临床诊疗的脉法，但却多年连一个带我入门脉法的师父都无缘遇见，一直在脉法的门外徘徊，很多时候，我的把脉真的只能说是皮毛功夫。我认真学习中医诊断学的脉法，梳理出不同的脉学类别，从藏象理论入手开始，等等，然而，虽费尽心机，却每于临床中始终未能有得心应手之感觉，因为无法做到脉、法、药融为一体，也就是无法做到脉与法药的紧密和精准结合。

郑卢扶阳脉法是卢铸之、卢永定师几代人的宝贵经验积累，也是几代人体悟和实证便捷有效的脉法，以前是属于不传之机密，也是要步入郑卢扶阳之门的必备。郑卢理法，大道至简，进去很容易，也好用，但要成为高手，没有其精准脉法的支持，是万难的。唐农在《扶阳论坛》中谈道："余邪未尽或留有伏邪这一点一定会在脉象上有所反映，比如或紧或滞或涩，不一而足。尽管一些疾病经过治疗以后，症状减轻或消除了，但就脉与症两者而言，我认为脉象相对其真实情况的反映更为客观。只是脉诊掌握起来困难一些，所谓'在心易了，指下难明'。脉诊的掌握，最好有师传，有真正的师承关系，手把手地教，这是老经验，旧经验。目前还没有新经验证明脉诊可以自学成才。我原来是搞中医诊断的，熟悉正常的脉应是不浮不沉，不快不慢，节律一致，和缓有力，有胃有神有根。但我真正对脉象有体会是按照传统的方式跟师学习之后的事情。"

我们都要感恩彭重善师父，我也是直到拜师，得彭重善师父亲授脉诀，得缘跟随彭进师侍诊，彭师手把手地给我讲解、教授脉法，经过一段时间这样的学习与反复体悟，我的脉法才找到了感觉，才有所突破，才入得门径。这期间我不停地看书，不停地体悟师父的教授，也不停地在临床中实践脉法，直到有一天我真的入门了这套脉法，那时我欣喜若狂，郁堵多年的能量似乎一下子全释放出来了，才明白中医高手所言之脉学绝非虚语，学习到的大量知识重新有条理地排列起来，才知道脉法的精准对一个中医人是多么重要，对以前很多不理解的郑卢医论，也都有了更高层次的认识。遂感叹！师者，真乃人生之大宝也。

当你真的掌握了这套脉法，就可以轻松准确地判断病邪的位置和性质以及人体正气的强弱，临床疗效便会有质的飞跃，于临床，可能就会慢慢找到渐入佳境的感觉。

三、郑卢扶阳脉法，源于中医经典

《脉经》由西晋王叔和编撰，是我国现存最早的脉学专著。它总结归纳了 24 种脉象，确立了三部脉法、脏腑分候定位等，在中医学的发展历史上，尤其在脉学上，是具有重要意义的。《脉经·序》曰："脉理精微，其体难辨。弦、紧、浮、芤，辗转相类。在心易了，指下难明。谓沉为伏，则方治永乖；以缓为迟，则危殆立至。况有数候俱见，异病同脉者乎！夫医药为用，性命所系。和、鹊至妙，犹或加思；仲景明审，亦候形证。一毫有疑，则考校以求验。故伤寒有承气之戒，呕哕发下焦之问。"这段话道明了脉之难辨，又说明了医圣仲景有高明的审查脉证能力，病脉证合参，乃仲圣之法也。学者欲入精微，若不明脉理，何其难也。

而今中医界普遍谓脉法难学，不易精通，这一现状，可谓"由来尚矣"。所以，就但见"省疾问病，务在口给；相对斯须，便处汤药"者。而郑卢扶阳医学脉法，早已被外界传得沸沸扬扬，几乎被神话，其实，这就是层窗户纸，今天，我们就捅破了它。

古云："怀山之水，必有其源；参天之树，必有其根"，揭开神秘的面纱，郑卢扶阳医学源于经典，如《周易》《黄帝内经》

《伤寒论》等，郑卢扶阳脉法从古典文献中汲取精华，由郑钦安→卢铸之→卢永定→彭重善等一脉相承的口传心授，其目标是弘播郑卢扶阳医学，用郑卢扶阳医学的语言来描述脉诊，解释脉象，使之真实、确切反映病情的变化，亦更符合临证诊治的需求，从而形成了郑卢脉法从哲学到医理到临床应用的高度契合。这种契合实是全面体现在郑卢扶阳医学之整个体系中的。就脉法而言，并不是郑卢扶阳医学独创了一套前无古人的新脉法，郑卢扶阳脉法，根于中医经典。关于脉的具体运用，散见于诸经典的相关章节，再由郑卢扶阳医学先辈体悟发现总结和充实，而逐步形成了今日我们所见的郑卢扶阳脉法。卢铸之、卢永定先生及其传人，对其脉法做了更为细致入微的改进，那就是脏腑定位和更为精细的表述，以及与郑卢扶阳医学立法、用药的密切联系，让脉诊回归中医经典，回到《伤寒论》病脉证并治的时代。如今的郑卢扶阳脉法，融会贯通了 28 脉，为历代脉法之集大成者，大道至简，又精细入微。诚如郑钦安先生所言："余愿业斯道者，务将《内经》《难经》，仲景《伤寒》《金匮》，孙真人《千金翼》诸书，与唐、宋、金、元，朱、张、刘、李并各后贤医书，彼此校量孰是孰非。更将余所著《医理真传》，并此《医法圆通》，留心讨究，阴阳务求实据，不可一味见头治头，见咳治咳。总要探求阴阳盈缩机关，与夫用药之从阴从阳变化法窍，而能明白了然，经方时方，俱无执拘。久之，法活圆通，理精艺熟，头头是道，随拈二三味皆是妙法奇方。"（《医法圆通·卷一》）所以说，郑卢扶阳医学的脉法，是回归了经典，又有脉理创新的脉法，是切合了郑卢扶阳医学理法的脉法。

医圣张仲景创立六经辨证体系，并十分重视脉诊的应用，在其《伤寒论》中已经体现，我们学习《伤寒论》时发现，其中大多数条文、症状都有相应的脉象描述，但却常被忽略，而斤斤着眼于方证，忽略了脉，渐失了医圣病脉证并治的精髓。仲景在《伤寒论》原序中指出："感往昔之沦丧，伤横夭之莫救，乃勤求古训，博采众方，撰用《素问》《九卷》《八十一难》《阴阳大论》《胎胪药录》，并平脉辨证，为《伤寒杂病论》合十六卷……观今之医……按寸不及尺，握手不及足；人迎趺阳，三部不参；动数发息，不满五十；短期未知决诊，九候曾无仿佛；明堂阙庭，尽不见察，所谓窥管而已。夫欲视死别生，实为难矣！"仲圣于序中明言"平脉辨证"写就《伤寒杂病论》，并在书中指责那些"按寸不及尺，握手不及足；人迎趺阳，三部不参；动数发息，不满五十；短期未知决诊，九候曾无仿佛；明堂阙庭，尽不见察……"等忽略了脉诊的医生。从此处看郑卢扶阳医学之"四诊慎细，以脉为主"，实乃中的之言，夫欲视死别生，活人有望矣！

《伤寒杂病论》被后世分为《伤寒论》和《金匮要略》两部书。《伤寒论》首列"平脉法""辨脉法"，把脉诊放在了显要和突出的位置，足见仲圣对脉诊的重视。其 398 条原文中，论及脉象的有 148 条之多，约占全文三分之一的内容，涉及 20 余种脉象和 50 余种兼脉，可谓以脉贯穿全书，其中绝大多数为寸口脉法。《金匮要略》全书亦有 145 条论及脉象。有心学者可参看，此不赘述。

脉是对人体气机状态的真实表达，是不以人的意志为转移的，脉象能够客观反映人体的病机（病因、病位、病性、症状等）。《伤寒论·平脉法》载："问曰：脉有三部，阴阳相乘，荣卫血气，在人体躬。呼吸出入，上下于中，因息游布，津液流通。随时动作，效象形容：春弦秋浮，冬沉夏洪。察色观脉，大小不同，一时之间，变无经常。尺寸参差，或短或长，上下乖错，或存或亡。

病辄改易，进退低昂，心迷意惑，动失纪纲。愿为具陈，令得分明。师曰：子之所问，道之根源。脉有三部，尺寸及关，荣卫流行，不失衡铨。肾沉心洪，肺浮肝弦，此自经常，不失铢分。出入升降，漏刻周旋，水下百刻，一周循环。当复寸口，虚实见焉，变化相乘，阴阳相干。风则浮虚，寒则牢坚，沉潜水滀，支饮急弦。动则为痛，数则热烦，设有不应，知变所缘。三部不同，病各异端，大过可怪，不及亦然。邪不空见，终必有奸，审察表里，三焦别焉。知其所舍，消息诊看，料度脏腑，独见若神。"虽有学者认为此段文字并非张仲景所作，但此文中指出了脉法原理、脉象规律、脉法应用的常与变，堪称是张仲景脉法的纲领，若能细心领会，定有助于理解《伤寒杂病论》各篇章之条文、六经病辨证体系，并能指导方证应用。

医圣仲景所称"病脉证并治"之"脉"，主要指寸、关、尺三部的独脉表现。何谓独脉？所谓"独处藏奸"，独脉即为"三部不同，病各异端，大过可怪，不及亦然。邪不空见，终必有奸"的表现。具体而言，"察九候独小者病，独大者病，独疾者病，独迟者病，独热者病，独寒者病，独陷下者病"。

纵观《伤寒杂病论》中所述之脉象，绝大多数情况下仅指左右寸、关、尺三部的太过或不及的异常脉象。如《伤寒论》第129条云："何谓脏结？答曰：如结胸状，饮食如故，时时下利，寸脉浮，关脉小细沉紧，名曰脏结。舌上白苔滑者，难治。"此条文提到寸、关两个独脉表现。对照临床，以郑卢扶阳脉法论之，关脉为脾胃脉，沉紧而细，是为里证，寒凝于脏腑，又观其证"舌上白苔滑"，是寒湿之象，这一脉象常可见于早中期胃癌患者。又如《伤寒论》第154条云："心下痞，按之濡，其脉关上浮者，大黄黄连泻心汤主之。"第268条云："三阳合病，脉浮大，上关上，但欲眠睡，目合则汗。"其中脉象均为独脉。此外，王叔和结合《素问》《灵枢》《难经》中有关手太阴寸口部位脉动原理的认识，从独脉法应用规律中演绎出寸口脉法，实际上就是唐宋之后医家所用的三部九候脉法。

在《伤寒论》和《金匮要略》中，医圣仲景以独取寸口脉法为主，其脉法以阴阳为纲，将脉与证并举，记录了数、急、迟、弱、紧、滑、涩、缓、促、结、代、大、洪、浮、细、虚、芤、动、微、沉、弦、实、小、伏、革、长等 26 种脉象。在《伤寒论·辨太阳病脉证并治》篇，第 16 条提出太阳坏病的治则曰："观其脉证，知犯何逆，随证治之。"这就是后世辨证施治的由来，亦是中医辨证论治精神的具体出处。从《伤寒杂病论》全书绝大部分篇章都以"辨某病脉证并治"为名可知，医圣仲景擅于用脉证（症）合参来把握疾病的本质。脉诊可以判断病因、病位、病性、症状，确定治则、方药、传变与预后。有些疾病，仅凭脉法就可以推断，从而正确把握疾病本质，以指导治则，确定治法、处方，判断疗效、传变与预后。《伤寒论》中，无方的条文称之为"证"，全书有 218 个，有方的条文，我们称之为"法"，全书有 397 法。这是钱超尘先生《伤寒论文献通考》（学苑出版社，1993 年版）的考证。中医重视的是从病史体质证候的分析中得出的病因病机的结论，而不是斤斤拘泥于疾病分类所形成的名称。在古代中医文献中，中医的证，又叫作病，比如《伤寒论》第 317 条云："病皆与方相应者，乃服之。"此处的病，其实就是证。由此可见，中医辨证论治的精义，就是通过辨识脉与证分析推理后得出的病机，而这样的证，则实际反映了疾病的本质，然后进行治疗。这也意味着中医治病，抓住了"脉证"，就可以完成对疾病的施治。《伤寒论》中无方的条文称之为"证"，有方的条文称为

"法"，可见法与方是相对而言的，而不是方与证相对而言。一首方剂的功能主治，是由法所决定的，而法的含义，是针对病机的一种治疗，可见，中医的精髓是法决定了方，而法由病机出，不是仅仅针对表面症状的治疗。如此理解，应该才符合《伤寒论》的原意。郑卢扶阳医学先辈卢铸之先生，创立立法体系，以法统方，解决了中医"背方套方"的千年流弊，重回"临证立法，量身度造"的中医本色。

实际临床中，很多症状，往往会有多个原因，而分析推理其真实病机，往往脉就能够给我们一个清晰的决断。《伤寒论》通过脉诊以明辨六经病，六经主证脉象各不相同，如《伤寒论》第1条云："太阳之为病，脉浮，头项强痛而恶寒。"第265条云："伤寒脉弦细，头痛发热者，属少阳。"第278条云："伤寒脉浮而缓，手足自温者，系在太阴。"第281条云："少阴之为病，脉微细，但欲寐也。"第338条云："伤寒脉微而厥，至七、八日肤冷，其人躁，无暂安时者，此为脏厥。"又如，以脉诊指导六经病中类证的鉴别。第2条云："太阳病，发热、汗出、恶风、脉缓者，名为中风。"第3条云："太阳病，或已发热，或未发热，必恶寒，体痛，呕逆，脉阴阳俱紧者，名为伤寒。"又如，通过脉与证的对应，直接确立治法，《伤寒论》多处条文以脉象概括病机，有是脉必有是证，提示从脉象去窥测病机，从而脉证对应，确定治则方药，如《伤寒论》第350条曰："伤寒脉滑而厥者，里有热，白虎汤主之。"《金匮要略》曰："血痹阴阳俱微，寸口关上微，尺中小紧，外证身体不仁，如风痹状，黄芪桂枝五物汤主之。"医圣仲景这种病脉证合参，脉证对应而确立治法的诊疗模式，于后世成为典范，这也是《伤寒论》至今仍为临床医家所推崇的原因之一。《伤寒论》虽非脉学专著，但仲景脉法之重要性，不言而喻，但由于年代久远，文辞古奥，脉象含义概念难辨，或一脉数名，故当进一步学习整理，以使更多中医人掌握，提升临证疗效。

郑钦安先生的《伤寒恒论》成书于其晚年，书中的很多篇章，应该是由卢铸之先生代为整理，协助完成的，这样的过程，更加促进了卢铸之先生对《伤寒论》的领悟，也促进了卢铸之先生在理法和脉法等方面趋于成熟。可见，郑卢扶阳医学之脉法，源于中医经典，离不开传承，又于临床实践中得到验证。郑卢扶阳医学传人彭重善师父及其传人，在得承先辈传承和学习、思悟中医经典的基础上，精勤不倦，不断完善此脉法，使之更加切合这个时代和病情的需要。当你入门郑卢扶阳医学脉法，才知脉之神奇，可谓精细入微，大道至简，又可谓"料度脏腑，独见若神"。

四、脉以候气

元气论最初属于中国古代哲学中本体论的内容，而中医理论根植于中国传统文化之中，医道同源，元气论同样也是中医最重要的理论根基。

《黄帝内经》云："生之来谓之精"，"两精相搏谓之神"。男女交媾，父精母血一结合，生命便有了神机，有了神，细胞就开始不断分裂，有了细胞的分裂，就慢慢有了人形，生命就有了气机，随着气机的确立，生命就开始了气化，有了神机和气化，就开始了阴阳化生五行、六经、四肢百骸等，就运转了人的生命！

《素问·上古天真论》又云："恬淡虚无，真气从之，精神内守，病安从来。"这里的"真气"，其内涵即为元气。而后郑钦安先生阐释医理，亦以元气立论，其云："人身一团血肉之躯，阴也，全赖一团真气运于其中而立命，亦可作一坎卦以解之。"（《医理真传·卷一》）郑卢扶阳医学，在极端重视坎中一元阳气的基础上，始终是以坎离学说来构建和阐释人体生理病理的。

（一）万病皆起于元气损伤

人身实为一团元气，三焦、五行、六经等都旨在分部探求元气在运动过程中的盛衰。阴阳二气运行于上、中、下，运行于十二经，但总归还是一元气在流行。《素问·离合真邪论》云："真气者，经气也。"经气即为真气。《灵枢·刺节真邪》云："真气者，所受于天，与谷气并而充身也。"言三焦、五脏六腑、十二经脉，只不过是古人用以体现元真之气的某些功能，而结合人体实体脏腑，赋予的名相罢了！郑钦安先生曰："夫人身立命，本乾元一气，落于坤宫，二气合一，化生六子，分布于上、中、下，虽有定位，却是死机，全凭这一团真气运行，周流不已。……切脉一事，无非定这一点气盛衰耳。"（《医理真传·卷四》）"上中下各有阴阳，十二经各有阴阳，合而观之，一阴一阳而已。更以阴阳凝聚而观之，一团元气而已。"（《医法圆通·卷二》）"夫人之所以奉生而不知死者，惟赖有此先天一点真气耳。真气在一日，人即活一日，真气立刻亡，人亦立刻亡，故曰'人活一口气'，气即阳也，火也。"（《医法圆通·卷四》）于此处需明白，真气当包括真阴真阳，亦元阴元阳也，元阳于人体能化阳，亦能化阴。郑钦安先生曰："元阳为本，（后天）诸阴阳为标，能知诸阴阳皆为元阳所化，一元阳而变为诸阴阳，元阳即是诸阴阳，诸阴阳仍是元阳。"（《医法圆通·卷二》）郑钦安先生甚至将元气直接与阳气画上等号，为养生治病首重扶阳奠定了基础。

从病理角度，郑钦安先生认为万病皆由元气的损伤所致，故他说："病有万端，发于一元。一元者，二气浑为一气者也。一气盈缩，病即生焉"（《医法圆通·卷三》）；"以脏腑分阴阳，论其末也。以一坎卦解之，推其极也"（《医理真传·卷一》）。这就为其在立法处方上重用姜、桂、附提供了理论指导，因为"况桂、附二物，力能补坎离中之阳，其性刚烈至极，足以消尽僭上之阴气。阴气消尽，太空为之廓朗，自然上下奠安，无偏盛也"（《医理真传·卷一》）。亦道明了"一气盈缩，病即生焉"。

疾病表现出的各种症状千变万化，如果医者只懂头痛医头、脚痛医脚，认识过于机械、片面，则很难取得良好的效果。学者自当"留心讨究，阴阳务求实据，不可一味见头治头，见咳治咳。总要探求阴阳盈缩机关，与夫用药之从阴从阳变化法窍，而能明白了然，经方、时方，俱无拘执。久之，法活圆通，理精艺熟，头头是道，随拈两三味，皆是妙法奇方"（《医法圆通·卷一》）。人本为一整体，生命是一团元气在周流运行。《素问·五常政大论》云："气始而生化，气散而有形，气布而蕃育，气终而象变，其致一也。"我们不论从六经，从五脏，从八纲，或从卫气营血来辨证，这些都是工具，为了帮助诊断疾病、判断问题而已，这可以理解为中医强调的整体观念。

郑卢扶阳医学辨证立法以阴阳为纲，"功夫全在阴阳上打算耳"（《医法圆通·卷四》）。认为临证至关重要的是辨清阴阳，而后方能对症下药，一个医家水平的高低，说到底就在其明辨阴阳的能力上体现。故《素问·阴阳应象大论》云："善诊者，察色按脉，先别阴阳。"郑钦安先生在《医理真传》中专列阳虚门及阴虚门，学者不可不察。

（二）脉以候阴阳之象

中医学认为，脉最珍贵的地方就是能品出阴阳的变化，脉是阴阳二气在血管内的搏动，从而形成脉动。"阳加于阴"谓之脉，是阳（气）加于阴（血）而形成脉象，即阳气加之于阴血之中，也即阳气鼓动阴血运动，而形成了脉的跳动，这个动力就叫作阳。"夫脉者，气与血浑而为一者也。其要在寸口。"（《医法圆通·卷三》）由此可知，脉是阴阳所呈现的一个象。"五脏六腑，皆是虚位，二气流行，方是真机。"（《医理真传·卷三》）五脏和六腑的称谓，只是为了方便阐释人体元气的某些功用，而人为赋予的名称。只有元真之气通畅，才是正常生命运行的根本。所谓脉象，脉就是阴阳的象。阴阳的变化，可以通过脉来呈现，所以说脉之所在，也就是阴阳之所在。医圣张仲景的《伤寒杂病论》真正地体现了阴阳——这个中医的核心。所以《伤寒杂病论》的辨证实际上就是阴阳的辨证，太阳、阳明、少阳，太阴、厥阴、少阴，是用阴阳来作为统帅的，而阴阳很重要的一个表达就是脉。所以脉的起伏、大小、浮、紧、迟、数等的各种变化，实际上就是阴阳的各种变化，脉是一个表象。脉浮了就说明阳气浮起来了。因为表有寒，表有邪，人体要应付解决这个表上的问题，要抗邪，所以阳气就到表上来了，故脉浮。

所以说，脉的精髓就是阴阳二气，而切脉，就是去感知脉中阴阳二气的情况，而二气，实为一团真气。郑钦安先生曰："切脉一事，无非定这一点气盛衰耳。查后贤分配脏腑脉图，与一元真气出入之机不符，余意当以仲景六经次序排之，方与一元真气出入之机相符。然仲景虽未论脉，而六经流行之气机，即脉也。今人不识一元之义，以两手寸口动脉，将阴阳分作两道看，不知左右固有阴阳之分，其实二气浑为一气，何常分为二道也？不过真气运行，先从左而后及于右，从右而复及于左。"（《医理真传·卷四》) 又云："余按后天生成定位, 乃是死机, 全凭这二五合一, 这一团真气, 呼吸运用, 方是真机。五行充塞二气之中, 二气即在五行之内。二气盛, 则五行之气即盛; 二气衰, 则五行之气即衰; 二气亡, 则五行之气即亡。"(《医理真传·卷四》)

在中医理论学习过程中, 很多时候需要以体、相、用来认识和理解。郑钦安先生云："千古以来, 惟仲景一人, 识透一元至理, 二气盈虚消息, 故病见三阴经者, 即投以辛热, 是知其阳不足, 而阴有余也, 故着重在回阳; 病见三阳经者, 即投以清凉, 是知其阴不足, 而阳有余也, 故着重在存阴。要知先有真火而后有君火, 真火为体 (体, 本也, 如灶心中之火种子也), 君火为用 (用, 末也, 即护锅底之火, 以腐熟水谷者也), 真火存则君火亦存, 真火灭则君火亦灭。"(《医理真传·卷二》) 而对中医经典《黄帝内经》, 不谈体、相、用简直就无法立论无法讨论。为有利于我们学习和理解, 我们很有必要学习一下关于体、相、用的基本知识。

中国传统哲学认为: 一切事物, 皆可以用体、相、用的关系概括。"体"就是事物的本质、原材料; "相"就是事物的显现方式、外相, 所谓相者, 象也; "用"就是事物的作用、功能。特别是关于体和用的关系, 我们在学习藏象的时候可能早已经涉及, 但是具体到脉象谈体、相、用三者的时候, 我们还是需要理一下。相者, 象也。如《素问·阴阳应象大论》里的象, 就是在说阴阳对应或者相应的现象或表象, 即阴阳概念虽抽象, 但在自然界是有象可应的。《素问·阴阳应象大论》云："阴阳者, 天地之道也, 万物之纲纪, 变化之父母, 生杀之本始, 神明之府也, 治病必求于本。"《素问·五运行大论》云："夫阴阳者, 数之可十, 推之可百, 数之可千, 推之可万。天地阴阳者, 不以数推, 以象之谓也。"这就是《黄帝内经》对象的经典论述。《素问·阴阳离合论》云:"阴阳者,数之可十,推之可百,数之可千,推之可万。万之大,不可胜数,然其要一也。"《素问·阴阳离合论》又云:"阴阳之变,其在人者,亦数之可数。帝曰:愿闻三阴三阳之离合也。"通俗地讲,一个瓷杯子,它的体就是泥巴,它的用就是可以盛水喝水,而它的相就是用泥巴成形的杯子。《黄帝内经》以阴阳讨论生命,所以阴阳必定与人体气化的体、相、用的内涵相应。显然,阴阳应该与"相"相应,因为"天地阴阳者,不以数推,以象之谓也"。《素问·阴阳应象大论》谈的就是天人阴阳的"应象"关系。就是说,中医对阴阳当下的把握与认识是通过"象"来实现的。而中医对"象"又是如何获得的呢?中医对"象"的获得是通过望、闻、问、切四种技术手段实现的。气虽然是物质的,但肉眼是不可见的,此处当重点理解,中医是通过"象"来认识气的,因为气是看不见的,我们是以象来观气的。于此处思悟脉象:阳气加于阴血,应之于脉所成之象者也!

郑钦安先生则说得更为明白:"用姜附亦必究其虚实,相其阴阳,观其神色,当凉则凉,当热则热。"我们以体、相、用来谈论和认识人体,前面说了,一切事物,皆可以用体、相、用的关系概括。体、用是一元的,舍体则无以为用。既然认识了阴阳就是"相",那么与之对应的事物的本质、原材料的"体"就应该是精,为什么?因为《素问·金匮真言论》曰:"精者,身之本也。"精就是身之本体呀!《广韵》解释:"精者,正也,善也,好也。"故《素问·刺法论》又云:"正气存内,邪不可干","邪之所凑,其气必虚"。这里就涉及了中医关于虚和实的认识,我们再看《素问·通评虚实论》云:"邪气盛则实,精气夺则虚。"所以《素问·刺法论》中的"其气"实即"精气"也。

认识了体和相，那么用呢？《素问·调经论》云："人之所有者，血与气耳。"从直觉上看，除了身之本的这个精，除了阴阳，于人体最重要的就莫过于血气了。郑钦安先生云："气也者，周身躯壳之大用也（身中无气则无神，故曰死）。"（《医法圆通·卷三》）这里谈到了气是后天有形之质的大用。一个健康的人，就是《黄帝内经》中所论述之"平人"。《素问·平人气象论》云："人一呼脉再动，一吸脉亦再动，呼吸定息脉五动，闰以太息，名曰平人。平人者，不病也。常以不病调病人，医不病，故为病人平息以调之为法。"这里已然给出了把握平人的一个重要依据，那就是脉象。故《素问·至真要大论》云："谨守病机，各司其属，有者求之，无者求之，盛者责之，虚者责之，必先五胜，疏其血气，令其调达，而致和平。"我们治病就是要把握病机，认清病情的虚实，而"疏其血气，令其调达，而致和平"，使其回复平人之状态。故《素问·三部九候论》又云："必先度其形之肥瘦，以调其气之虚实，实则泻之，虚则补之。必先去其血脉而后调之，无问其病，以平为期。"这就是中医经典为我们指明的治疗道路和方向。一言以蔽之，《伤寒论》的三阴三阳病，就是阳气的升降出入发生了障碍，这就是要领。故郑钦安先生云："夫人身立命，全赖这一团真气流行于六步耳。"（《医理真传·卷二》）这个"一团真气"就是人之一阴一阳。这就是六经的实质。又云："人活天地之气，天道有恒，故不朽；人心无恒，损伤真气，故病故死。惟仲景一人，明得阴阳这点真机，指出三阴三阳界限，提纲挈领，开创渡世法门，为群生司命之主。后代注家，专在病形上论三阴三阳，固是，究未领悟气机，指出所以然之故，以致后学无从下手，虽记得三阴三阳，而终莫名其妙也。故余不惮烦，特为指出。"

（《医理真传·卷二》）又于《医法圆通·序》云："始明仲景之六经还是一经，人身之五气还是一气，三焦还是一焦，万病总在阴阳之中。仲景分配六经，亦不过将一气分布上下、左右、四旁之意，探客邪之伏匿耳。舍阴阳外，岂另有法哉！"观三阴病发病机制之共性，无外乎内部虚寒，内部的虚寒导致人体大器官、大血管的虚寒，从而导致器官和血管的收缩、硬化、弹性下降。此时在外的阳气就收不回来，或收回来受碍，就会导致阳气浮在表层，归藏受阻，从而表现为表热和里寒。解决问题的根本就在于温化内寒，勿使其内收或成形太过。治宜温扶为主，使离位上浮的阳气回归本位。三阳病呢？正常人体的阳气，需要不断地向外宣发，这就是阳气的用，正如《素问·生气通天论》所云："阳者，卫外而为固也。"如果人体体表，肺卫有寒湿或痰饮等伏邪，或者机体本来就有郁热，就会出现阳气郁滞或与寒湿、痰饮、积食等伏邪互结，就会出现三阳病的种种情况，治宜宣通为主，即打开阳气运行的通路。三阴三阳病中，还存在一个从表到里，从里到表，从阳到阴，从阴到阳的过渡区间，搞《伤寒论》研究的常称其为"枢"病，这个"枢"障碍了，就会出现半表半里、半阴半阳的病证。这个"枢"病，让我们认识到六经病的发生、发展和治疗，有一个次第的问题。当然，临证中面对复杂多变的病情症状，我们要善于抓住病机，灵活运用"观其脉证，知犯何逆，随证治之"，抓住脉证，谨守病机，进而把握治疗的时机。既然三阴三阳的本，就是一阴一阳，故医圣仲景更于《伤寒论》一语道明："凡病，若发汗，若吐，若下，若亡血、亡津液，阴阳自和者，必自愈。"健康之"平人"，一定是"血气调达之人"，一定是"阴阳和"状态之人。

综上之论述，精为体，气血为用，因为体、用是一元的，舍体则无以为用，只有保障体之精足，才能保障"气血通调"以为用，人体就自然会呈现"阴阳和"之健康状态，这是中医认为人体自愈机制的三个要素，此蕴"道法自然"之理也。故《素问·生气通天论》曰："凡阴阳之要，阳密乃固。两者不和，若春无秋，若冬无夏。因而和之，是为圣度。故阳强不能密，阴气乃绝；阴平阳秘，精神乃治；阴阳离决，精气乃绝。"此处道明了阴阳关系之要为"阳秘乃固"，就是强调人体的阳气要秘藏，要密布。以上这些内容，对于理解和学习扶阳医学的理法、脉法以及法药，都有很深刻的意义。本书侧重谈脉，把脉重点要考察肾脉，把握坎中一阳之盛衰，如：通过脉象的缓力神来把握坎中一阳的盛衰，亦即了解肾精之多寡，因为精与气是可以互化的；通过脉象的浮不浮，来把握有无肾气外泄，即虚阳外越之状态等。通过脉象紧、滞、沉、弱等情况，来判断患者之虚实及邪气之性质。

对平人体、相、用的学习，有助于更好地认识和学习扶阳医学脉法，否则对于脉象的认识和理解，可能还是会不够透彻。

《素问·阴阳应象大论》云："善诊者，察色按脉，先别阴阳……按尺寸，观浮沉滑涩，而知病所生。以治无过，以诊则不失矣。"就是说高明的医生，通过观察患者的气色和诊脉等，就可以准确地知道疾病发生的原因，从而可以在治疗上避免过失，取得好的治疗效果。中医强调"治病必求于本"，那么什么才是生命的本？《素问·阴阳应象大论》云："阴阳者，天地之道也，万物之纲纪，变化之父母，生杀之本始，神明之府也，治病必求于本。"《黄帝内经》早已为我们指明了方向，阴阳是天地运行的规律，是一切事物的纲领，是万物发生、发展、变化和灭亡的内动力，是一切精神活动的根基，所以诊断和治疗疾病，也务必要求之于阴阳这一根本。这就是中医"治病必求于本"的真正内涵，值得每一个中医人思考。

在实际的诊疗中，我们往往是"观其脉证""确辨阴阳"，而后，"立法遣药"，"随证治之"。郑卢扶阳医学脉法的独到之处，在于其脉法的理论基础，都是源于《黄帝内经》《伤寒论》等经典，同时又历经了郑卢扶阳医学先贤的实践验证。

郑卢扶阳医学于临证时强调要"确辨阴阳"，而把脉，就是其能够"确辨阴阳"的实据。《素问·生气通天论》云："黄帝曰：夫自古通天者，生之本，本于阴阳。"就是说自古以来，与自然界相通，是生命体的根本，而这个根本就是自然界的阴阳二气。《素问·阴阳离合论》曰："阴阳者，数之可十，推之可百，数之可千，推之可万。万之大不可胜数，然其要一也。"天地万物包括人体存在着无穷无尽的层次和形式，但又无不在阴阳的范畴之内，万物形态及变化虽然数不胜数，然其要就是阴阳二气。故《黄帝内经》以"其要一也"论之。郑钦安先生云："天地一阴阳耳，分之为亿万阴阳，合之为一阴阳。"（《医法圆通·序》）《易经·系辞》中亦明确指出："一阴一阳之谓道。"就是说，阴阳两种能量的对立统一，是一切事物存在的基础，是人类社会活动必须遵循的法则。郑卢扶阳医学强调治病必求于本，其着眼点就是阴阳。郑卢扶阳医学就是把切脉辨证，变成了察气、辨阴阳。郑钦安先生云："论五脏者，论其末也，论阴阳者，推其极也。"而把握阴阳之气的变化，就是治病求本的体现。郑钦安先生曰："学者苟能于阴阳上探求至理，便可入仲景之门也。"（《医理真传·卷二》）

《灵枢·邪气脏腑病形》云："见其色，知其病，命曰明；按其脉，知其病，命曰神；问其病，知其处，命曰工。"这个神指的是什么呢？中医学常说的精、气、神，又是什么意思呢？精藏于肾，气藏于肺，神由心来主宰。精是有形之物，气是若有若无，或有形无形之状态，神可以理解为看不见的功能状态。神是无形的，确切地说，"神是阳气的气化状态"，因为精是阳气的聚积状态，即"精的气化状态叫作神"。《素问·生气通天论》云："阳气者，精则养神，柔则养筋。"所以我们通常说"精神"，有精才有神，神不足实为精不足的一个反映，故积精可以全神，就是这个意思。前文已述，把脉，就是在感知阴阳二气，因为，阴阳二气合一地运行，产生一气，通过脉诊，能够知道病家目前这一元真之气在运行过程中的状况，即能够弄清楚目前病家脏腑经络正气与邪气的状况等。感知阴阳二气的目的，就是要感知脉中之缓、力、神！

（三）辨证立法，阴阳为纲

郑卢扶阳医学在辨证立法上以阴阳为纲，运用扶阳脉法可显著提升医生明辨阴阳的能力，使立法遣药有根有据，疗效自然卓著。比如，一个患者的反复性感冒，如果不去理它，时间久了会转化成其他疾病，常见的如心肌炎和肾炎。比如妇女月经期的外感，就是妇女很多疾病的起因，甚至能引发癌症。外感一般来说许多都是受寒引起，初期会有喷嚏、清涕等症状，病情进一步发展的话，会出现喉痛、咳嗽甚至发烧的寒极生热症状，虽然这时有"热"的表象，但本质还是寒所引起，这都需要通过把脉细心诊断，临床实际辨证中也是多为阳虚。正确的用药应该是扶阳驱寒为主，《伤寒论》之麻黄汤和桂枝汤即为此而设，亦可酌加清解之品，为权宜之用。郑卢扶阳医学则多以桂枝法为首选，体弱阳虚者也可酌情选用附桂法，也就是重在温通宣散之药物。或者即便要用辛凉药物清热退烧，也是中病即止，解决了标的问题后，马上应用辛温药物来解决本的问题。但遗憾的是，市面上所见的感冒药百分之九十以上都是清热解毒类，如银翘散、板蓝根冲剂、抗病毒冲剂、桑菊感冒片、感冒清热颗粒、双黄连口服液等，或者西药抗生素类，使用这些药物对于因受寒而引起的感冒无疑都是雪上加霜，不仅不能对症，还会遗留下病根，日积月累后终会酿成大病。因此说，人体所反映出的各种症状与痛苦表现，并不能说明或反映出本质的问题，其本质问题乃是人体内阴外阳的本体结构发生了变化，人之太和之气受损。由于人体坎中一阳在从下从内往上往外生发的过程中受到了阴寒之邪的异常收引与压迫，需视阴寒之邪的异常收引与压迫的在上，在中，或在下，若在上多为太阳病，而在中、在下多会形成所谓的三阴证。形成或是导致三阴证的因素甚多，而阴证之形成，当然最重要的是体质，或者说禀赋属素体阳虚者。此外，与饮食劳倦、房室不节有关。还有更不可忽视的一个因素便是医者不识阴阳，不分体质，对素体阳虚者既病之后滥用、误用、多用、久用寒凉滋腻，更伤其不足或虚衰之阳。尤其是头面虚火引起的多种病证，从外表来看，颇似阳证者甚多，其实根本仍然是阴证，而医者每多忽视阴证，错把虚火当成阳证来治。小病犹可，大病则往往误人。

谨遵《黄帝内经》"本于阴阳"之理，医者针对疾病之关键环节，进行一系列的调整与恢复，就是在于协调阴阳之无序紊乱状态，使其恢复"阴平阳秘，精神乃治"的良好生命健康状态，而不是就所谓的症状与痛苦进行各种药物的打压，使症状消失。纵观当下，不辨阴阳之风日甚。比如常见之虚火上冲之病，牙龈肿痛、慢性咽炎、喉炎、久治不愈的痤疮、口腔炎等，很多医生一见此症，并不详辨阴阳，立即投以大剂清热解毒、滋阴降火之药，如六神丸、喉炎丸、龙胆泻肝丸、三黄片、黄连上清丸等，多短时有效，后徒损阳气，于是症状时好时坏、绵延不断，难于痊愈。

究其根本原因，也是在阴阳的判定上出现了偏差，这些症状很多都是阳虚造成的，是虚火的表现，治虚火只能扶阳抑阴，而治实火才能清热解毒。郑卢扶阳医学针对这种情况认为："大凡阳虚之人，阴气自然必盛，阴气盛必上腾，即现牙疼、龈肿、口疮、舌烂、齿血、喉痛、大小便不利之病，不得妄以滋阴降火之法施之。若妄施之，是助阴以灭阳也，辨察不可不慎。"（《医理真传·卷二》）扶阳医学多用砂、蔻、藿、佩之类理开中焦，少损正气，而后重用辛温热药，酌加滋阴潜降之品，使虚火之症很快得解，推荐用引龙潜海法加减。此法组成：制附片60克（我们选用江油蒸制附片，开水先煎两小时，全书同），生白术15克，茯苓15克，木蝴蝶20克，盐黄柏18克，肉桂12克，知母12克，砂仁15克，淫羊藿20克，炙甘草或生甘草5克，生姜30克（一般多去皮而用）。余遇阴火诸症，每用此法加减，多获良效。

六味地黄丸一方，为宋代名医钱乙据《金匮要略》中肾气丸去桂附而成，本为幼科补肾专药，因小儿阳气甚盛，故去桂附而用，而今媒体上泛滥的"六味地黄丸"广告，则又是不辨阴阳的典型案例。本来"六味地黄丸"是治肾阴虚的药物，是一个很小众的药物，因为肾阴虚的疾病是很少见的，大多数的人是肾阳虚，因广告效应，人们不经辨证就服用药理完全相反的药，其结果是可想而知的。长期服用不仅不会治病，反而会耗损阳气，损伤脾胃功能，出现腹满、便溏、食欲不振等症状，甚至还会引起更加严重的疾病。

早在一百多年前，郑钦安先生在其《医理真传》与《医法圆通》两书之中，就大声疾呼："余亦每见虚火上冲等症，病人多喜饮热汤，冷物全不受者，即此更足证滋阴之误矣。……滋阴降火，杀人无算，真千古流弊，医门大憾也。""然阴虚与阳虚，俱有相似处，学者每多不识，以致杀人。"但现实却是此弊愈演愈烈，真是可悲可叹！因此，郑钦安先生几乎在每一病证之后，都要批评市医积习，这一积习便是不独立思考，不思治病求本，见咳止咳，见痰化痰，见血投凉，又多用套路套方，如一见便秘即用大黄、当归、白芍、蜂蜜、麻仁、郁李仁，一见小便不利，便是木通、车前、滑石之类，更视峻药如虎，力图平淡稳当。

由此追溯郑钦安先生的学术渊源，其理论实以《黄帝内经》为宗，其临床则用《伤寒论》之法。宗《黄帝内经》则在洞明阴阳之理，宗仲圣则"功夫全在阴阳上打算"，因此郑钦安先生的真传就是："认证只分阴阳"，"病情变化，非一二端能尽，其实万变万化，不越阴阳两法，若欲逐经、逐脏、逐腑论之，旨多反晦，诚不若少之为愈也"（《医法圆通·卷一》）。阳证自有阳证治法，即三阳病中以宣通为主，但又不拘泥于宣通，一旦病有伤阳之候，亦酌情温补；阴证则宜益火之源，或温扶阳气为主，或破阴返阳，如此，则仲景之四逆、白通、理中诸方，自然顺理成章地成为郑卢扶阳医学的常用之方了。

所以说，症状往往只是疾病的表象，疾病的本身是人体阴阳太和之气，其有序的状态发生了异常变化，也就是人体阳在内、阴在外的正常状态遭到了破坏，而人体要通过自身的修复与调整，使人体的阴阳太和之气，从无序紊乱状态恢复到有序的状态。这里需要加以说明的是，人体正常的阴阳本体结构，是阳在内、阴在外的状态，即《道德经·第四十二章》"万物负阴而抱阳，冲气以为和"之状态，诚如郑钦安先生所云："坎中一阳，即人身立极真种子，至尊无二，故称之曰太阳。如天之日也，太阳从水中而出，子时一阳发动，真机运行，自下而上，自内而外，散水精之气于周身，无时无刻无息不运行也。"（《医法圆通·卷三》）又云："真气也，天之体也，气虽在下，实无时而不发于上也。若离中真阴，地体也，虽居于上，实无时而不降于下也，此阴阳升降之要。"（《医理真传·卷一》）如此，我们可以理解为疾病发生发展的轻重程度，是由人体的阳在内、阴在外的状态向阳在外、阴在内的状态偏离超过常态的不同程度所决定的，这才是疾病发病之总的病机与关键。因此，我们切脉首辨阴阳之性，从五脏六腑阴阳的角度，来充分了解阴阳变化的偏离状态，通过扶阳或协调阴阳等方式，把人体内阴阳无序的偏颇状态，纠正到《黄帝内经》上所谓的"阴平阳秘"之有序的状态。郑钦安先生云："夫脉者，气与血浑而为一者也。其要在寸口（百脉皆会于此），其妙在散于周身，随邪之浅深、脏腑之盛衰、人性之刚柔、身体之长短、肌肉之肥瘦、老幼男女之不同，变化万端。其纲在浮、沉、迟、数，其妙在有神、无神。有神无神者，即盈缩机关，内外诀窍。"（《医法圆通·卷三》）

　　望、闻、问、切四诊是中医辨证的依据，有时仅靠望、闻、问三诊还不足以断定阴阳，所以郑卢扶阳医学强调"四诊慎细，以脉为主"，讲求查外而知内，明内而知外。望诊和闻诊以查外，问诊要慎细，望、闻、问，就是要把外查清楚。明内就是切脉，因为只有切脉才能明内，脉象能反映人体内部阴阳、虚实、五脏运化、心肾相交和身体内部的寒湿风的程度，以及外邪入侵后人体内部的变化状况。只有脉诊才能够抓住阴阳的核心以及脏腑气机的本质，还有余邪、伏邪所藏匿之处，以及病的轻重、缓急。在跟师学习过程中，脉诊始终是最重要的学习环节之一，因为通过脉象反映的信息是本质的。在跟师学习脉法的时候，师父反复强调要认真把脉切准，若我们对脉这个本质的东西都掌握不准，那么临床判断就容易出现错误。切脉识清脉中之阴阳，而阴阳之间，阳中之神气的状态占据主导地位，并决定了切脉、辨证、立法、遣药、出方之关键，是这五个过程中的第一要务。

因此，郑卢扶阳医学之切脉，就是要把握患者目前之气的状态，"上工守神"，守的就是这个脉中的"神"，而这个"神"，就是脉中阴阳之气和合的象的呈现，郑卢扶阳医学就是从上工角度来认识病症与治疗疾病。郑卢扶阳医学独到的脉学认识，与特别的诊脉方法，将中医之理法方药，落实、统一于三指脉下，既守其形，又察气，又守其神，形气神结合认识病症。

五、寸口脉理论依据和脏腑分属阐释

寸口诊脉之法，始见于《黄帝内经》，详于《难经》，推广于晋代王叔和的《脉经》。寸口又称气口或脉口，其位置就在腕后桡动脉所在部位。

（一）诊脉独取寸口的理论根据

1.肺朝百脉，脉会太渊，《难经·一难》云："十二经皆有动脉，独取寸口，以决五脏六腑生死吉凶之法，何谓也？然：寸口脉，脉之大会，手太阴之动脉也。"腕上动脉，名曰太渊，乃肺脉也。肺经为人体十二经脉的终始，十二经脉起于肺，运行气血，环流输布于全身，会于气口。人离开母体，通了大气，肺即开始呼吸作用，而后循环系统、排泄系统、消化系统等，乃随肺的呼吸作用才相继而起，各脉又皆会于肺脉，故中医诊寸口脉，便知全身也。

2.肺经起于中焦，肺脾同属太阴，同气相求，脉气相通，脾胃为人体气血生化之源，故肺经气血之盛衰，可反映全身脏腑的气血盛衰。《素问·五脏别论》云："气口何以独为五脏主？曰：胃者，水谷之海，六腑之大源也。五味入口，藏于胃以养五脏气，气口亦太阴也。是以五脏六腑之气味，皆出于胃，变见于气口。"可见，脉之源，始于胃，输于脾，贯注于五脏六腑，经过五脏六腑的作用后从百脉又朝于肺，得肺金凉降之性则合清气以生丽水，期间受脏腑病变之影响，能反映于寸口脉之上。

3. 独取寸口，简便易行，亦有另一层含义。西医谓病，根据国际疾病分类第十版，目前西医的疾病种类及亚类细目有13000多种，前面谈到西医病名是以病原体、解剖部位、病理、理化因子等要素来命名的，而中医疾病在《伤寒论》中分6种，即太阳病、少阳病、阳明病、少阴病、太阴病、厥阴病，加上《金匮要略》中的杂病病名，共计50余种而已，纵观仲圣传世之作，《伤寒杂病论》中，多在脉证上探究竟，脉证合参，是谓执简驭繁、大道至简之法。

4. 用现代生物信息学的相关理论解释，人体局部的生物信息可以反映全身的情况。脉是反映人体生物信息的一个部位，能够反映人体五脏六腑及全身经络的气血运行状况。

（二）寸口脉脏腑分布

寸口脉分寸、关、尺三部，又可分浮、中、沉三候。《难经·十八难》曰："三部者，寸、关、尺也；九候者，浮、中、沉也。"

关于寸、关、尺分候脏腑，首见于《素问·脉要精微论》，其云："尺内两旁，则季胁也，尺外以候肾，尺里以候腹。中附上，左外以候肝，内以候膈；右外以候胃，内以候脾。上附上，右外以候肺，内以候胸中；左外以候心，内以候膻中。前以候前，后以候后。上竟上者，胸喉中事也；下竟下者，少腹腰股膝胫足中事也。"此段原文大意为：前臂从腕至肘的长度是一尺，这段内侧的皮肤叫尺肤。尺肤的脉两旁可以反映两胁肋的情况。尺肤之外，可以诊察肾，重按可以候腹中。就尺肤的中部说，轻按其左，可以候肝，重按可以候膈；轻按其右，可以候胃，重按可以候脾。就尺肤的上部说，轻按其右，可以候肺，重按可以候胸中；轻按其左，可以候心，重按可以候膻中。从臂内阴经之分，可以候腹；从臂外阳经之分，可以候背。上段之尽端，是候头项胸喉部疾病的；下段之尽端，是候小腹腰股膝胫足中部疾病的。

　　成书较晚的《难经》云："寸口脉平（通贫，指缺乏）而死者，何谓也？然，诸十二经脉者，皆系于生气之原。所谓生气之原者，谓十二经之根本也，谓肾间动气也。此五脏六腑之本，十二经脉之根，呼吸之门，三焦之原。一名守邪之神。故气者，人之根本也，根绝则茎叶枯矣。寸口脉平而死者，生气独绝于内也。"《难经》突出肾的重要性，建立了"肾（命门）－元气－三焦"为轴心的整体生命观。其创立的命门学说，成为中医理论体系的重要组成部分。十二经脉循行元真、气血，如环无端，明十二经脉之循行乃学习中医之重要内容，而肾间动气为其"生气之原"，若无此"生气之原"，则谓"根绝则茎叶枯矣"。若只知脉诀之脏腑配属，不知经脉之循行，于中医，于扶阳脉法，则失之大矣。

　　郑钦安先生云："后天以子午立极，左寸候心火，左关候肝木，左尺候肾水，是子午对针，不为错。肝布于左，居左关，合法，肺布于右，何不居右关而居右寸？是子午对针，而卯酉不对针也。"（《医理真传·卷四》）后至卢铸之先生，思求经旨，兼取诸家所长，参悟脉气流布，分配脏腑，将脉诀心法传与卢永定先生，卢永定先生又传于彭重善师，此脉诀传承至今，已成为郑卢扶阳医学秘要。纵观后世关于寸、关、尺分候脏腑的说法，大致均以《黄帝内经》为依据而略有变更，郑卢扶阳医学的脉诀，与《内经知要》是一致的，学习郑卢扶阳医学，就要以这个脉诀为准。

表3-1　寸口脉分配脏腑的几种学说比较表

来源	寸		关		尺		说明
	左	右	左	右	左	右	
《难经》	心/小肠	肺/大肠	肝/胆	脾/胃	肾/膀胱	肾/命门	大小肠配心肺是表里相属。右肾属火，故命门亦候于右尺
《脉经》	心/小肠	肺/大肠	肝/胆	脾/胃	肾/膀胱	肾/三焦	
《景岳全书》	心/心包络	肺/膻中	肝/胆	脾/胃	肾/膀胱/大肠	肾/三焦/命门/小肠	大肠配左尺，是金木相从；小肠配右尺，是火归火位
《医宗金鉴》	心/膻中	肺/胸中	肝/膈胆	脾/胃	肾/膀胱/小肠	肾/大肠	小肠配左尺，大肠配右尺，是以部位相配，故又以三焦分配寸、关、尺三部
郑卢扶阳医学	心/膻中	肺/膈间	肝/胆	胃/脾	小肠/膀胱/肾/胞宫	大肠/命门	

必须要明确的是，以寸、关、尺分配脏腑，其所候的是脏腑经脉之气，而不是脏腑之脉出于何部，正如前贤李时珍所言："两手六部皆肺经之脉，特取此以候五脏六腑之气耳，非五脏六腑所居之处也。"

六、脉气流布阐释

郑钦安先生在人体气机循环图中，把人体脉诊分为左右两个部分来认识。其实人体是一个太极，是一气在周流，其亲传弟子卢铸之先生，于理法更有精进，从古典文献中汲取精华，其后，卢永定先生、彭重善师父均承先辈所学，但更重要的是根据郑钦安—卢铸之—卢永定一脉相承的口传心授，更加完善了脉诊中的一气周流。

如下图所示：

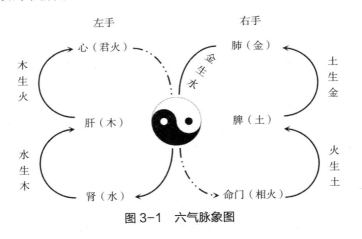

图3-1 六气脉象图

学习郑卢扶阳医学，需细细品味此图，因为人体气机循环是一个流畅的过程，人体就蕴含着一个太极。"人身一团血肉之躯，阴也，全赖一团真气运于其中而立命。"（《医理真传·卷一》）"真火藏于水中，二气浑为一团，故曰一元。【眉批】造化机缄，阴阳根柢，露于腕下，作一幅活太极图观之，便得医之真实际也。"（《医法圆通·卷一》）师父谈道：因为风寒湿邪、情绪等因素，阻碍了生命的一气周流，从而百病由生，即郑钦安先生所云："一气盈缩，病即生焉。"(《医法圆通·卷三》)所以我们就从脉去发现这些病因病机，从不同的层面去使生命恢复一气周流的圆通。郑卢扶阳医学的"人生立命在于以火立极，治病立法在于以火消阴"，就是着眼一个"气"字，气即阳也，火也！解决的就是一气周流的圆通问题。一气周流的思想，实际上也体现在脉法上面，以后天五行言：左尺属肾属水，左关属肝属木，左寸属心属火，正体现了水生木、木生火的流转；右尺属火属命门，右关属脾属土，右寸属肺属金，正体现了火生土、土生金的流转。两手尺寸相连，首尾相接，暗含了一幅太极阴阳图。

郑钦安先生云："历代注家，俱在方位上论，而不在一气上论，五行之实义，渐不明矣，余特直解之。"(《医理真传·卷四》)五行者，天地间木火土金水五种基本运行属性也。《素问·天元纪大论》云："夫五运阴阳者，天地之道也，万物之纲纪，变化之父母，生杀之本始，神明之府也。"此处五运，即五行也，行者，运行也、道路也。五脏之气的运行其实乃阴阳二气的运行，即"五行不出二气之中，二气即在五行之内，二气乃人身立极主宰，既生五行，又以五行为归。然五行之要在中土，火无土不潜藏，木无土不植立，金无土不化生，水无土不停蓄。故曰：'土为万物之母，后天之四象咸赖焉。'不独后天之四象咸赖之，而先天立极之二气，实赖之也。""五行充塞二气之中，二气即在五行之内。二气盛，则五行之气即盛；二气衰，则五行之气即衰；二气亡，则五行之气即亡。"(《医理真传·卷四》)此处钦安先生反复强调了两层意思，一是先天之"立极阴阳"二气，为后天五行的生成来源，二是此先天之"立极阴阳"二气又融入了后天五行之中，以五行为归。关于"立极阴阳"本书前章已有阐释，故本文于此处着重阐释后天五行。钦安先生又曰："无先天而后天不立，无后天而先天亦不生。后天专重脾胃，人日饮食水谷入脾胃，化生精血，长养神气，以助先天之二气。二气旺，脾胃运行之机即旺，二气衰，脾胃运行之机即衰。然脾胃旺，二气始能旺，脾胃衰，二气亦立衰，先后互赖，有分之无可分，合之不胜合者也。"(《医理真传·卷四》)明白了先天二气生五行于前，归五行在后，于人出生后即以后天中宫立极，人之先后天在功用上是浑然一体的，此即体用一也。先天"立极阴阳"于后天归隐于后天五行中，钦安先生曰："先天纯粹之精，升于人身，浑然一气，流行六合，包罗三界，发育万物，根于呼吸，号曰宥密。这一点真窍，乃真气立极之所，万物发育之处，古圣每每秘而不宣，故称之曰宥密……又曰黄庭黄中。"(《医法圆通·卷四》)此"宥密"于人体，可以"中宫"代称，但不可等同，"中宫"乃"宥密"之用也，后天生命之运行，关键在于隐于"宥密"中的"立极阴阳"能否很好地通过中宫操控人体后天阴阳五行的运转。所以郑卢扶阳医学之脉诊，就是在诊这个一气周流，而桂枝法、附子法的灵活运用，亦着眼一个"气"字，诚如郑钦安先生所言："用药以治病，实以治气也。"(《医法圆通·卷三》)

　　彭重善师父强调："切脉是为了了解和判明全身及脏腑气的运行情况。"学者于此处深刻领悟"五脏生克制化之理说"，生与克都是五脏正常的关系，五行之间相生相克，如环无端，而生化不息，维持着事物之间的动态平衡。绝不可孤立看待五脏之生克，当出现了相乘、侮等情况后，这时候就是病态了。应当指出，五脏的关系是相当复杂而多样的，很难用五行生克制化理论全面地认识其间复杂奥秘的内在机理。《黄帝内经》将五行生克制化规律引入医学领域时，就已经发现这一哲学理论存在的缺陷和力所不及，在涉及具体医学实际问题时，突破了五行之间的单向相生、单向相克关系，发现并阐述了两个脏之间既有相互资助、促进的

"相生"关系，同时也存在着互相制约、对抗的"相克"关系。可见，《黄帝内经》在应用五行生克制化理论说明五脏间的生理病理联系时，不过是将五行理论作为认识事物关系、解释医学理论的一种方法或思维模式而已，并没有完全受五行哲学范畴生克制化的局限和约束，而是采用能用则用，为"我"所用的灵活态度，因而能有效地解释医学领域中的一些复杂问题。故《类经图翼》云："造化之机，不可无生，亦不可无制。无生则发育无由，无制则亢而为害。"《素问·六微旨大论》曰："亢则害，承乃制，制则生化。"只有乘侮才是病态的，学好"五脏生克制化之理说"，有助于我们更好学习郑卢扶阳医学及脉法。

（一）平人气化

人体生理状态下的脉气流布，就似一幅太极图，因《黄帝内经》将健康人命曰"平人"，故我们将健康人之气化且称为平人气化。

《黄帝内经》云："平人者，不病也。"平人就是健康的人，《灵枢·终始》云："所谓平人者不病，不病者，脉口人迎应四时也，上下相应而俱往来也；六经之脉不结（结、涩，不足的病态脉象）动（动、疾，有余的病态脉象）也；本末之寒温之相守司（保持正常的机能活动）也；形肉血气必相称也，是谓平人。"这就是《黄帝内经》对正常人的四个判断标准。陕西中医药大学张登本教授总结了四点：一是脉口人迎应四时；二是人迎脉口相称；三是六脉调和；四是形脉相保，即体质状态与脉象应相一致。那么"平人气化"即指正常人体脏腑经脉的气机运行变化。《素问·五常政大论》云："气始而生化，气散而有形，气布而蕃育，气终而象变，其致一也。"就是说我们生命活动的变化，都是气的变化。《素问·三部九候论》又云："必先度其形之肥瘦，以调其气之虚实，实则泻之，虚则补之。必先去其血脉而后调之，无问其病，以平为期。"这就是中医的治病思维。

《素问·阴阳应象大论》云："水为阴，火为阳，阳为气，阴为味。味归形，形归气，气归精，精归化。精食气，形食味，化生精，气生形。味伤形，气伤精，精化为气，气伤于味。"我们结合同一篇的"形不足者温之以气，精不足者补之以味"来理解，此处所论之"形"，可以理解为人体有形的脏腑经脉的功能实现，是需要"气"参与的，精与气的互化中虽然需要形与味的参与，但终究还是精化气（即：气归精）和气化精（即：精食气）两个方面。精气互化是一个动态的过程，精的补充生成需要气化的功能正常，可以用"阴阳和"的状态来呈现和描述。阴阳合一于极上的体就是精，用就是血气通调的状态。

郑卢扶阳医学先辈洞明此理，把这一关系具体运用到了郑卢扶阳医学的具体理法当中。体与用的问题是一而二、二而一的问题；相者，是体用之应乎象者之意也，也就是体用在外的一个呈现。体与用是一元的，精与气亦是一元的，二者统一于乾阳，也就是坎中一阳，人体正常生命的维持，实际上就是以阴阳之象为把握，实现精与气正常互化，使之达到"和"的状态。于人体而言，气血的通调，阴阳的和合，精的充足，是一个健康人气化的三个要素，也是人体自愈机制建立的三个要素。就是说一个患者，只要保障气血通调了，精充足了，阴阳和合了，疾病就会走向自愈，就会趋向于恢复。《伤寒论》云："凡病，若发汗，若吐，若下，若亡血、亡津液，阴阳自和者，必自愈。"《素问·生气通天论》云："凡阴阳之要，阳密乃固。两者不和，若春无秋，若冬无夏，因而和之，是谓圣度。"这就是被《黄帝内经》称为"圣度"

的阴阳和之状态,是"阳密乃固"的状态,只有如此,人体的自愈机制才可恢复,自愈机制实就是一种深邃而又神圣的自然机制,所谓"道法自然"也。故《素问·阴阳应象大论》云:"故治不法天之纪,不用地之理,则灾害至矣。"

(二)五行生克制化之理说

五行生克制化之理说
卢铸之

欲知五行生化之理,须能知相生相养之道,相刑相克相冲之义,然后始可以却病,兼可以延年长生也。夫东方木运,以水为母,移水于木,用以灌溉,水患自消。南方火运,克金为主,金被火克(金为水母),燥自不生,金纯而火平矣。西方金运,金能化木,木能和土,土原金之母,得土之运转,而金木交并,相合而不相戮。北方水运,得金而生,得木而消,得火而化,生化自然,气自贯通。中央土运,旺在四时,得火为母,得金为子,母子相依,无偏无倚,自然有生无害,于是天清地宁,宇宙肃清矣。

其中更有至要者,如水旺克火,则火熄;火旺烧水,则水干,均实害之。当必令其水勿泛溢,亦勿使其漏泄;勿使火燎原,亦勿使其停熄;使之不大不小,水到火之地位得感温暖,火到水之地位得感清凉,两相亲洽,毫无刺激。如是善运水火功夫,必可达到坎离既济,水火相生,天无厌机,地无尘氛,此即五行生克制化的至理,亦是金木交并之至道。四气相调,中央得中和之正气,于是五行运化,四方宁谧,疾病自然无从而生,天人亦自然得以安和。

卢铸之先生深谙五行生克制化之理,已达灵活潇洒之境界,其经权不紊之运用,于《卢氏临证实验录》之医案中,多有体现,有心学人务必留心学之。本文着重阐释后天五行之相生。

彭重善师父在亲授时，亦反复强调，这是作为学习郑卢扶阳医学五行学说的必读文章，学人需细心领悟，此为至要至要。

从"天一生水"，到水生木—木生火—火生土—土生金—金生水—水生木，如此循环无端，生生不息，恰似一个循环的人体生命太极图。

本章以五行生克制化之理为主线，主要阐释五行相生之道，参以论述平人气化之理，以期对诸同仁能够更好地参悟脉气流布有所裨益。

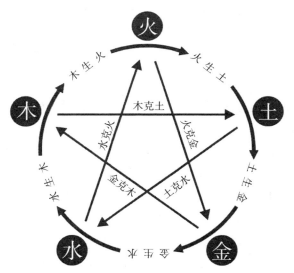

图 3-2　五行相生相克图

1. 水生木

坎水生肝木，从此处着眼相生之道，卢铸之先生说："夫东方木运，以水为母，移水于木，用以灌溉，水患自消。"肾（坎）水生肝木之火，肝木以（坎肾之精）水为母，移（肾）水于木，用以灌溉，坎中一阳化生肝木，坎中一阳是以肾精的形式存在于肾坎的，可滋养肝木，所以，用大温坎水之法，以精化气可使水行，风得以驱，木得以润，可使肝脾调和，土能制水，生化之机健旺，则可水患自消。注意：这里一定是温水，也就是坎中一阳要足（注：在适用姜、桂、附的范围内，郑卢扶阳医学之用药，一定是求一个少火生气的局面），才可有生机，肝藏血，肾藏精，我们讲"肝肾同源"，实质是血的化生，有赖于坎中一阳，而肾精的充盛，亦有赖于血液的滋养。假如肝气不畅，肝阳失于温煦，或者水寒等原因，不能生肝木，肾的水液代谢就会失调，所以要调肝。比如临床中肝病后期的水肿等病症，就是因为肝木不畅，而生水患，肝木可以克土，以使土松而长旺木。卢铸之先生说："土畅而木调，木调而火明，火明而气通。"如此可以"气化而水行，水行而气通，气通而六合八方皆成自然"，就是用疏肝的方法，可以疏泄脾土的壅滞。

郑卢扶阳医学认为，坎中一阳是人体气化运动的总动力，人体生命活动之总动力，郑钦安先生云："一点真阳，含于二阴之中，居于至阴之地，乃人立命之根，真种子也，诸书称为真阳。"（《医理真传·卷一》）坎中一阳，即生命之火也，也是肾中之精，也就是在极上（肾坎）之阴阳合一的精。坎中一阳是以精的形式出现的，彭重善师父强调：肾精是阴，肾气为阳。它是物质，是能量，也是信息。左手尺脉至骨，就是为了把握坎中之阳的盛衰。

故郑钦安先生曰："病有万端，发于一元，一元者，二气混为一气者也。一气盈缩，病即生焉。"（《医法圆通·卷三》）这个坎中一阳，是以肾精的形式出现的，于人体而言，肾精和肾气是不能够分开的，就如同阴阳在人的生命中是无法完全分开一样。故郑钦安先生又云："余沉潜于斯二十余载，始知人身阴阳合一之道，仲景立方垂法之美。"（《医理真传·序》）《素问·金匮真言论》云："夫精者，身之本也。"只有精足了，才能够化气，因为精是气的动力来源，气足了，才能化生精、气、血、津液等，诚如彭师所言："扶阳可使我们的脏腑功能强健，精、气、血、津液等皆能自生，人体抗病能力和康复自愈能力亦能够恢复和强盛。"研读《卢氏临证实验录》，关于姜、桂、附等药的方解，有助于我们更好地理解和学习郑卢扶阳医学。关于附子书中多处谈道："用附子大温坎水，大起坎阳，化冰体为液体，化液体为气流。使大气布满廓廓，阳气乃布，火源得益，阴可得消。"这就是在以"精化气"。又谈桂枝：用桂枝尖开太阳，透达少阴，引气机畅达而行，由土而木，由木而心肺，仍降于土，为助五行之运化，交流于五脏六腑，使阳长而阴易消。精化气之后，通过坎到木，木生火以暖土而生精，即气化精也，从而可以化生万物。其中水谷之精气（此即后天之精），归于肾藏而补益先天之精，与之同化。所以，《灵枢·刺节真邪》曰："真气者，所受于天，与谷气并而充身也。"故郑钦安先生云："真气虽存，却借后天水谷之精气而立。故先天之本在肾，后天之本在脾，水谷之精气，与先天之真气，相依而行，周流上下四旁，真是无微不照者也。"（《医理真传·卷二》）故也有"人身元气系在后天也"一说。精化气，气化精又复归于肾，这里面的一升一降，其实就蕴含着一个人体生命的太极。"水土合德"之象其实对应的就是太极。《易经》"坤"卦卦辞曰："元亨，利牝马之贞，君子有攸往，先迷，后得主，利。西南得朋，东北丧朋，安贞吉。"这里的君子其实就是指阳气，或者说天阳在西南方位和土相互连结，然后结合生化，再从西南的方向慢慢降下来又复归藏于坎，完成阴阳合一，补充先天之精，这就是气化精的过程。到了东北方位，精又化气，又相对分离了，所以说东北丧朋。整个过程完成了气化精、精化气的动态平衡，因此说"安贞吉"。若中焦因寒湿瘀浊阻滞而不开，阻东南则阴液不能够上奉心君，阻西北则阳火不能够归巢，故治亦当时时不忘中宫之力。因此，培土生精归于肾，是一切治疗的根本着眼点。就人的生命活动而言，精是非常重要的，人体的体与用是一元的，精与气是一元的，二者统一于乾阳，这个精，这个真气，非常重要，是我们的生命之本。我们说天有精，地有形，精来源于天，藏于坎水（肾）。《素问·五常政大论》云："帝曰：天不足西北，左寒而右凉；地不满东南，右热而左温，其故何也？岐伯曰：阴阳之气，高下之理，太少之异也。东南方，阳也，阳者，其精降于下，故右热而左温。西北方，阴也，阴者，其精奉于上，故左寒而右凉。是以地有高下，气有温凉。高者气寒，下者气热……帝曰：其于寿夭，何如？岐伯曰：阳精所奉，其人寿；阳精所降，其人夭。帝曰：善。"可见，"精"有阴精、阳精之分。精是既阴又阳的。关于阳气的升发与阳气的收藏：阳气生发为温热，阳气收藏则为寒凉。

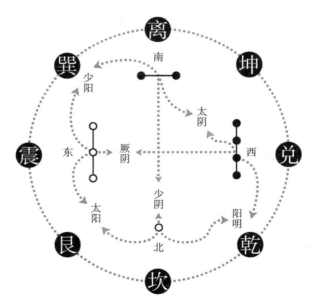

图 3-3　后天八卦与六经分布示意图

《素问·生气通天论》云:"阳气者,精则养神,柔则养筋。"就是说,阳气充沛,处于归藏的"精"的状态,处于蓄积的状态,保持了其正常或充足的存量,就可以"养神",这就是"精则养神"。"柔"字在《说文解字》中这样解释:柔,木曲直也。以"曲"类比阳气的潜藏,以"直"类比阳气的升发。阳气处于"柔"这种状态就是指阳气处于升降运动的状态,那么就能养"筋"。有关"筋"的解释,《说文解字》云:筋,肉之力也。意思就是说阳气的正常升降出入能够让筋有所养而发挥其相应的作用。《素问·五运行大论》云:"东方生风,风生木,木生酸,酸生肝,肝生筋,筋生心。其在天为玄,在人为道,在地为化。化生五味,道生智,玄生神,化生气。神在天为风,在地为木,在体为筋,在气为柔,在脏为肝。"《黄帝内经》所言之"柔则养筋",实在耐人深思。《素问·生气通天论》云:"阳气者,若天与日,失其所则折寿而不彰,是故天运当以日光明。"阳气不能失其所,故郑钦安先生云:"真火伏藏,命根永固,又得重生也。"(《医理真传·卷二》)

2. 木生火

肝木得肾阳而温升,温化为热,则生心火,心火到达顶峰,自离中之阴而降,带着君火、相火,通过人体,下降到达命门相火,此即坎中一阳重归坎位,此过程亦必伴随离中之阴自上而下、自外而内的运行。因肝木得肾阳之温而化为热,则生心火,但木性发散,需敛之以金气,金凉之性正常则火可得平矣。卢铸之先生云:"南方火运,克金为主,金被火克(金为水母),燥自不生,金纯而火平矣。"南方火性升炎,以克金凉之性,以使金不过收,则凉燥自不得生,即以心火的温煦来促进肺气的宣发,以制约肺气的过于肃降,使凉燥不生。关于命门,《难经》云:"左为肾,右为命门。命门者，精神之所舍也。男子以藏精，女子以系胞，其气与肾通。"郑钦安先生在《医理真传·卷一》"坎卦解"中谈道："坎为水，属阴，血也，而真阳寓焉。中一爻，即天也。天一生水，在人身为肾，一点真阳，含于二阴之中，居于至阴之地，乃人身立命之根，真种子也，诸书称为真阳。真阳二字，各处讲解字眼不同……真阳二字，一名相火，一名命门火，一名龙雷火，一名无根火，一名阴火，一名虚火，发而为病，一名元气不纳，一名元阳外越，一名真火沸腾，一名肾气不纳，一名气不归源，一名孤阳上浮，一名虚火上冲，种种名目皆指坎中一阳也。"这个命门火一般是没有问题的，此命门脉多数情况下要比左尺肾脉强，因为命门之火为火之用，犹如厨房液化气灶炒菜时的明火，左尺肾脉为体，坎水中潜藏真阳，犹如液化气之液体，形如水，实是火。但熬夜耗神，饮食生冷严重，久病、重病等，则多会影响此脉，如临床所见脾胃脉，大多有沉滞或紧。此处需要特别说明，右尺脉浮取为大肠脉，一般来说临床价值不大，因为一般也少有问题，或者没有症状，所以也就不予描述，但把脉时还是要细心去把一下，确定没有问题。若见右尺浮取脉紧而显，需警惕大肠病变，如：直肠癌、结肠炎、痔疮等。这个时候就需要我们专门描述、表述，一旦把到大肠脉紧，就需要结合临床，询问患者是否有痔疮，是否出血，大便怎么样，是否成形，是否有肠炎等，做到脉证合参。

3. 火生土

郑卢扶阳医学认为右手命门火是人体后天脾胃运化的主要动力，中宫温暖，脾胃得以健运，可腐熟食物，命门火旺可以暖土以生精，此即火旺生土之意。脾土为至阴，火暖了土就可以化生精微，则不仅后天属阳的水谷清气得以化生，而且后天属阴的精血津液亦一概得以化生，会化生各种各样的精，从而后天之阴分（实指精血津液等阴液）足，此即卢铸之先生所说"火土有用"。郑钦安先生所云之中宫，"黄庭黄中"，就是指人体后天脾胃，亦即中土，又称为宥密，为万物发育之处。故郑钦安先生又云："然五行之要在中土，火无土不潜藏，木无土不植立，金无土不化生，水无土不停蓄。故曰：'土为万物之母，后天之四象咸赖焉。'不独后天之四象赖之，而先天立极之二气，实赖之也。故经云：'无先天而后天不立，无后天而先天亦不生。'后天专重脾胃，人日饮食水谷入脾胃，化生精血，长养神气，以助先天之二气，二气旺，脾胃运行之机即旺，二气衰，脾胃运行之机即衰。然脾胃旺，二气始能旺，脾胃衰，二气亦立衰，先后互赖，有分之无可分，合之不胜合者也。至于用药机关，即在这后天脾土上。"（《医理真传·卷四》）如前所述，乾坤是先天，坎离是后天，坎离之所以重要，是因为坎离得了乾坤之中气，由于人之后天坎离中的阴阳直接秉自乾坤赋予的先天坎水中的元阴元阳，故后天坎离中阴阳二气亦同样具有先天性。此后天坎离（水火）二气往来化生中土；此先天二气在后天生命中，隐寓于"黄庭黄中"，并一以贯之地存在于人的整个后天生命系统中，为后天健康之关键；此中土中隐寓的坎离二气，通过坎离升降交济，主导着脾胃，又进一步操控人体后天阴阳五行的运转，亦实为后天立命之关键。郑钦安先生曰："知其要者，便知得此身无处非先天，亦无处非后天，先与后又浑然一太极也。"（《医法圆通·卷四》）总而言之，郑钦安先生将先天二气贯穿在其中土理论思想之中，因为坎离二气具有先后天之性，所以是连接先后天之重要枢机。故郑钦安先生云："余谓凡治一切阴虚、阳虚，务在中宫上用力。"（《医理真传·卷四》）此言所治之着重，亦实为中宫之坎离阴阳也，即前述坎离中立极之阴阳也。后天脾胃可"生化精血，长养神气，以助先天之二气"（《医理真传·卷四》），是因为先天真气鼓动脾胃于前，脾胃化生水谷精气充养生命于后。此即《灵枢·刺节真邪》云："真气者，所受于天，与谷气并而充身也。"故郑钦安先生曰："天气下降于地，由地而入水，水气上升于地，由地而升于天。故曰：地也者，调和阴阳之枢机也。"自然界大地有这样的调和能力，对应于人体就是后天的脾胃中宫，此即古圣所云之"黄庭黄中"，又名宥密，为万物发育之处。然需明白，"饮食虽入于脾胃，非真气鼓动，不能腐热水谷。真气鼓动，则一切饮食，立刻消溶，脏腑一身，立刻俱受其泽，又何尝是脾之功乎"（《医理真传·卷四》）。

卢铸之先生承袭了这一观点，于此论更为精纯："脾胃为仓廪之官，土之本也，且土生于火，火为人身立极之点，无火不成性，性机之发火之机也。……治之必从火下手，少火为生人之性，壮火为生体之用，火能生土，土能运化，运化者五方处处可通，四旁无不相合，阴阳气血无不会通，周身经络骨节可得充实。余今借此，助火以启先天，生土以壮后天，使先后并立，为强身延年之本。由《内经》生气通天，天无火不明，地无火万物不生，人无火气血不流。又遵阴阳应象论，交济阴阳，必先调摄水火，火为生人之点，水为资人之用，余即强用此法，以治（此）病也。"（《卢氏临证实验录》）

4. 土生金

火暖了土，化生水谷精微，又叫水谷之气，然后合肺气（天之精气）。精从高处落下，归藏于坎中，这就是金生丽水。卢铸之先生说："中央土运，旺在四时，得火为母，得金为子，母子相依，无偏无倚，自然有生无害，于是天清地宁，宇宙肃清矣。"又云："西方金运，金能化木，木能和土，土原金之母，得土之运转，而金木交并，相合而不相戮。"这段话的核心，正强调了金木交并，亦强调了培土可生金，而中医治疗的终极旨归，亦在于此。三阳病中扶阳以宣通为主，但又不拘泥于宣通，若病有伤阳之候，温补亦必不可少。三阴病中扶阳以温补为重，亦不拘泥于温补，若阳虚而病理产物瘀阻，常又兼以通阳为用，若有标热，亦当清散之。郑卢扶阳医学之用药，就是造就一个"少火"生气的局面，就是通过温扶"坎中一阳"，人为制造一个"阳密"的局面，就是人为造就一个"化精""固精"的局面。总之，要"法活圆通"，要深明气化之真意，即大温坎水，暖土生精，即培土生金，从而收工收到"水土合德"这样一个"局"，这样一个"场"上。从而实现"阴平阳秘，精神乃治"。

在调和精化气、气化精的用药过程中，郑卢扶阳医学在适用范围内，对桂枝法、附子法等合理运用，在层次和次第上，都是经过严谨考量的，是根据"观其脉证"而定的，章法严谨，定位精准，绝不会随便使用附子。设想如果患者中上焦不通，你就直接用了大量附子温动肾阳，以"精化气"，走的是下焦为主，阳气能升发上去吗？效果怎么可能会好！用药后激发的阳气，无法很好地升发就会内郁在体内，从而导致气的内窜，就会出现不适感，即出现《黄帝内经》中所描述的"气争"状况，即"壮火食气"或"壮火散气"的局面，这都是我们立法用药时要时时考虑的。何况，上焦不通也不仅仅是表证未解的问题，只有中上焦不通的问题都能有所解决和改善，解决下焦不通才会有前提和保障。

5. 金生水

卢铸之先生说："北方水运，得金而生，得木而消，得火而化，生化自然，气自贯通。"肾主水而藏精，即能金生丽水以藏精。这也是为什么郑卢扶阳医学在妇科的护正调气血法中，往往配伍木蝴蝶的原因。郑卢扶阳医学重视坎离中立极之阴阳，其精髓就是始终扶持和全力维护此坎离中立极之阴阳，而其焦点在于维护和扶持其中之真阳，也就是元阳、元气、真气。郑钦安先生曰："元阳为本，（后天）诸阴阳为标，能知诸阴阳皆为元阳所化，一元阳而变为诸阴阳，元阳即是诸阴阳，诸阴阳仍是元阳。"（《医法圆通·卷二》）故郑卢扶阳医学非常重视此坎中一阳。因为此阳足，则会化阴有本，即"真火实能生阴"，终得阴阳两足，性命无忧矣。郑钦安先生曰："邪火始能伤阴，真火实能生阴，此邪正关键，用药攸分区处，岂堪混淆莫辨。"（《医法圆通·卷四》）

我们看，卢铸之先生云："心属火（此处以后天五行言），土之母也；脾属土，金之母也。用火以生土，用土以生金，用金以生水，用水以养木，五行扣联接续，中能强运化，上能资化源，使运化化源两相协助。"从水生木，到木生火，到火旺生土，到土生金，到金生丽水，再到水生木，如环无端，如同一个完整循环的人体太极图。郑卢扶阳医学的脉法，实以候此循环之气机也，因为人体气机是一个流畅的过程，故彭重善师父反复强调："切脉是为了了解和判明全身及脏腑气的运行情况。"脉是阴阳二气在血管里的搏动，即阳气加于阴血（"阳加于阴"谓之脉）而形成脉，脉的精髓就是阴阳二气。郑卢扶阳医学脉法重点着眼于五脏之气，因为我们以五脏来统帅全身，以五行来阐释五脏之生克制化，而五脏，实是人体五大功能系统。中医基础理论讲藏象，即五脏气化之象也，用五行模式来表达，实质上是人体阴阳二气在与天地四时相参相应的过程中，形成的不同的交感形式或时相，或者说，五行是人体阴阳二气交感呈现出来的生、长、化、收、藏的五大气化单元而已。郑钦安先生曰："五行原是一块，并非专以左肝、右肺、心表、肾里、脾中为主。盖以左肝、右肺、心表、肾里、脾中者，是就五行立极之处言之也。若执五方以求五行，而五行之义便失；以五行作一块论五行，而五行之义即彰。五行不出二气之中，二气即在五行之内，二气乃人身立极主宰，既生五行，又以五行为归。"（《医理真传·卷四》）又云："仲景一生学问，即在这先天立极之元阴、元阳上探求盈虚消长，揭六经之提纲，判阴阳之界限，三阳本乾元一气所分，三阴本坤元一气所化，五脏六腑，皆是虚位，二气流行，方是真机。阴阳盈缩，审于何部，何气所干，何邪所犯，外感由三阳而入内，六客须知；内伤由三阴而发外，七情贵识。"（《医理真传·卷三》）因此切脉，就是去感知脉中的阴阳二气，因为阴阳化生五行，五行运化六气。然健康情况下，人体一团和气，研究五行则意义不大。故郑钦安又说道："夫人身与天地无异，天地以五行塞满乾坤，人身以五脏之气塞满周身。"（《医理真传·卷四》）因为"骨本属肾，而周身无处非骨；筋本属肝，而周身无处非筋；血本属心，而周身无处非血；肌肉本属脾，而周身无处非肌肉；皮毛本属肺，而周身无处非皮毛"（《医理真传·卷四》）。故郑卢扶阳医学以五脏统帅全身。

　　卢铸之先生参悟脉气流布，分配脏腑于三指脉下，左右手分之则二，合之则一，可谓集大成者，做到了形与气的统一，其脉理中亦深蕴经脉元气流布之真机，故先生得"火神"美誉。经络由经脉和络脉组成，在内连属于脏腑，在外连属于筋肉、皮肤，是运行全身气血的通路。十二经脉中阴经行于四肢内侧，属脏；阳经行于四肢外侧，属腑。手经行于上肢，足经行于下肢。十二经脉分布在人体内外，经脉中的气血运行是循环贯注的，即：肺大胃脾心小肠，膀肾包焦胆肝详（十二经脉循行口诀）。首尾相贯，如环无端。本章侧重于五行之脉气流布的阐释。

扶阳脉法之脉气流布，亦暗含十二经脉之元真流布也，可参看本书脉诀阐释章节之相关内容。扶阳脉法重在对一气的把握，切脉实以候气也，因为人体气机循环是一个流畅的过程。彭重善师父反复强调："切脉是为了了解和判明全身及脏腑气的运行情况。"郑钦安先生云："始明仲景之六经还是一经，人身之五气还是一气，三焦还是一焦，万病总在阴阳之中。仲景分配六气，亦不过将一气分布上下、左右、四旁之意，探客邪之伏匿耳，舍阴阳外，岂另有法哉。"（《医法圆通·序》）郑卢扶阳医学着眼于太阳和少阴，其立法宗旨就是在扶阳护正的前提下，实现"坎离既济，水土合德"，从而实现"世界大成"，就是让太阳和少阴循环起来。其"揭太阳以言气之始，论厥阴以言气之终，昼夜循环，周而复始。病也者，病此气也"（《医理真传·卷三》）。诚如郑钦安先生云："子时一阳发动，起真水上交于心；午时一阴初生，降心火下交于肾。一升一降，往来不穷，性命于是乎立。"（《医理真传·卷一》）"坎中一阳，即人身立极真种子，至尊无二，故称之曰太阳。如天之日也，太阳从水中而出，子时一阳发动，真机运行，自下而上，自内而外，散水精之气于周身，无时无刻无息不运行也。"（《医法圆通·卷三》）此"坎中一阳""自下而上，自内而外"之运行，阳气运行至在上在外之状态，又当重归于坎位。这个阳气运行过程中，必然同时伴随着离中一阴"自上而下，自外而内"的同步运行，所谓"一气盈缩""坎离往来"也。郑卢扶阳医学之精髓，就是紧扣坎离中立极之阴阳二气的往来气化，即盈缩消长，去理解和运用六经辨证，诚如郑钦安先生所言："仲景一生学问，即在这先天立极之元阴、元阳上探求盈虚消长，揭六经之提纲，判阴阳之界限。"（《医理真传·卷三》）医圣张仲景在建立《伤寒论》三阴三阳六经系统的时候，是有五行思维背景的。

因此，顾植山教授谈道："六经辨证可以统赅五脏辨证。"只不过是六经侧重言"气"，而五脏系统言"形"。

亦诚如卢铸之先生于《卢氏临证实验录》中之妙论，治病之要："务使水温土暖，精血乃能生化，气机可能转枢，营卫乃能协和，是建立先后二天之本旨。人身以气为主，气由坎中而来，今水温土暖，精化为气，大气能升，化源有用，是地气而上升，天清而地泰，万物可自然而生成。用以治病，一切杂秽自然化为乌有，生生化化循环可清，必然成为清浊分明境界。"不论三阴三阳也罢，五行也罢，五脏六腑也罢，皆是"虚位"，所谓："五脏六腑，皆是虚位，二气流行，方是真机。"（《医理真传·卷三》）着眼"生命以火立极"，从一气造化先后天入手，是建立先后二天之根本也。此论可谓扶阳理法之精义尽呈，真乃妙呼哉论也！

第二节　郑卢扶阳医学脉诀阐释

一、学习郑卢扶阳脉法的步骤和注意事项

1. 脉法学习的五个步骤

脉法一直是学习中医的难关。这几年我参访了很多名中医，也见过很多同道把脉，其中不乏高手，也发现了很多人把脉的方式是有问题的，当我提出疑问后，很多同道也坦诚相告，说确实是脉法不过关或者门诊时间等原因，甚者把脉只是简过或装模作样而已。何因也？全因脉法难于掌握，又苦于无名师领路，故入不得门径。那么怎样才能入门郑卢扶阳医学的脉法呢？方法只有两个，这也是学脉的方法，当然，此两条路径都需要有扎实的脉

法理论为基础。

一是在实践中跟师学。这是学习郑卢扶阳脉法最重要的路子，因为把脉是一种感觉，师父说是紧脉、滞脉，你再去摸这个脉，这是最直接的学脉，跟师的传承会直接给你信心，避免很多弯路，就会有更好的体会了，这和只看文字还是有区别的。

二是自己在诊治疾病时体悟而学。因为学脉离不开实践。你们自己摸脉，自己找人去摸。吃了饭自己摸，吃了饭脉是怎么跳的，运动了以后脉是怎么个跳法，自己是个什么脉，找个朋友来摸。最后练到你摸到哪个部位，你根本不去想这个部位是什么，在你脑子里，直接反应这个是肾有毛病，这个是肝有毛病，哪个地方有毛病，是什么毛病，马上就出来了。彭重善师父说自己学脉的时候把整个院子的娃娃都摸完了，摸完了就说你这个是啥原因，说的不对，就再反复琢磨练习，以后慢慢说的就对了，因为你摸不准就说不准，最后摸准了一说就准。找人多练，是初期学脉的必需过程，也就是说在实践中学是最重要的。以下是我学脉时彭重善师父要求的五个步骤。

第一，初学的时候一定要熟悉《大医火神师徒传道录》上彭重善师父给我们的三个脉诀，那是不变的标准。不能到了切脉，连部位和基本脉象特征都没有搞清楚，这是不行的，要非常熟悉，手一搭就熟知。

第二，把古代归纳的脉象基本了解过后，重点掌握几个脉象。二十八脉是我们学习都应该知道的，二十八脉都是病脉，我们重点掌握几对脉：浮、沉，紧、缓，滞和涩脉。还有几种脉象，劲脉、滑脉、芤脉等。

第三，就是在临床实践中准确掌握同一种脉象的各种程度的表达问题。

比如紧脉，我们经常遇到浮紧，浮的程度不同紧的程度不同，这个紧所表达的病和症就不同。比如太阳风寒两感证，脉浮紧，如果只紧就是太阳伤寒，一般说来，不紧而只浮的现象很少，所以紧的程度不同表明证的程度就不同。郑卢扶阳医学用脉象反映病的程度不同，如果浮紧都弱一些，稍浮、稍紧就可以用桂枝综合法；如果脉紧又浮还带劲，患者自觉胃的部位有热感，但是可以喝热水，往往表明太阳证波及阳明，桂枝法用苍术加厚朴就可以，必要时加香白芷，把太阳证波及阳明解决了。如果肺脉稍微紧，轻取稍微紧，膀胱脉稍微紧，那么就是说肺上有邪，可能会咳嗽、有痰。切脉的时候切心包脉紧，肺脉也紧，这个时候常用桂枝综合法。脉象不同法就不同，所以要注意脉象，必须在实践中用功夫。

第四，在临证实践中学会分析脉诊结果与立法遣药。掌握同一种脉象，各个部位不同程度表述的主病和立法遣药。

比如一个紧脉，扶阳医学会有：有紧象、微微紧、微紧、稍紧、紧、紧＋、紧＋＋等不同的描述。这个紧脉出现在右关轻取，往往就提示有胃寒，出现在右关沉取，大多就是脾阳受损，胃寒和脾阳受损的立法遣药，还是有不同的。滞脉也一样，会有：微滞、稍滞、滞、湿滞、气滞、湿滞＋、气滞＋等描述。比如肺脉的滞，可以在桂枝法架构下加茯苓、法半夏，如果是微滞，也可以不做特别处理。扶阳医学这样微妙而且精细的表达，是为了贴近临床，更好地立法遣药。

第五，就是手感的不断练习。把脉强调手感，因为把脉靠的就是一种感知力，即有赖于触觉的能力。感知力越强越灵敏，学习脉法就自然领悟快。很多人来师父这里跟诊，有些人学得很快，这些人一般心很静，性情比较好，手比较敏感，学两三次就可能感受深刻，摸到了门道，掌握了把脉的精髓，运用到临床后治疗效果也提升了很多；也有些人跟了半年、一年，甚至两年、数年，对脉的领悟和感觉仍然还不清晰，还是没有找到手感，真的也是因人而异。世间没有两个相同的人，所以，我建议大家，平时应该多打坐、站桩或品茶，训练心无旁骛的状态，我是懒办法，导引多一些，这样有助于提升把脉的手感。通过练习让我们的手感更强，从而才能够达到灵敏感知。都说十指连心，《说文解字》云："心者，纤也。"心可以感受最细微的事物，指尖可以感受到风吹过去的感觉。

手感固然有天赋的成分，也是需要修炼的。"好手感"的前提，我的跟师感受和理解是，需要医者的精力充沛，而后，才能"神贯于指"，方能清晰感受病家脉气，因为脉以候气。《黄帝内经》的首篇是"上古天真论"，它为什么会排在第一篇，古圣先贤肯定是有所考虑的，它教导我们要做到恬淡虚无、精神内守、不妄劳作，在饮食规律、睡眠等方面都对我们提出了要求。现在很多人（业中医者）心很乱，脑子也很乱，生活习惯不好，抽烟喝酒，长期不运动，导致精气不畅通，气机不顺，手感不强，自己的脉都达不到"缓、有力、有神"，也就是郑卢扶阳医学强调的缓、力、神，把患者的脉的时候也总感觉别人有问题。《黄帝内经》告诉我们怎样去修身养性，我们也常常这样教导患者，作为医者我们自己首先要做到，如果自己都做不到，怎么去要求患者配合、怎么去医别人？医者要起带头作用，养成良好的生活习惯，把手感练回来。

所以我个人倡导"半日门诊临证，半日读书喝茶"的生活，这也是跟师所得，师父往往下午不会再门诊，师父谈起卢永定先生的门诊，就是早早看完患者，大概是七点左右就开始，看到十点左右，然后就是中午吃饭，下午从来不诊病，下午安排时间喝茶、休息，很多年保持这样的生活习惯，不像现在的我们。假如我们一天到晚都在把脉，拖着疲惫的身心，头昏脑沉，怎么清楚地把一个脉，我们临证强调"四诊慎细，以脉为主"，脉都没有诊"准"，法药从何谈起，所以，要认真地把脉，我们要守好自己的"神"，才能更好地服务于患者，因为郑卢扶阳医学的脉法，需要"神贯于指"。脉需要精微精细的感知，这也是很多中医高手闭目守神把脉的缘由，只有脉过关了，法药才能精准，疗效也自然才会有一个大的提升。这就是卢永定先生要求的，心手相应，人我相合，洞鉴阴阳，显微毕露。这也是我跟师学习的时候，师父教导我的。古人在这方面做得非常好，画国画、写书法、弹古琴，我们要向前辈们学习，在恬淡虚无、精神内守的状态下才有办法更准确地去诊断、去立法遣药，才不至于误人误己。

郑卢扶阳医学入门比较容易，但要学得好、用得精准却很难，原因就在于脉法。这也是郑卢扶阳医学的精华部分，以前也是不外传的，你如果脉法关过不了的话，其他方面很难有突破和成就，而过这脉法一关，心要清净，手感要强，大家有条件要去跟师学习，要去跟拜过师的同道请教学习和切磋。

2. 学习郑卢扶阳脉法的注意事项

第一，把脉需要心无杂念、精神内（舍）省，这是最起码的要求。郑卢扶阳脉法源于经典，这与《黄帝内经》的要求是一致的，《素问·脉要精微论》云："是故持脉有道，虚静为保。"如果你心中还有事，存在各种虚妄的念头，手感是不准确的。要求医者首先要平息，一分钟十七至，好好去练习，多了半下也不行，少了半下也不行。把这个息练准，然后再用你的息去衡量病人，不然你就会衡量错。郑卢扶阳医学强调："诊病一定要神贯于中。"这是诊断辨证的核心思想和真谛要诀，而后才能"心手相合"，也就是卢铸之先生讲的"心手相应，人我相合"。卢铸之先生云："医以专一为主，诚意为用。穆穆明明辉光发越于四达；隆隆冥冥气化超然于全球；乃能心灵耳聪手敏。即使心手相应，人我相合；洞鉴阴阳，显微毕露；然后法与方随，仁术可得称焉。"倘若心有杂念，怎么相合。卢铸之先生又云："诊病之要，存乎于心。心领神会，神运于目，目传诸耳，耳出诸口，合诸手，此五者不可须臾离也。凝神于目，通明于耳，合存于心，应用于手，以此运用，查阴阳，观神色，闻声音，问情由，度肥瘦，审强弱。查外而知内，明内而知外。"我在跟师学习的时候，师父反复强调切脉要练，要练到"心手相应，人我相合"。就是手一搭就知道五脏六腑之气血如何，就知道病在哪里，这是郑卢扶阳医学脉法的最高境界。

第二，把脉最佳的时间在早上。按照古人的讲法，把脉最好在早上，因为此时阳气充足，更能辨别阴阳的问题。不要患者一来就把脉。患者刚来的时候，如果走路比较快，要让他定定心，先坐五到十分钟再把脉。患者刚吃饱饭，胃气刚升起来的时候不要把脉，要稍微停半个小时。卢老等前辈都是早上看病，看到大概上午九点、十点就休息了。我们从早忙到晚，都快成了机器人，所以手感比较差，头昏昏沉沉，用药就不够精练，执法也不够准确。

第三，医者与患者手的位置问题。正确的做法是，医者的左手把患者右手的脉，医者的右手把患者左手的脉，不要反过来把，这样身体就会侧开，侧开的状态下把到的脉是不太准的。

第四，把脉时手的姿势问题，患者的手应该是侧着放，而不是掌心向上平放。很多人把脉时让患者的手平着放，手平着放相当于人躺下了的状态，精气不聚足。让患者把手侧着放在桌面上，手腕下面垫一个脉枕，位置跟心脏对齐，这样有利于顺精气，把出来的脉象比较准，如果平放，精气散开了，把出来的可能是一个假象。

第五，郑卢扶阳医学的第一个脉诀，主要是讲了脉位，很多脉都不一样，我们都要统一到这个脉位上面。把脉，首先是要把寸、关、尺定准，部位准确很重要，部位一定要摸对。指法要对，手法要对，部位是关键，千万不要把部位弄错了。你自己摸，这个手臂外侧的桡骨和手掌连接的部位，都有一个高起的小骨头，也就是我们常讲的"高骨定关"。一般是先定关脉，关脉在列缺穴那个骨头下，中指先定关，再定寸、定尺，要把次第搞清楚，定好关后就布指。腕横纹部位叫寸口，寸口就是寸脉，师父说郑卢扶阳脉法多取先定寸口之法，这个摸下去过后，紧接着挨着中指，就是关脉，无名指就是尺脉，寸脉定了，关脉尺脉就定位了。布指要根据患者的高矮胖瘦不同，采取不同的布指方式，有的人高一些，布指就松一点；有的人矮一些，布指就稍微密一点；如果是小孩，布一指或两指就可以了。学习郑卢扶阳脉法，要求在脉位和脏腑分属上一定要统一。如果不统一，各说各的，将来诊治和分析病情就说不到一块去了，所以部位要统一，手法要统一，不仅统一还要准确，哪个部位、轻取、沉取，都要准确。

第六，把脉是"搭脉"，不是"掐脉"。把脉是用手的指腹来把，不是用指尖，因为指腹的敏感性比较强。手要很柔和地搭在患者手上，用意不用力，而不是使劲掐。很多人说郑卢扶阳医学是把尺脉至骨的，于是拼命掐，把完脉后患者手腕上留下三个手指印。你一紧张去掐患者，患者也跟着紧张，脉象就会有所改变，我们得到的信息也就不正确。摸的时候要怎么摸呢？用指腹顺着推下去，手腕靠着脉枕，用指尖按上去了就不对。三根手指要一条线，指头一定要齐，你把手指一磕，弄整齐了，自然就轻了，患者也舒服，这些很细节的东西，一旦养成习惯，将来就不好纠正，要练你手指头的敏感性。指腹要均匀，在一条线上，距离要均匀，脉很自然地经过指腹下面，摸的时候要注意指腹的角度。

第七，注意把脉时间长短问题。把脉一般是把三分钟到五分钟，时间不能太短，也不要把太长时间。不要因为摸不到脉或者摸得不仔细，就延长把脉时间。把脉的时间过长，你的手会麻木，患者的手也会麻木，脉气就不顺，就会影响我们从脉象上得到的信息的准确性。

第八，也是我们学习脉法要强调的，自己练习脉法和临证的时候，脉诊要与望、闻、问其他三诊合参，但要树立一个以脉为主的思想，要把这个重点突出出来。郑卢扶阳医学讲求以脉为主，并不等于不联系其他三诊，千万不要有这个思想，不要理解成我们光靠切脉就对了。什么叫以脉为主？脉证相合，证是辨证的证，不是症状的症。脉证相合，就是你问诊、望诊、闻诊，与脉诊是相合的时候，以脉为主，这是我们的原则，树立这个原则，这是以脉为主，在练脉的时候，就要树立这个思想，要树立一个切脉就类似于西医的检查工具的思想，切脉是四诊中最重要的一个手段，不是为了切脉而切脉，这就是我们强调的："四诊慎细，以脉为主。"脉诊是探索患者的一般情况和特别病症的最有效模式，应循序渐进，不断揣摩并实践，虽然没有一个单独的诊断方式，可以提供给我们关于患者健康情况的所有信息，但是对于一个精通脉法，且有经验的诊脉者，脉诊可以提供大量的讯息。它能够显示患者的过去：体质、旧病、情绪，以及生活中的各种习惯，如饮食、睡眠、性行为等；也能够显示病家现在的情况：如是否有六淫入侵，是否为七情所困等。脉诊可以提供患者过去和现在各种身体受损的信息，也可以帮助我们判断每一诊的变化，以及预测未来可能会出现的变化。

二、郑卢扶阳医学脉诀分部阐释

关于寸关尺三部脉与脏腑经络的关系，历代医家多有不同见解与思考。同样，郑卢扶阳医学脉法与理法、立法、遣药紧密相联系，融通脏腑经络于三指脉下，又执医理、心法于此，以"一气"贯之，尽归中医之理、法于三指脉下，乃承启道原之脉法，于当世似无二者可与之媲美，所以说，我们要重新认识郑卢扶阳医学脉法寸关尺三部脉与脏腑经络的相互关系。

（一）脉诀之一

（此脉诀为卢铸之所传，是卢铸之传给卢永定，卢永定又传给彭重善师父的，师父再原封原样，把这个脉诀，传授给我们，师父说卢永定传给他时，是亲手写在纸上的，不像现在这么方便，可以复印。）

> 肺和膈间右寸知，胃脾大肠命关尺。
> 膻中与心左寸辨，肝胆之脉左关明。
> 小肠膀胱肾左尺，女子胞宫亦此寻。
> 轻取六腑重为脏，举寻按取浮中沉。

注：轻取为六腑脉，重取为五脏脉，肾脉要重取至骨始得。

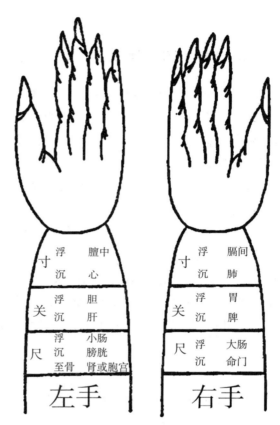

图 3-4　寸关尺分配脏腑图

举按寻，也就是我们常说的浮中沉脉取法。

举：搭上为举，是指将手指抬起又放下的过程，因为在切脉时医者有时根据需要将一部或三部手指重新抬起后又放下，以获得医者大脑与手指之间的联系以及指下脉象的准确感觉。

按：一般为沉取和重取，即将手指按在寸关尺部，或轻或重或至骨来感受不同力度下所对应脏腑脉的具体情况。

寻：即在实际切脉过程中，有的人脉在寸口位置分布稍有差异或沉弱难以感知，这时就需要医者稍微移动手指来寻找脉位，直至切到脉为止，甚至有人反关脉，所以切脉时就需要寻找。

举按寻是一个连贯的切脉手法过程，其最终目的都是找到准确的位置并把脉切准。

1. 郑卢扶阳医学脉法特点

郑卢扶阳医学脉法特点是：轻取六腑，重取五脏，肾脉重取要至骨。

中医学切脉的轻取、中取与沉取，乃天人合一，效法天地思想之体现，因为人禀天地之气而生，这也是扶阳脉法在切脉时轻取、中取与沉取的原因所在。郑钦安先生在《医理真传·卷一》外感与内伤篇中谈道：治病要分外感与内伤，而切浮脉就是效法天，看一下是否有外来的邪气侵袭，而脉浮说明有外来的邪气加之于人身，而人体则积极起来应对外邪，以驱除外来六淫之邪，所以切浮脉就是看一下人体针对外来邪气的反应情况与程度，甚至受邪的时间，高明的医者也能够通过切脉而感觉出来，这是需要传承和实践的。

沉取切脉，则是反映人体内五脏运行的状态。一般情况下血管内的血液流动时以中间涌动力度比较大，沉取则能准确地反映血管内血液运行时的力度、幅度以及血管弹性等综合情况。而且正常情况下没有外感时，人体血管内的血液的流动由于重力的作用而也稍偏血管壁的下方，故沉取才能感觉到正常人体血液流动状态是否正常。

《素问·金匮真言论》云："故善为脉者，谨察五脏六腑，一逆一从，阴阳、表里、雌雄之纪，藏之心意，合心于精。非其人勿教，非其真勿授，是谓得道。"是说善于切脉察病的医生，以五脏六腑十一部脉之顺逆、阴阳、表里、雌雄为纲领，并在心中精确地分析。如此精微之事，定当择人而教授。《黄帝内经》以察五脏六腑脉为纲领，而扶阳脉法配属了膈间脉和命门脉，何也？上焦的手少阴心经、手厥阴心包经、手太阴肺经、手太阳小肠经、手少阳三焦经，中焦的足阳明胃经以及足少阳胆经、足厥阴肝经等，都与膈间密切联系。彭重善师父讲：右寸轻取膈间脉主要看膈间，也就是察上焦的情况，也就是人体的天，看是否有邪气，若膈间脉紧或滞，就可能会有胸部沉压、闷气的感觉，这都是上焦受邪或气机不畅的表现。师父很多时候不写膈间脉，一方面因为这是不传之秘，另一方面是因为膈间脉紧往往也会按肺寒来论治。

郑卢扶阳脉法，以脏腑经络言配属，是其秘要也！

切肾脉要沉取至骨，乃扶阳脉法不传之秘也！

左手尺脉重取至骨，究其竟是为了探究坎中一阳之盛衰耳！

扶阳医学，以坎离中立极之阴阳言究竟，切明生气之原，与市医所识有天壤之别。该立极阴阳，上肇乾坤二元以承先天，下假水火化生中土以启后天，实造化先后天之一气耳，乃生命运行之主轴也。这句话是绝顶重要的。

世人谓：中医之脉如蜀道之难。郑卢扶阳医学以"坎中一阳"破解人体一气周流之奥妙，五行六经皆元真运行之具体模型也，郑卢扶阳脉法，以"一"贯之，以"一气"贯之的淋漓感，让中医学人豁然贯通，得此脉法于中医事，意义甚大。

皆知肾与膀胱相表里，但究竟如何于脉上把握，未见几人言中也！

以膀胱脉谓肾脉者何其多也，究其竟，理不明也，此脉法失传久矣！

卢铸之先生，参悟脉气流布，左右手分之则二，合之则一，可谓集大成者，做到了形与气的统一，故先生得"火神"美誉。

以下我们分句解释脉诀的内容。

2. 肺和膈间右寸知

肺和膈间右寸知，右寸就是肺和膈间。轻取就是膈间，沉取就是肺，就这两个取法。

在此我们对手太阴肺经的循行做一个复习。手太阴肺经起于中焦，下络大肠，还循胃口，通过膈膜，属肺（上焦），至喉部，从肺系横出腋下，沿上肢内侧前缘下行，过肘窝入寸口上鱼际，直出拇指之端（少商穴）。不清楚经脉的循行络属，脉位就不能很好理解。其支脉交于手阳明大肠经。

手阳明大肠经，起于食指桡侧端（商阳穴），经过手背循行于上肢伸侧前缘，上臂，至肩关节前缘，向后到第七颈椎棘突下（大椎穴），再向前下行入锁骨上窝（缺盆），进入胸腔络肺（上焦），向下通过膈肌下行，属大肠（下焦）。其支脉交于足阳明胃经。

膈间脉就是指横膈膜及以上，此为人体之天，这也是人体天地之天在脉的落脚点，它指的是上焦，包括了肺，以及心包和心脏。膈间脉虽然常常被一笔带过，实则高手心中早已有了把握，破译此脉背后的秘密，乃知卢铸之先生脉法之神奇。

脏脉都是沉取的，正如后面口诀所说：轻取六腑重为脏，重取为脏脉。心肝肾，肺脾命，命门脉也属于肾脉，这里指的是与脾胃有关系的，运化动力的这个命门火。我们知道火有三种状态，燃烧的物质和火焰本身，还有看不见的热量，那么理解肾脉，我们就是在把握坎中一阳，命门火可以理解为明火，也是我们脾胃运化的动力源泉。

轻取为搭指即得，假如患者肉多一点，稍微重一点就是轻取；人瘦一点，搭指就够了。肌肉厚薄不同，轻重也就要略有不同，这也需要跟师和经验判断，布指的正确，决定了脉诊的结果。

3. 胃脾大肠命关尺

关部就是脾胃脉，胃脉就是关部轻取，脾脉就是关部重取。

足阳明胃经起于鼻根旁（迎香穴），其分支从缺盆入体腔，下行穿过膈肌，属胃（中焦），络脾（中焦）。从这里理解为什么肺或膈间脉有了燥气会传到脾胃，你一下子就明白了。足阳明胃经在足大趾内侧（隐白穴），交于足太阴脾经。

足太阴脾经沿小腿内侧正中线上行，沿大腿内侧前缘入腹部属脾，络胃（中焦）。分支从胃别出，上行通过膈肌，注入心中，交于手少阴心经。师父常常说脾胃伤于寒凉就会影响心脉，从此处着眼，你就会发现，确有理论依据。

手阳明大肠经，起于食指桡侧端（商阳穴），经过手背循行于上肢伸侧前缘，上臂，至肩关节前缘，向后到第七颈椎棘突下（大椎穴），再向前下行入锁骨上窝（缺盆），进入胸腔络肺，向下通过膈肌下行，属大肠，其支脉交于足阳明胃经。而手少阴心经起于心中，向下穿过膈肌，络小肠。足太阴脾经之分支从胃别出，上行通过膈肌，注入心中，交于手少阴心经。从经络循行看，它们之间是密切联系的。

右尺脉，轻取大肠，重取命门。右手尺脉的沉取是命门，左手尺脉重按至骨取的是肾脉。卢铸之先生在《卢氏药物配合阐述》

中论附子时讲："胆火即肾中之真阳所化，寄居于命门。古人称为相火，即真火也。"胆火乃肾中之真阳所化，谓之"出"，可缘木助离，而君火以明；胆火寄居于命门，此谓相火以位，相火应安于此位，方可为功，故曰：相火以位，位于命门。安于此位可暖中宫，生脾土，以强后天五行生化之本。

《难经·三十六难》曰："脏各有一耳，肾独有两者，何也？然，肾两者，非皆肾也。其左者为肾，右者为命门。命门者，诸神精之所舍，原气之所系也；男子以藏精，女子以系胞。故知肾有一也。"胆火之化谓之"出"也，胆火之"寄"，谓之"入"也，此一出一入，犹生命之门也。

学习扶阳脉法，就是按这个脉诀来统一的，这两句就把右手讲完了。

4. 膻中与心左寸辨，肝胆之脉左关明

左手，膻中和心就是左寸，轻取就是膻中，膻中就是指心包，即心的包膜，膻中原来指的是上膈。

手少阴心经起于心中，走出后属心系，向下穿过膈肌，（经中焦肝胆）络小肠（故小肠脉在尺）。其分支夹食道上行，连于目系。

手厥阴心包经亦起于胸中，出属心包络，向下穿过膈肌，依次落于上、中、下三焦，其分支于无名指出其尺侧，交于手少阳三焦经。明乎此，对"心者，君主之官，神明出焉""故主明则下安，以此养生则寿……主不明则十二官危，使道闭塞而不通，形乃大伤……"之理解，会更为透彻。

《灵枢·经脉》云："三焦手少阳之脉，起于小指次指之端……入缺盆，布膻中，散络心包，下膈，循属三焦。"三焦经布于膻中，散络心包，穿过膈肌，依次循属上、中、下三焦。《难

经·六十六难》云："三焦所行之俞为原者，何也？然，脐下肾间动气者，人之生命也，十二经之根本也，故名曰原。三焦者，原气之别使也，主通行三气，经历于五脏六腑。原者，三焦之尊号也，故所止辄为原。五脏六腑之有病者，皆取其原也。"其分支于面颊部交于足少阳胆经。足少阳胆经又进入体腔，穿过膈肌，络肝，属胆。后交于足厥阴肝经。

足厥阴肝经自大腿内侧中线进入阴毛中，绕阴器，至小腹，夹胃两旁，属肝，络胆，向上穿过膈肌，分布于胁肋部。中医学人，不可陷入"肝左肺右"之争，中医讲的是左升右降，左手脉主升，故候后，对应督脉之主升，右手候前亦主降，对应任脉之降，中医诊脉所候之气，是立体的动态圆运动气机。从左升右降看，肝在后而肺在前矣！

在此只对经脉循行做一个有侧重的分享，以资同道，有心者可细究之。

左关轻取为胆脉，一般多没有问题，胆脉主要考察有没有受风、胆囊炎、熬夜、喝酒等情况。彭进师谈道，胆脉浮的患者多有睡眠差，比如寐不实在、容易醒、梦多等。膻中与三焦之经脉互为表里，膻中为心"神"之臣使，三焦为元气之别使。手少阳三焦经布于膻中，散络心包，穿膈肌，依次属上、中、下三焦。其分支于面颊部交于足少阳胆经。足少阳胆经又进入体腔，穿过膈肌，络肝，属胆。

关于少阳病的理解，郑卢扶阳医学认为，不要只关注足少阳胆经，而忽略了手少阳三焦经。我们看邪犯少阳，往往还伴有三焦的问题。《难经·三十一难》云："三焦者，水谷之道路，气之所终始也。"《素问·灵兰秘典论》云："三焦者，决渎之官，水道出焉。"所以，三焦一有滞塞，水火元气皆郁。因为三焦是联通全身脏腑经络的通道，如果三焦不通畅，再用砂仁、淫羊藿、益智仁，效果也不会太好，因为道路不通畅，火不得回。

好多人都有这样的疑惑，为什么扶阳医学很少用柴胡？我个人觉得，不是用不用柴胡的问题，而是看能不能解决临证的问题。柴胡是小柴胡汤的主药，而小柴胡汤主要用于治疗少阳病。郑卢扶阳医学用桂枝法开太阳，可通化阳明，则少阳半表半里之邪就无可依从，我们用桂枝法变化就可以从容解决少阳的问题，那么为什么非要用柴胡。我于跟诊期间，也就这个问题请教过彭进师，答曰："没有用柴胡的指征。"可谓一语中的！

关于手少阳三焦经的问题，可以说是郑卢扶阳医学的一个秘密。

临证中我们把胆脉多还是从肝来论治的，因为肝胆相连，互为表里，但是一定要在把脉的时候用心体会，确定没有问题。

左关沉取为肝脉，肝胆同居关部，一个表，一个里。

5. 小肠膀胱肾左尺，女子宫胞亦此寻。轻取六腑重为脏，举寻按取浮中沉

小肠膀胱肾左尺，这个脉就要注意了，三部脉三个取法，小肠轻取，膀胱脉是腑脉，跟肝脉一样重，沉取。女子胞也在左尺。

左手尺部轻取为小肠脉，沉取为膀胱脉，而重取至骨就是肾脉，这是左手尺脉的三个取法，尤其要重视这个重取至骨。

手太阳小肠经起于小指外侧端（少泽穴），沿手背，上肢外侧后缘，经缺盆入体腔，络心，沿食道，穿过膈肌，到达胃部，下行，属小肠，其分支于面颊部交于足太阳膀胱经。

足太阳膀胱经直行者从头顶分别向后行至枕骨处，进入颅腔，络脑，回出分别下行到项部（天柱穴），下行交会于大椎穴，再分左右沿肩胛内侧，脊柱两旁（一寸五分），到达腰部（肾俞穴），

进入脊柱两旁的肌肉，深入体腔，络肾，属膀胱。其分支经大腿后侧，于小趾外侧端（至阴穴），交于足少阴肾经。

足少阴肾经起于足部小趾之下，沿小腿及股内侧后缘入脊内（长强穴），穿过脊柱，属肾，络膀胱。其直行者从肾上行，穿过肝和膈肌，进入肺，沿喉咙，到舌根两旁。其分支从肺中分出，络心，注于胸中，又交于手厥阴心包经。

心肾同属少阴，心与小肠、膀胱与肾是互为表里的，小肠与膀胱又同属太阳，皆居腹中。

肾在后天八卦中与坎卦（☵）相配，肾为脏，在后天五行属水，水在五行中属阴，故谓肾为坎水。本书第二章已有专述，在此再做一个简短的回顾。郑钦安先生云："婴儿在母腹中，母呼亦呼，母吸亦吸，十月功圆，性与命立，打破一元，坎离立极。"（《医理真传·卷四》）"坎中真阳，肇自乾元，一也；离中真阴，肇自坤元，二也。"（《医理真传·卷一》）坎中一阳肇自先天八卦乾元之中气，又曰真阳真火，比类取象于人之五脏阴阳，以肾阳属之；离中真阴又曰真阴真水，比类取象于人之五脏阴阳，以心阴属之。故郑卢扶阳医学言坎中一阳和离中一阴二气，着重落实在肾之阳火和心之阴水，而非后天五行中肾之水与心之火。故郑钦安先生云："今人着重在后天坎、离之阴阳，而不知着重坎、离中立极之阴阳，故用药多错误也。"（《医理真传·卷三》）乾元乃天，为万物资始之源，故坎中一阳乃人身立命之根，后天人体五行之源也。郑钦安先生以"坎离中立极之阴阳"揭示整个学问，更是首次一语道破仲圣一生之心法，但千年以来，"历代注家俱未将一阳潜于水中底蕴搜出，以致后学懵然无据，滋阴降火，杀人无算，真千年流弊，医门大憾也"（《医理真传·卷一》）。此潜于水中之一阳，即坎中一阳，该阳遵循其驱动本性，才会向上向外、升腾运行，即坎中"一阳发动，起真水上交于心"。郑卢扶阳医学以坎离中立极之阴阳言究竟，与市医所识有天壤之别。该立极阴阳，上肇乾坤二元以承先天，下假水火化生中土以启后天，实造化先后天之一气耳，乃生命运行之主轴也。坎中一阳实乃生命之真火种也，卢铸之先生秉此医理贯于脉法，故沉取至骨是为了把握坎中一阳之盛衰，从而判断人身立命之根是否旺盛，正如卢铸之先生所言："人生立命在于以火立极，治病立法在于以火消阴。"卢铸之先生所说的以火立极、以火消阴的火，即指这坎中一阳。

《难经》成书较晚，传为秦越人扁鹊所著。其云："寸口脉平（通贫，指缺乏）而死者，何谓也？然，诸十二经脉者，皆系于生气之原。所谓生气之原者，谓十二经之根本也，谓肾间动气也。此五脏六腑之本，十二经脉之根，呼吸之门，三焦之原。一名守邪之神。故气者，人之根本也，根绝则茎叶枯矣。寸口脉平而死者，生气独绝于内也。"《难经》提出"肾间动气"，此"肾间动气"蕴"坎中一阳"，为"十二经之根本也"，此气一衰，则见脉根不固，"根绝则茎叶枯矣"。故左尺至骨把脉，可知此承启先后天之气耳。

左右手脉脏腑分配是不同的，一般认为左尺肾为（坎）水，右尺为（命门）火。郑卢扶阳脉法认为，左尺部重取至骨为肾水部位，无法反映出人体坎中一阳，即人体阳气的情况，只有重按至骨而稍有松动，才能准确地反映出肾（坎水）中一阳是否旺盛。王叔和《脉诀》云："寸口虽无，尺犹不绝，如此之流，何忧殒灭。"若病家肾气犹存，先天之本未绝，便为有生机之脉象。无论此处"尺犹不绝"是否为考察"坎中一阳"，仍可确知先辈皆重视尺脉。世医皆知肾为先天之本，乃人体脏腑组织功能活动的原动力，却不知肾（坎水）实为先天之窝，乃先与后浑然一气之后天居所也。

肾气充足之人，此脉必有根，这就是扶阳医学强调之尺脉重取至骨有缓、力、神之象。小肠膀胱肾左尺，女子宫胞亦此寻。这个左手尺部不光是轻取小肠，中取为膀胱脉，而重取至骨为肾脉，女子的子脏脉也是在这里看。女子宫胞指的就是女子的子脏，也就是妇女的生殖器、卵巢、附件和内分泌系统。所以女子月经期间，她的脉怎么样，或者是孕期，她的脉如何，都可以在这里摸，这个脉就是沉取至骨始得。

郑卢脉法中，只有左尺这一部脉有轻取、沉取、重取。膀胱脉比较浮的好理解，临床一般常见的就是膀胱脉的浮紧，那么膀胱脉沉紧呢？这是很容易被临床忽略掉的，就是邪气已经波及了少阴肾，但是还没有完全到，还没有进去，或者只是进了一部分等情况，太阳证也还有，这就是太少两感的情况，这个时候的沉紧，往往会被很多人忽略掉，就是稍微大意一点，可能这个脉就把偏了，把握不准了，因为你摸了膀胱脉不浮紧呀！肾和膀胱互为表里，但膀胱乃六腑属阳，肾乃五脏属阴，此脉一错，阴阳即辨识颠倒，中医人将膀胱脉辨为肾脉者，由来久矣。那么到底怎么来感觉这个沉紧呢？就是你轻取没有沉紧，然后你慢慢往下继续摸，有很多人，这个时候紧脉才显露出来，如果手一松紧就明显了，这就不是肾脉，而是膀胱脉，这个要记住，从膀胱这个位置到没有至骨之间，摸到的脉都应该是膀胱脉，这个就反映了寒的深度，说明寒闭在了里面，病在膀胱为在阳，病在肾者为在阴。临床中但凡遇见膀胱脉沉紧明显的情况，亦要结合临床考虑太少两感的情况，也就是太阳和少阴都有风、寒之邪的情况，当然也要区别肾脉浮的情况，肾脉一浮，元真不固，阴阳之要失常。脉是一定要找到感觉的，否则很难深入，比如一个复杂的紧脉，一个太阳膀胱证的紧，在实际临床当中会有很多种情况，有些还是很复杂的，比如紧在哪个层面，它的紧是要朝里走，还是快出来了，刚感冒、刚受寒，还是感冒时间久了、受寒时间久了，大概多久了，等等，这些都能在脉上有体现，就是紧的层次和感觉不同。很多可能就是长期的太阳证，患者会有颈椎、背、肩、腰椎的长期不舒服，总是有不对劲的感觉，或者喷嚏、偶尔头痛、睡眠不实在等，这种情况就需要我们细心判断。但是假如你是一个初学者，你能够把出膀胱脉的紧、浮，你感觉到了，这就是太阳证，就很可以了，那么你的立法，就基本不会有问题，差不了多远。紧脉虽然是一个临床上常见的脉，但的的确确也是很容易被忽视的脉。这样的膀胱脉沉紧需要我们细细体会，特别是寒闭在里面的情况，一定是沉紧脉。那么一摸到沉紧脉，就要仔细分辨这样的情况，一旦确定，扶阳医学首选麻黄汤法，一般就是用原方，汗一出，效果才好，若用桂枝法或者综合祛邪法效果都会打折扣，这就是法不够精纯的原因，就会疗效不好。也有些用了麻黄汤法原方也效果不好的情况，汗没有出来，寒气还是闭在里面，那么这个时候也需要考虑，加一味葱白（全葱）进去，还有就是加用麻黄也可以，但郑卢扶阳医学用麻黄很慎重，怕过汗、误汗，怕伤了汗，从而伤了正气，误汗以后往往病就要变，一伤正气从而百病由生。

郑卢扶阳医学特别重视扶阳护正气，处处考虑不伤正气，师父常常给我们讲，不做亏本的生意，一定是这样的道理，发汗一定要把握度，追求恰到好处即可，见汗则止，中病即止，这是原则。一旦出汗，后面的其他方子马上就跟进，因为凡是伤了正气，后面的病就不好看了，这些说起来，好像就是一句话，但是，假如你不经历"看山是山，看水是水；看山不是山，看水不是水；

看山还是山，看水还是水"的三重境界，你是无法体会深刻的，这就是郑卢扶阳医学反复强调的真正的精髓呀！

古人常说："得诀归来方看书。"此卢铸之先生秘而不传脉诀之一，就是告诉我们脉的部位和取法，把部位弄清楚，取法熟记于心，一搭上脉就要心里清楚这个是什么脉，要很熟。特别是五脏脉，一定要弄熟，要练到哪个部位是哪里，重取是什么轻取是什么，一搭上脉心里就要清楚。一定要弄清楚，我们重点考察的是五脏脉，肺脾命，心肝肾，千万要注意一点，什么叫至骨，不要把膀胱脉当成是肾脉，也不要把小肠脉当成膀胱脉，这个是需要特别注意的。

为什么要切五脏脉？因为五脏脉常会出现太过与不及。

临床上我们经常会见到双侧寸关太过的脉象，其实这样的太过脉象是体内修复与调整太过所致，这种情况常可导致人体的二次自我损害，这就如同西医学的应激反应。与此相反的是，大部分人由于长时间的阳气虚损，自身体内修复功能又无法完全彻底改变现实，最后导致人体功能下降，而五脏本身之功能反映不出来，形成长期无法完全修复的局面，从而导致一系列的病情迁延难愈，甚至恶化或见多个脏腑的损害，这时我们能感觉到五脏脉多会出现沉细无力甚至无法感知的现象，这就是所谓的不及状态。

（二）脉诀之二

脉速需用息度衡，每分十七应永恒。

常脉一息四五至，三至为迟六七急。

注：诊脉者以自己的呼吸每分钟十七息，衡量被诊者脉

速。故"平脉"为诊脉之要。

脉怎么样来数？用息来衡量。呼一口气吸一口气这个叫一息。每分钟要十七息，一呼一吸，要永恒。这个也要练习，故"平脉"为诊脉之要。不要养成习惯用手表去看，你要感觉出来，要练习，这是合格中医大夫应该具备的基本功夫。练的办法就是一呼一吸用手表去看十七至，是不是正好。多半次，少半次，都不能衡量。这个要反复练习，诊脉者以自己的呼吸每分钟十七息，然后用每息的脉至来衡量被诊者的脉速。一息 4~5 次就是正常脉速。每息跳 4 次就是 68 次每分钟，68~75 次都是正常脉速。到了五至就有点快了。三至为迟，就是阳弱了，六至到七至为数脉，就成了病脉了，往往就是有了外邪。这个要去练，要很自然地用呼吸去衡量，慢慢就认识了。

（三）脉诀之三

脉贵有神且有根，胃气常在人永康；
暗悉脏脉作准绳，肺脉毛而有力佳；
胃脉缓而有力神，心脉洪匀有力喜；
肝脉玄而有力畅，肾脉沉而有力强。

这是第三个脉诀，主要是讲了正常的、健康人的脉是什么，也就是衡量人体正常的标准、尺子。我们就是用这个尺子，去衡量一个人有没有问题。

我们看第一句：脉贵有神且有根，胃气常在人永康。这就是郑卢扶阳医学健康人脉象的标准，也就是中诊教科书上说的平人脉象，《伤寒论》中，把无病的健康人之脉称为平脉，也可以理解为无过之脉。因为《黄帝内经》云："平人者，不病也。"平人就是《黄帝内经》中的健康人。正常人五脏脉的共同特点应该是：脉贵有神且有根，胃气常在人永康。

胃气是什么？《素问·平人气象论》云："平人之常气禀于胃，胃者，平人之常气也，人无胃气曰逆，逆者死。"又云："人以水谷为本，故人绝水谷则死，脉无胃气亦死。所谓无胃气者，但得真脏脉不得胃气也。所谓脉不得胃气者，肝不弦、肾不石也。"《黄帝内经》直接把"胃"与生命的奥秘告诉了我们，所以，考察胃脉，不要只看到胃腑，或者只考虑饮食的问题。有胃气就是有缓象，有神，也就是从容缓和，柔和有力，节律一致，也就是要有徐和之象，当然，还要有根。有根就是指左手尺脉沉取候肾，至骨而能应指有力。用一句话来说，正常人的脉象就是要有缓、力、神三个特点。

脉要讲缓、力、神，这是一体的，一个整体判断人体正气的方法，就是六脉加上肾脉都要有缓、力、神之象。脉也一定要柔和有力，有弹性。缓、力还比较好理解，怎样去理解这个有"神"呢？比如我们看到从面前走过的一个行人，走起路来，从从容容，不急不忙，心神淡定，步伐稳健实在，很有精神，一看就是精气神十足，这就类似于脉中之缓力神。千万不要把脉慢认为是缓脉，不要把脉弹指，认为是有力。当我们以语言讨论脉的时候，其实已经是隔了一层，差了一层，因为从脉象，落到文字，其实就已经不是十分究竟了。例如：师父说沉取脉里面又有浮脉，一般人就很难理解，沉取怎么又有浮？这就需要我们去认真跟师学习，因为脉说到底是在考察一个"气"字，是为了把握病机、病性，从而更好地为立法、遣药等服务。

中国文化的方方面面，无不强调一个"神"，就《黄帝内经》而言，论"神"内容达190次之多。什么是神？《易传·系辞传》云："阴阳不测谓之神。"中国的先哲之所以要用阴阳来诠释"神"的内涵和本质，是因为阴阳是宇宙间万事万物的总规律。《素问·天元纪大论》云："夫五运阴阳者，天地之道也，万物之纲纪，变化之父母，生杀之本始，神明之府也，可不通乎！故物生谓之化，物极谓之变，阴阳不测谓之神。"这是对"神"概念最早，最经典，最确切，也是最合理的表达。"神"是世间一切客观事物发生、存在、发展、变化的固有总规律，我们抽象地称之为"神"。这里仅就《黄帝内经》中的生命科学体系的"神"概念，做一简要论述。《素问·阴阳应象大论》云："阴阳者，天地之道也，万物之纲纪，变化之父母，生杀之本始，神明之府也，治病必求于本。"这也是《黄帝内经》论"神"的基本立场和总纲。《黄帝内经》以"神"概括人体生命运动的固有规律。张登本在《〈黄帝内经〉二十论》中提出，在脏腑经络、经气血津液层面的"神"的概念，其基本内涵体现于以下四个方面：

第一，参与整体生命活动的活动规律。

第二，参与心理活动的活动规律。

第三，参与整体各个局部之间相互联系的活动规律。

第四，各个相对自主的生理作用的活动规律。

无论是脏腑经络，还是经气血津液，无论是相对自主的生理活动还是参与整体生命运动，都是在遵循生命总活动规律的前提下进行的，由于个中的复杂变化规律同样体现了气、阴阳、五行的理论，因而《黄帝内经》对于人体各个层面的固有生命规律均以相应之"神"概之，也都是在"神"是以阴阳概念表达的客观规律这一理念的前提下实现的，神是将天地人一系列关联因素统一起来的宇宙力量。

《黄帝内经》所创立的诊法理论广泛地应用了"神"的概念，

并以此作为判断疾病、评价病情、预测吉凶的指标。中医四诊所搜集的症状和体征都是生命活动规律在特殊状态（即病理状态，包括现在所谓的亚健康状态）时的外在表现，我们说生命就是一团气的运动变化。《素问·五常政大论》云："气始而生化，气散而有形，气布而蕃育，气终而象变，其致一也。"各种各样的变化，终究都是气的变化，即气化也，而气的来源又是精，生命活动的实质，即精气互化之活动也，故扶阳医学非常重视坎中一阳，此坎中一阳乃肾（坎）中阴阳合一于极上之精也，其是物质，也是能量，亦蕴阴阳和之信息。此精足则气充，气充则血气可得通调，血气的通调亦可反映出人的精神状态，故《素问·八正神明论》云："血气者，人之神。"由于中医人是通过阴阳所呈之象来观气的，此精化气之种种现象，阴阳则相应以象种种，这个象即中医四诊所察之象，中医人是以象来观气的，这是我们反复强调的。

阴阳乃神明之府也，神明者，神之显明也，既然阴阳乃神明之府，意味着阴阳是神的一个寄托的载体或者体现。故《素问·五常政大论》云："根于中者，命曰神机，神去则机息。根于外者，命曰气立，气止则化绝。"言根于事物内部的重要因素，叫作神机，神机乃针对五虫而言，是对动物类生命活动变化形式的概括，神机是生命存在的根本，是主宰调控生命活动的机制，神离去则生化之机息矣！根于事物外部的因素，叫作气立。此"气"可理解为生命赖以生存的生生不息的真气，"立"可理解为确立、独立，或健全。气立是生命体与自然界物质、能量、信息的交换活动，是生命赖以维持存活的自然条件。气立在神机的主导、调控下，使机体更好地适应天地变化，气立的运动变化停止则生命之生化终绝。因此《素问·六微旨大论》指出："出入废则神机化灭，升降息则气立孤危。"《素问·六节藏象论》云："天食人以五气，地食人以五味。"天地是生命赖以存活的根本，如此理解，我们会更加明晰，辨识阴阳二气，就是在以象观气，亦是在以象察神，神绝没有仅仅字面理解那么简单。

《素问·天元纪大论》云："阴阳不测谓之神，神用无方谓之圣。""阴阳不测谓之神"，是说阴阳是无法具体测量的，只能够用象来呈现。"神用无方谓之圣"，是说神之用是没有任何可以固定的方或位来局限的。中医人正是通过这个象，来把握脉中和其他三诊中的神的。无论是色之有神无神、舌象之有神无神、脉象之有神无神、目光之有神无神，或者饮食口味、语言气息、形体姿态之有神无神，都有其客观规律，都是整体生命规律在特定病理阶段在局部的映射或投影。

无论是望诊所收集的五色、舌象、形体姿态、目光等信息资料，或是闻诊中的语言气息，或是问诊患者的饮食口味等，尤其是在切脉诊法中的脉象，都存在着有神（又谓得神）、少神（又称神气不足或神虚）、无神（又称失神），甚至"神乱"和"假神"等五种不同量级的病理表现。郑卢扶阳医学常见描述为无力神、乏力神、稍乏力神等。

"医生就是掌握并利用这些规律和相应的思维方法，将神在色、舌、脉、目光、饮食口味、语言气息甚至形体姿态方面的投影（即症状和体征），作为判断整体生命规律之'神'盛衰、多少、有无、真假的标准，进一步将之作为指导临床治疗的依据，这就是'失神者死，得神者生'（《灵枢·天年》），以及'得神者昌，失神者亡'观点产生的由来和背景。《黄帝内经》将人体正气对各种治疗措施的反应性及其规律也以'神'概之，如《素问·汤液醪醴论》中将患者正气衰微出现'针石不能治，良药不

能及'的现象称为'神不使'即是其例。"(张登本《〈黄帝内经〉二十论》)

神之于脉诊，可谓"一字之安，坚若磐石；一义之出，灿若星辰"。从始至终，脉象都要看这个"神"。每一部脉所蕴之"神"，因人、因时之不同，皆不尽同。所谓"上工守神，下工守形"，在脉中时时不忘察这个神，乃上工所为。

随着四时季节性的变化，脉象会变化，这种变化《素问·脉要精微论》描述为："春应中规，夏应中矩，秋应中衡，冬应中权。"具体的内涵是："春脉如弦……夏脉如钩……秋脉如浮……冬脉如营。"(《素问·玉机真脏论》)也就是我们通常讲的春弦、夏洪、秋浮、冬沉。彭师解释为：肺脉毛而有力有神、缓，胃脉缓而有力有神，心脉洪勾有力有神、缓，肝脉玄而有力有神、缓。肾脉沉而有力有神、缓。只有掌握了正常人的四时季节脉象，才能分辨出异常之脉象。

郑卢扶阳医学中最为强调的是肾脉沉而有力有神、缓。因为这样的脉象代表了一个人正气的功能状态，反映出一个人坎中一阳的状况，以及太和之气的运行情况。所以说，在郑卢扶阳医学脉法中，左手尺脉重按至骨的情况下，才是切生气之原，才是切生命之真种子，以此来判断坎中一阳的情况，知气之盛衰、强弱。比如，肾脉弱，是肾气不强。没有沉下去，是没有缓象，也可能是阳外越。摸不到肾脉，肾气就没有根。所以郑卢扶阳医学脉法中，就是看肾脉左手尺部究竟沉下去没有，而且切脉一定要至骨。沉，就是沉下去的，至骨才能摸到，肾脉本身要沉，不至骨，摸到的就不是肾脉。缓、沉、神、力四个方面，才能反映肾脉是否正常，没有力神，肾脉就弱了。

左尺肾脉的切取方法：手指按到左尺肾脉位置的骨缝中稍微

松起来一点点就是左尺肾脉，再抬起来一点与左关肝脉平行就是膀胱脉。

每一部脉都有其位，超过其本位即为脉位浮，反之为脉位沉。以下我们分句解释脉诀的内容。

1. 脉贵有神且有根，胃气常在人永康

这句脉诀就是告诉我们健康脉是什么样的。把这句话概括成几个字，就是缓而有力神，我们要牢记。

正常脉是什么呢？缓而有力有神。于字面理解缓力神，我觉得可能永远不会有什么深刻的感受，而落于三指脉下，却还是需要在理上的通透。

众所周知，中医以阴阳五行学说为其方法论，五行乃人体生命运行之五大功能系统，其实质为人体阴阳二气在与天地四时相应、相参的过程中，所呈现出来的生长化收藏五大气化单元，故此，生命之运行归根到底实是阴阳二气的交感运行。

在此做一个复习：

在春季，阴阳之气化活动构成了五行的"木"运行系统，其性温主生，在脏为肝。

在夏季，阴阳之气化活动构成了五行的"火"运行系统，其性热主长，在脏为心。

在秋季，阴阳之气化活动构成了五行的"金"运行系统，其性凉主收，在脏为肺。

在冬季，阴阳之气化活动构成了五行的"水"运行系统，其性寒主藏，在脏为肾。

人体五行中最为特殊的即"土"运行系统，其性平而主化，在脏为脾，不独主于一时，为阴阳二气在一年的生长收藏活动中的转化与生成之枢机，生长收藏各有其"所"，他们之间有一个过渡区域，即"化"，故可知，"失其所，则折寿而不彰"这个所，乃指生长化收藏之各所也。如此，生长收藏之功用方可全矣。

胃为水谷之海，是人体营卫气血之源，所以缓脉又叫作胃气脉，人之死生，决定于胃气的有无，所谓"有胃气则生，无胃气则死"。故平人之脉，第一要讲求一个缓字。

胃与脾是相连的。脾脉如何，有没有胃气，这就用一个缓字来形容。因此，脉象亦以胃气为本。《灵枢·始终》说："邪气来也紧而疾，谷气来也徐而和。"师父讲："首先，一个人的脉要有缓象，就如人走路，从从容容，不急不忙，每步步伐稳定实在，很有神，这是比喻，要自己去体会。"

前面谈到"阳加于阴"谓之脉，是阳（气）加于阴（血）而形成脉象，即阳气鼓动阴血运动，而形成了脉的搏动。因为阳气是人体脏腑组织功能活动的原动力，心无阳则无以主神明、血脉而为君主之官；肝无阳则无以主罢极而为将军之官；脾无阳则无以主仓廪而为谏议之官；肺无阳则无以主气而为相傅之官；肾无阳则无以主封藏而为作强之官。既然五脏皆以阳为本，反映于脉则讲求一个"力"字，故平人之脉，五脏虽有不同，但皆言"力"。

平人之脉有缓有力还要有神，这三个连起来，才是正常脉。概括起来缓、力、神，缓缓和和，从容不迫，脉还有力量，但是又不是劲脉，又不是弹指，还有精神，就是这把尺子。缓而有力有神，如果只占了一个，比如只缓，无力无神，这个脉就不正常；只缓，没力没神，这就成了滞脉或濡脉了，濡脉就是气弱的表现；只有力太过就是劲脉，或是革脉、牢脉，概括来讲，不缓而有力太过是不对的，往往就是劲脉，说明可能有燥气等情况。

神，没有力没有缓，根本谈不上有神，师父反复讲力和神是分不开的，神就是有神气，这个脉概括起来就是从容不迫，柔和有力，这个脉象很有精神，不是疲疲沓沓的感觉，于每一部脉的"缓""力""神"，其蕴意都是不尽相同的。这三个连起来，就是缓而有力有神这句话，就是我们切脉总的标准，叫作尺子更好理解。

正常脉，是健康人的一把总尺子，或者说是总的标准，这个标准一定要记牢。我们今后断定患者有没有病，就要用这把总尺子，总摸，分别摸，都要这把总尺子。把这把总尺子掌握好了，你就有标准了。中医治病，不仅仅应该是症状的解除或缓解，更要达到脉的缓力神，也就是为了恢复平人之状态。

下面就是分别的尺子。

2. 暗悉脏脉作准绳，肺脉毛而有力佳

暗悉脏脉作准绳，心中要熟悉五脏脉，并以此为判断的标准。

肺脉毛而有力佳，这个力就是这个标准，是缓而有力有神，力和神是分不开的，这就表明肺气正常。

《灵枢·九针论》云："一者天也，天者阳也，五脏之应天者肺；肺者，五脏六腑之盖也；皮者，肺之合也，人之阳也。"一是比象于天的数。所谓"天气通于肺"，人要通过呼吸天气从而维持后天生命，亦即通过呼吸来维持后天之气与先天之气的不间断沟通，因此呼吸就是活着的表现，老百姓常说的"人活一口气"，就是这个意思。道家通过调息之法来养生延年，也是基于此理。天是属阳的，故先天乾金之气亦是属阳的，而人体五脏中跟天直接相应的就是肺脏，因为肺属脏，居于最上，好像是五脏六腑的顶盖一样，故称肺为"华盖"，故其脉位为沉取的浮位，皮肤是肺脏的外合，在人体之中也属于阳分。肺的主要生理功能是：主气，司呼吸，主宣发肃降，通调水道，朝百脉而主治节，以辅佐心君调节气血的运行。上通喉咙，外合皮毛，开窍于鼻，在志为忧，在液为涕。可见，中医谈肺主气，绝对不是简单地等同于交换气体的呼吸，而应该进一步理解为是人体内参与精气互化的一个重要环节，这也是先天乾金之气的肃降之功通过肺金的一个体现。手太阴肺经与手阳明大肠经互为表里。《素问·阴阳应象大论》云："肺生皮毛，皮毛生肾，肺主鼻。"肺得天之气可滋养皮毛，肺要随时保持干净，不能有过多的水分和痰湿，心和肺就如同人身的天和太阳，我们讲要"天清地朗"。师父讲：肺吸气正常也可以滋养肾气，也就是肺把自然界的清气（中医亦叫真气）供给肺，肾气才能够起来，肺是人体阳气完成收藏的重要一环，所以肺是保证肾脉强弱、有缓力神的重要因素，肺气清朗，心君即明，联系扶阳医学用法半夏、石菖蒲、朱茯神等用药，如此"天清地朗"，地（脾）才能够生长。肺脉这个力不是单纯指的有力，而是有缓有力有神，这个一定要区别，以后这个"力"字都包括了这三个内容。

怎么理解毛呢？师父讲：就像鸡毛掸子的毛，摸上去轻飘飘的，浮的（如按水中木，轻搭即得，轻按有，重按就沉了），这样的感觉就是毛。实际上就是有一点浮，但缓而有力有神，如果沉于其本位，就是病脉，紧了，滞了，也都是病脉，只有毛且缓而有力才是肺的常脉。实际临床很少见到毛脉正常的，常区分为毛、有毛象、欠毛、不毛。

现代环境大气污染，加之饮食及生活习惯等因素，临证很少见到肺脉完全正常之人。

3. 胃脉缓而有力神

胃脉这里实际上同时也兼查脾脉，因为胃脾是相连的，不可孤立分割来看。用胃来指胃气，沉取亦查脾也，胃脉缓而有力，《素问·平人气象论》曰："阳明脉至，浮大而短。"胃脉必须有缓象，然后有力有神。

为什么总的标准里面有这个"缓"字？我们的胃气要体现在全身，体现在各个脉上，所以这个"缓"字，作为总尺子里面的第一个字提出来，就是要有胃气。

比如说一个人胃上有毛病了，胃脉上要久摸一会儿，胃脉要缓还要有力有神。肺上有病，毛而有力有神，还要有缓。缓是我们诊断辨证很重要的尺子，任何脉，洪大（洪就是明显，大就是宽）也好，细也好，浮也好，沉也好，只要有缓象，这个病都容易好。如果在诊断的时候脉很洪大，没有缓象，治疗一段时间后出现缓象，说明病在往好的方向发展。刚才说了缓象，就是胃气。有缓则生，这个生不是生死的生，这个生表示了整个生理活动是健康的，或者可以理解为趋势在往好的方向发展，而没有往不利的方向发展。如果真正重病没有胃气，胃气不缓了，确实就是关系到生死问题。所以"缓"字一定要注意，有缓象就好，没有缓象则难治。《素问·通评虚实论》云："喘鸣肩息者，脉实大也，缓则生，急则死。"其实就是在说"有缓则生，不缓则死"的问题。

中医有一句话，有胃气（就是有缓象）则生，无胃气则死，或叫无胃气则病。重就是死，轻就是病。如果病家脉有浮缓之象，此为尚有胃气，可生；反之则为难治或死。这是诊断时给大家的一个标准。所以"缓"在这里是一个重要的标准，胃气，也就是脾气、脾阳。

切胃脉以察中宫之火土合德，中宫健运则可以土生金，故《素问·经脉别论》云："饮入于胃，游溢精气，上输于脾；脾气散精，上归于肺；通调水道，下输膀胱。水精四布，五经并行，合于四时五脏阴阳，揆度以为常也。"若阳明胃之气不健运，则太阴脾土之水精不能上归于肺，因为肺的水精之气需要经过三焦相火的熏蒸，从而把废水输布于膀胱，膀胱会再进行一次气化，把有用的水精输布皮毛，无用的通过玄府排出。反之，水道则难以通调，进而，水液之精气无法与五脏之精气四布，肯定就是病态。

《素问·经脉别论》云："食气入胃，散精于肝，淫气于筋。食气入胃，浊气归心，淫精于脉。脉气流经，经气归于肺，肺朝百脉，输精于皮毛。毛脉合精，行气于腑，腑精神明，留于四脏。气归于权衡，权衡以平，气口成寸，以决死生。"这段虽然主要是谈食物的运化过程的，但也揭示了脉会太渊，肺有权衡五脏六腑气机之功。

《素问·太阴阳明论》云："脾者土也，治中央，常以四时长四脏，各十八日寄治，不得独主于时也。脾脏者，常著胃土之精也。土者生万物而法天地。"人的生命本质属性在后天五行是属土的，故曰"脾者土也"。这段话是很有深意的，即后天人之生命是本土而生的，表现在：一者土气主"化"，生化，转化也；二者土气为"平"，即阴阳均平者也。故郑钦安先生云："中也者，天下之大本也。后天既以中土立极，三焦亦各有专司，分之为上中下，合之实为一元也。"（《医理真传·卷二》）人之后天以脾胃立极是无疑的，又由于"乾分一气落于坤宫，化而为水。阴阳互根，变出后天坎离二卦，人身赖焉。二气往来，化生中土，万物生焉，二气亦赖焉。"（《医理真传·卷一》）此坎离二卦禀先天乾坤二元之正气所生，而化生中土，以生万物，人之后天五行均赖此以生也。故"五脏六腑，皆是虚位，二气流行，方是真机"（《医理真传·卷三》）。先天乾坤二元所化之坎（相火）离（君火）二气（二火），在后天生命中隐寓于黄庭黄中，是居于幕后的，通过坎离二气之升降往来，从而主导着中宫脾胃以及后天其他脏腑的后天活动。因此，我们结合肺气来看，先天坎离二气、呼吸之气、水谷之气，它们共同完成了后天生命的气血生化。

假如脾脉紧，脾脉短，运化必然不好，身体必然受损。运化不好会带来很多病。

首先就是肾病。肾气靠什么？一靠肺，所谓"金生丽水"。二靠脾的运化，脾生了精，肾才可以收藏，有了精，精才能够化气，肾气也才能够起来，所以脾的强弱，决定了肾气的盛衰、强弱。

第二，脾的运化不好影响肺，比如治疗咳嗽，很多人都是止咳、止咳，没有重视脾。脾的运化不好，邪气波及肺，水湿上升，所以治肺、治咳嗽，不仅要解决肺的问题，回过头来，还要解决脾的问题，脾为生痰之源，肺为贮痰之器。

第三，胃不消化，也和脾的运化不好直接有关，脾胃互为表里关系，只有脾的运化好了，胃才能够正常。

4. 心脉洪勾有力喜

心脉应洪勾而有力为佳，洪就是有浮象，这个有力是指缓而有力有神，因为各脉均需禀胃气。心主血脉，主神志。

什么叫洪勾？你们看如意，这个如意这头是圆的勾起来了，但手感是流畅的，是圆圆的，心脉不同于其他脉的一直往前走，而是在这里要回一下。心脉洪勾有力就是本脉，就是它的标准。

为什么心脉要洪，又要勾，思考良久，方得一悟。于后天五行言，心在脏为火，但以离中真阴真水比类取象于人之五脏言，离中之真阴真水当以心阴属之。郑卢扶阳医学以坎离中之立极阴阳言学问之究竟，即坎中"一阳发动，起真水上交于心"，离中"一阴初生，降心火下交于肾"，进而实现"一升一降，往来不穷，性命于是乎立"（《医理真传·卷一》），着重于肾之阳火与心之阴水。一阳以"升"言，这是心脏冲打出心血的力量；一阴以"降"言，心在后天为火，但得离中真阴始降，心血又需要回流，于此处思悟心脉之洪、勾。

若心脉洪勾但无力神，也是不正常的，通常对于这样的脉象，我们描述为欠洪勾，乏力神。现在很多青年人都是这样的心脉，所以，精神都必然不好，看书、学习的效率也必然下降了。心脉就是指心，不是指膈间或膻中。心脉洪勾有力，我们要去体会什么叫洪勾。在实际临床把脉的时候，也要仔细把心包脉，因为心脏不受邪，多为心包代之，若肺有寒邪，就会波及心包。还有肾气升不起来，心肾不能够相交，也会反映到心脉。所以，我们切心脉，可以考察这个人心肾相交的情况。

5. 肝脉玄而有力畅

《素问·至真要大论》云："厥阴之至其脉弦。"肝脉应玄而有力，玄还要缓力神，始终要把这三个字记着。

《素问·五运行大论》云："东方生风，风生木，木生酸，酸生肝，肝生筋，筋生心。其在天为玄，在人为道，在地为化。化生五味，道生智，玄生神，化生气。神在天为风，在地为木，在体为筋，在气为柔，在脏为肝。其性为暄，其德为和，其用为动，其色为苍，其化为荣，其虫毛，其政为散，其令宣发，其变摧拉，其眚为陨，其味为酸，其志为怒。怒伤肝，悲胜怒；风伤肝，燥胜风；酸伤筋，辛胜酸。"《黄帝内经》于此所言之"木""肝""生""筋""柔""动""怒"，用意实在深刻。于此领悟肝脉，肝藏象之内容，定有所获。

师父讲肝脉的特点是玄，如绷弓弦，触指有绷的感觉，细细的，有点硬，当然还要有缓象，简单地说比其他脉窄一些，但是畅达，能够通下去，否则也是病脉。轻轻地按，肝脉就是要比心脉洪而有力，细一点，要是粗了也就不弦了。肝脉也是要沉取。

我们判断一个人情绪不好，容易发怒等，就是肝脉又浮、又逆，又紧，又滞，不合乎弦而有力有神这个标准。肝脉有浮、逆等情况的患者，往往病情容易反复，有一个重要原因是因为情绪是药物无法完全解决的问题。这时候的肝脉就像在中间受了阻滞，脉就滞了，就横宽了，或者是横向跑了。同时也肯定就不弦了，或者我们说欠弦象了，不畅达了。考察肝脉，也可以反映一个人的心肾相交情况，要结合临床症状分析是否有肝气郁滞等，不要忘记力神，每个五脏脉都是要有这个力神的。

除了滞脉，临床中常常遇见的肝脉病脉还有：

一是紧。

二是短（也就是通不下去）。

三是逆。

四就是肝脉若有风，也就是受了风邪，就会见到肝脉浮，《内经》讲"风生木"，又讲"风伤肝"，于此体会。

这样的肝脉就会影响肾脉的沉，遇见一个肾脉欠沉的患者，也就是肾脉沉得不够，也没有达到浮的程度，就要考虑到肝脉，这是我们在临床中需要注意的。

师父谈道，现在健康的体质很少，亚健康很多，所以每个人都要重视调肝脉，包括修养身心等，因为肝脉关系到心肾相交，也关系到脾，把肝脉调好，心肾相交，就没有阻碍了，心肾相交一正常，身体自然就健康了。

6.肾脉沉而有力强

肾脉应该沉而有力，要至骨，一定要摸到不能再按了，往往还要候一会，这个时候肾脉才可以出来，这就是肾脉。肾主骨，生髓，主水液。肾脉浮（此处一定要清楚，这是言脉位之浮也，超过了其应该在的本位，就是浮，这就是脉位浮）起来就不对了，就是病了，应该沉下去。我们讲肾是坎，这就是坎中一阳要安于本位，短了、不够本位不行，弱了也不行，还要有缓象，还要有力有神，始终这句话我们要记牢。

《素问·阴阳应象大论》云："水火者，阴阳之征兆也。"故我们审察阴阳，必审水火，因此，扶阳医学言坎中之真阳、真火，比类取象于人之五脏阴阳，以肾阳属之；言离中之真阴、真水，比类取象于人之五脏阴阳，以心阴属之。郑钦安先生把坎离关系分为先天和后天两个层次。先天坎离，指坎肾自身的水火，即结构为二水一火的坎所含之"坎离"，此即立极之阴阳。立极之阴阳，又是以阳为重心、为主体的。

这种取法与经典是一致的，如《伤寒论·平脉法》云："经说，脉有三菽（注：菽者，小豆也）、六菽重者，何谓也？师曰：脉者，人以指按之，如三菽之重者，肺气也；如六菽之重者，心气也；如九菽之重者，脾气也；如十二菽之重者，肝气也；按之至骨者，肾气也。"郑卢扶阳医学考察肾脉，是着重在"坎中一阳"的。

五脏脉各有特点，总的一把尺子就是缓力神。

一个人肾气强不强，就看有没有缓象，沉下去没有，这个脉诀很重要，这是一把分部的尺子。

第一，临床中常常见到的肾脉，就是无力无神，乏力乏神，这都是肾气弱了，或肾脉浮了；有了紧、滞等脉，则肯定就是病脉了，肾脉考察的不仅是肾气，也包括考察正气的强弱。所以我们切肾脉，也包括了考察一个人的正气。我们说女"七"，男"八"，男子到了24岁的时候，女子到了21岁的时候，由于社会压力等，往往就开始出现肾气弱，我们就用附片来起肾气。要注意的是，行完房事不久的男女，有时亦可见到生理性左尺肾脉浮，当仔细区别，耐心寻味，以防误漏。

尺脉浮一般指的是左尺脉浮，有时候也包括右尺脉浮。左尺脉应该沉才是，一旦浮起来，就提醒我们是虚阳上浮，或是虚阳外越。久病不治尺脉浮，多属病情危重；轻病外浮，经治后下沉，预示病好转。临证中熬夜耗神之人，性生活不久之人，亦常可见此脉象。但凡尺脉浮，不管任何时候，都是运用白通汤法的指征。关于脉的学习，是需要不断在临床中把脉跟病联系起来学习的，这样才能更有助于临床。

第二，肾脉和心肾相交的关系，肾脉弱了，心脉必然弱。

以上两条男女都一样。

第三，肾脉还可考察女子的宫胞情况。有的女同志肾脉有紧，那么，这个妇女必然宫寒，宫寒必然气血凝滞不畅，必然有妇科病。我们说优生优育，假如女同志肾脉紧要了孩子，可能就会影响孩子的健康。

在此谈谈膀胱脉。膀胱脉属于扶阳医学的特色脉，即在左手尺部浮中沉取的中取，发现有紧或滞或其他情况出现，就是膀胱脉。每当这个膀胱脉出现紧或滞等脉的时候，就提示患者太阳膀胱部位有风、寒、湿等邪气的存在，即表、里都可能有问题。特别是出现膀胱脉紧的时候，提示患者长期外寒不去，膀胱气化不利，而且时间久，部位深，当运用桂枝法或附桂法。在实际临床中，这是很重要的一部脉，是每个患者都要考察的。

膀胱脉出现病态常见有两种情况：

一是紧脉：即膀胱脉紧，这是典型的太阳有伤寒，即有太阳表证的状态，参见本书典型病脉分析与病案示例一章，关于典型太阳病的示例。

二是滞脉：膀胱脉出现滞脉，多数是湿气不化的表现，仍然是太阳气化不利的病态。湿气重，与太阳表证不解有直接的关系，这也是运用桂枝法或附桂法的指征，在扶阳为要的前提下，化湿药物的应用必不可少。

7. 四时五脏脉

综合前述，在春季，阴阳之气化活动构成了五行的"木"运行系统，我们说春季脉要有"春弦"之象，其性温主生，在脏为肝，此即为阴阳二气之生；在夏季，构成了五行的"火"运行系统，其性热主长，在脏为心，此即为阴阳二气之长，我们说夏季脉要有"夏洪"之象；在秋季，构成了五行的"金"运行系统，其性凉主收，在脏为肺，此即为阴阳二气之收，我们说秋季脉要有"秋浮"之象；在冬季，构成了五行的"水"运行系统，其性寒主藏，在脏为肾，此即为阴阳二气之藏，我们说冬季脉要有"冬沉"之象。而人体五行中最为特殊的就是"土"运行系统，其在脏为脾，性平主化，却不独主于时，因为它是生命的枢机，为阴阳二气在一年的生长收藏活动中的转化与生成之枢机。即从春到夏，从夏到秋，从秋到冬，从冬到春，它在人体的五行系统里面起一个转化的作用，此即为阴阳二气之化。

我们要学习和掌握脉随四时季节变化的规律，《素问·脉要精微论》云："万物之外，六合之内，天地之变，阴阳之应，彼春之暖，为夏之暑，彼秋之忿，为冬之怒，四变之动，脉与之上下，以春应中规，夏应中矩，秋应中衡，冬应中权。是故冬至四十五日，阳气微上，阴气微下；夏至四十五日，阴气微上，阳气微下。阴阳有时，与脉为期。期而相失，知脉所分，分之有期，故知死时。微妙在脉，不可不察，察之有纪，从阴阳始，始之有经，从五行生，生之有度，四时为宜，补泻勿失，与天地如一，得一之情，以知死生。是故声合五音，色合五行，脉合阴阳。"这段话就是在论述诊脉要与四时相参，脉与四时相应。春应中规，春季脉象应圆滑流畅，如圆规一样。"以春应中规"，王冰注："春脉软弱软虚而滑，如规之象，中外皆然，故以春应中规。"夏应中矩。夏季气候炎热，人体阳气盛强，脉象应洪大，像方形的矩一样。秋应中衡。衡，即秤杆。秋季阳气收敛，脉象轻浮，如秤杆之平衡。"秋应中衡"，马莳注："秋时之脉，其应如中乎衡。秋脉浮毛，轻涩而散，如衡之象，其取在平，故曰秋应中衡也。"冬应中权。冬季恶寒，阳气固密，脉象相应沉伏，像秤锤一样下垂。

假如脉象和四时不相适应，就可从脉象里知道病是属于何脏，再根据脏气的盛衰，就可以推究出患者的病情甚至是死期。这里的微妙都在脉象上，不可不细心地体察，而体察是有一定要领的，必须从阴阳开始。阴阳亦有端绪，阴阳化生五行，五行又是按一定的法则运行，即以四时的变化为其规律。看病时就要遵循着这个规律而不能偏离，将脉象与天地阴阳的变化联系起来考虑。如果真正掌握了这种联系起来看问题的诀窍，就可以预知疾病的顺逆甚至死生了。

《黄帝内经》对于四时五脏脉的判断讲得非常清楚，如肺脉毛，心脉洪，肝脉玄，脾脉缓，肾脉沉。只有先了解或准确认识了五脏脉正常运行的情况，才能判断出其是否出现了异常，特别是病理的情况下患者到了什么样的程度。比如真脏脉的出现，实际上是人体到了最危险的时刻，人体本脏器的本能反映出来的最后搏击，也就是所谓的回光返照等情况。

切五脏脉的目的，还是因为人体以五脏统帅全身，特别是心为君主之官，五脏六腑之大主，是人体神的主宰。而气又来源于精，精、气、神的根本在于五脏，所以说切五脏脉而了解精气神的状态，是一种极为简单而有效的方法。

第三节　病理性脉象及临床意义

切脉是郑卢扶阳医学诊病立法的关键之一，但我们也不要把脉弄得过于复杂。彭重善师父说："主要还是掌握正常脉，也就是在标准脉的基础上，把浮、沉、紧、滞等基本脉象辨清楚。"异常性脉象的出现，反映人体内有了疾病之后的情况，也就是病理性脉象。我们重点讲解与临床密切相关的几个脉象，特别是郑卢扶阳医学脉法中最为特殊的几个脉象。学脉一定要找到感觉，否则很难深入，通过这几个特殊的脉象，我们能真正体会郑卢扶阳医学脉法的神奇之处。

郑钦安先生针对脉象谈得比较简单，他在《医理真传·卷一》中提到"二十八脉"，这在中医教材《中医诊断学》中讲得比较清楚了，不是我们讲解的重点，供大家学习时参考，对于大家强化脉学认识会有帮助。

一、常见病理性脉象阐释

下面我们以对脉的形式学习郑卢扶阳医学常见病理性脉象。

（一）浮脉和沉脉

轻取为浮脉，重取为沉脉。这是一对。

1. 浮脉

浮脉是临床中最为常见的：浮脉如按水中漂木，一个木头片浮在水上，轻按就有，重按就沉了，重按稍减而不空。浮脉主风，即伤了风，这是我们对浮脉的认识和理解，一定要结合脉位。

人体受了外邪侵袭，六经辨证中的太阳中风，就是这样的脉象。太阳中风脉浮缓，太阳伤寒脉浮紧，这样的脉象在临床上最为常见。郑卢扶阳医学脉法中很重视这种脉浮，因为外邪不除，正气难复，而桂枝法正是为此而设。为什么郑卢扶阳医学没有特别强调病，而按照医圣张仲景的病脉证并治的学术思想观点来看问题，只要是有浮脉在，证明其人有太阳病，有外邪就祛邪，桂枝法当为首选，邪去而正复，一切身体上的不适都会消失。正如郑钦安先生所说："是不治邪而实以治邪。"（《医法圆通·卷二》）有些久病体弱的患者，也会见到浮脉，多为浮大而无力，这多是阳虚的表现，当细心区别，不可误作外感而论治。

2. 沉脉

沉脉也是临床中最为常见的。沉脉轻取无，重取才摸得到，这个就是沉脉。

沉脉主气虚，多见于阳虚体弱之人。郑卢扶阳医学认为，凡脉不浮只沉的，就是气虚、气弱、阳损，就应该运用附片来温扶坎中一阳。这就是郑卢扶阳医学脉法中最为重要的特色之一，而且是没有浮脉，只有沉脉，才是应用附片的指征，这是我们对沉脉的认识和理解。若是有了浮脉，就是伤了风、受了寒，有了太阳病，就要先祛风、祛寒，解除太阳膀胱问题之后，再用附片。

假如患者既有太阳病，又阳虚体质弱，该如何？郑卢扶阳医学中的附子桂枝法，则专门为此而设。全要据脉而论，要从脉中分析出应该用郑卢扶阳医学立法中的哪一法，只要根据脉去学去用，很多问题都会迎刃而解，这也是郑卢扶阳医学欲入精微的重要门径。

（二）紧脉和滑脉

紧脉和滑脉不是一对，但是紧和滑最容易混淆，所以就把它们归到一块。

1. 紧脉

紧脉历代医家都有所论述，但都不具体。而郑卢扶阳医学脉法中，把紧脉看成是最为重要的寒气存在指征。

紧脉要与我们常说的肝弦脉相区别，紧与弦区别应该是比较明显的。紧脉，就像是一个人被别人用绳捆绑住一样，古人形容是：如绞绳索。南方搓绳子搓麻绳，都要绞起来，你们去体会一下绞绳索是什么感觉。或者用来去匆匆来形容，很匆忙的感觉，没有办法体会你们就用两根麻绳，把它一搓，急急忙忙地滚着，大家去体会一下。最好的办法，就是在摸脉的时候，师父说是紧脉，我们好好去体会，这也是公认的学脉最快的方法。因为脉都是综合的，遇到紧脉师父会提醒，比较单纯的紧脉，自己去体会，紧脉有如绞绳索之感多为新感，紧脉有来去匆匆之感多是旧疾，在表里之脉都有可能会摸到这样的脉象，需要细心体会辨别。

郑卢扶阳医学脉法中认为此种脉象的出现，表示人体受了寒邪，这与古人的认识是相一致的。紧脉主寒，主痛症，紧脉出现提示人受了寒邪，或是人体出现了疼痛，而且是哪部紧，哪部就有寒。

紧脉的出现，有寒邪在里与在表之分，一般有三种情况：

一是浮紧，就是轻取整体都紧，证明有了外邪受了寒，提示外感寒邪的存在，外寒就是应用桂枝法系列的重要指征，如麻黄汤法最为常用。

二是整体沉取脉紧，此为里寒，提示内有寒邪，一般是伤了饮食或是久病之体。此时不能一概运用桂枝法，当观其脉证，综合考虑，如伴里虚，应该选用附子法或附桂法化裁。

三是局部紧，即寸关尺的脉中的某一部位出现了紧脉，此脉亦为寒邪伤人，如右寸出现紧脉，即肺为寒气外邪所伤，也是选用桂枝法，或附桂法的指征。如左脉膀胱脉出现了紧象，提示太阳膀胱为寒邪所伤，太阳气化不开，这样的情况临床上非常多见，这是应用桂枝法的指征。或右关脉轻取紧，这种脉象在临床中亦比较多见，多因胃为寒邪所伤；右关脉沉取紧，多为脾有寒邪，多为伤于生冷饮食，也是应用桂枝法或附桂法的指征。现在的人贪凉喜冷如喝冷饮料、吃生冷水果都很多，造成了胃里有寒气，因此右关脉有点紧几乎为常见脉。我们要根据脉象紧的程度而选取不同的药物，如果不是太紧的用白蔻、白胡椒、煨姜就可以祛除，如果紧得厉害可用干姜，或者附桂法配筠姜。平时用干姜的话一般会用药物配伍防止它太燥烈，多伍党参而用，但是脉象很紧的话就不怕，患者的脉象一派寒象，舌苔很白，手脚冰凉，这种沉紧脉就可以直接用干姜，前提是中焦通畅。如果是浮紧脉，多起手用桂枝法配建中祛寒之品，因为桂枝法有生姜，把寒邪从表皮解除掉，如有小黄姜最好。

紧脉是郑卢扶阳医学很重要的一个脉，微微紧，微紧，明显紧，紧，有紧，有紧象，有紧意，似紧非紧，一个紧脉的细致描述，参合紧之在表、在里的不同层次，就可以确知邪之在表、在里的不同层次，从而给治疗一个清楚的指引，在适用范围内，此时考虑桂枝法的配伍和桂枝尖的用量，都是不一样的。紧的程度不同，紧的深浅不同，加之紧的部位不同，又可知晓邪之在表在里，在脏在腑，甚至病之轻重缓急等情况。师父谈道，比如一个太阳膀胱证的紧，它在实际临床当中会有很多种情况，有些还是很复杂的，比如紧在哪个层面，它的紧是要朝里走，还是快出来了，刚感冒、刚受寒，还是感冒时间久了、受寒时间久了，大概多久了，等等，都能在脉上有体现。

当风寒邪气侵入人体体表肌肉腠理的时候，由于肌肉为脾胃所主，肌肉与脾胃相通，所以两者也同样会互传。肺主皮毛，风寒会直接伤肺，患者会流鼻涕、打喷嚏、咳嗽、痰白清稀，此时在郑卢扶阳医学桂枝法体系内，酌选麻黄汤法配防风以祛风，若发烧则酌配前胡、黄芩等以解之。风寒邪气会通过肌肉传入脾胃，会让人胃寒，所以受寒的人也会反胃，呕清稀痰涎，这就是我们在治疗时为什么要在桂枝法或附桂法架构下加入走脾胃的药，如苍术、甘草、生姜等。

2. 滑脉

滑脉，往来流利，如珠滚盘，好像珠子在盘子里滚一样，滑而不滞。就像有个绸子盖在珠子上面，珠子在里面跑，我们体会一下是什么感觉，个人体会滑脉就是数而流利的感觉。师父谈道：滑脉往来流利，有不着力的感觉，一个方向的流利，一下子就滑过去了，没有了正常脉象的那种自然而然地慢慢地流过去的"柔和有力"的感觉。扶阳医学这个滑脉主要就是主湿浊，女同志是主孕或者有白带，其实有滑脉也可见于食滞和实热所致之痰证。女同志经期也可以见到滑脉，但是情况不同，滑的程度都不一样。师父说孕脉最圆，是气血充盛而调和的表现，月经期滑脉次之，或者滑脉带滞，其中也会有似紧的感觉，这个和真正的紧脉容易混淆，要认真体会这样的脉象。若有白带的情况多见滞而微滑，这个滑脉的区别，我们要在实践中去体会。如果滑得不厉害，见滑而有冲和之象，亦可为平脉所见，需结合临床表现，细心别之。

（三）大脉和细脉

1. 大脉

大脉就是宽，横宽的意思。细脉就是脉很窄的意思。脉大是指正气内虚，特别沉取脉大，就提示还有病进，病情还在发展。

2. 细脉

细脉主要是主寒，还有虚，就是虚弱。《金匮要略》上讲："诸积大法，脉来细而附骨者，乃积也。"这就是中医的积聚脉，积就是气积为主。中医的诊脉有一个优势，往往在肿瘤发现前两三年，甚至更早，就可以发现肿瘤，因为肿瘤细胞的形成到影像发现病灶，西医平均需要两到三年。

（四）洪脉和微脉

洪脉和微脉我们作为一对脉来讲。

1. 洪脉

洪脉浮大而有力，如开水沸腾起来一样，主气分热盛之病。洪脉主热，例如我们熟悉的阳明四大证（大热，大汗，大渴，脉洪大），就是典型的实热证而见洪大脉。另外还主内虚，若久病或虚劳、失血、久泄等病证见洪脉，则多属邪盛正衰之危候，如病重的人见脉洪大，一定要警惕，这反而是病情严重的表现。凡是洪大的脉其实都不好，相应的病可能也就比较复杂，不好治疗。师父讲洪大脉的实质，也是气滞的表现，洪大脉只是看起来

"足"，实则为"过犹不及"之象，临证时需要看具体在哪一部脉上，若是在心脉，则要与"心脉洪勾有力喜"区别，它不是单独的洪，更重要的是，看有没有勾象。

2. 微脉

微脉是指脉象微弱不明显，浮小而无力，极细极软，按之欲绝，若有若无之象。微脉就是阳气衰少，阴阳气血皆虚。

这是一对。一个是阳热之邪充盛，一个是阳气要绝了。

（五）弦脉和弱脉

弦脉和弱脉是不一样的。弦脉是如按弓弦。你用手去按弓弦那是什么感觉？那就是弦脉。弱脉是沉细，弦也是细，弱脉这个是沉细无力，弓弦还有点力，二者的区别就是有力无力，沉不沉。弦脉也可能表现在重取和沉取，不仅是肝脉，也可能是在其他脉上。弦脉主痰饮，咳得很凶而吐痰，主肝胆病，主诸痛症。如果弦而有力，是肝气有问题。

弱脉也可能沉取和浮取都出现。弱脉就是胃气差，或者血不足，都是弱了。

（六）实脉和虚脉

1. 实脉

实脉就是三部有力，这个好理解，三部按起来力量都很强，弹指的，这就是实脉。实脉有两种原因：一个是脏器的实脉，五脏有所谓的实证，比如说腹痛等实在的症状，长成了实在的包块等；还有就是禀赋有余，先天有余。这两种实怎么来区别呢？这个实如果是缓而有力有神的话，就是禀赋好。如果没有缓象，这个就是有病。

2. 虚脉

虚脉是三部无力，是指三部，不是指一部。虚脉是脏气虚，五脏的气虚了。禀赋弱，跟实脉恰恰相反，禀赋不足。

（七）长脉和短脉

长脉和短脉比较好理解，长脉就是脉通过三个指腹时超过了；短脉就是在指腹中间一点跳，不够本位。长脉就是气旺，从这个角度看长脉就是一个好脉。我们肾气要起来，肾脉要够本位，长一点，然后才可以至肝，然后可以至心脉，如果不长就不可以至心脉。左手脉为肾、肝、心，要连起来就必须要脉长，这是好的一面。另一方面，也可能阳盛阴虚，脉太过了。什么叫阳盛阴虚呢？如果不缓，力太大，那就不对了，所以缓随时都要注意，阳热亢胜的郁热之邪，就会热盛而阴亏。短脉主气伤，气不够，伤了气了。比如肝脉很短，伤了气。脾脉短，就是脾阳弱了，脉就短了。再一个气不畅，气就短了，就是伤了气以后气不畅，就有短脉的现象。

我们常用的脉就归纳了七对，其他的脉就不归纳了。比如说促脉和结脉，我们就归纳一个结字就够了。数中停止，叫作促。迟中停滞叫结。凡是脉跳动中间有停止的，我们都叫作结脉了。这个结脉一般都出现在沉取中间，也就是说在脏脉中间，轻取一般不去考察这个。结脉就是不管跳多少下，停一下、停半下，有时停半下最难摸了。代脉有的跳三下停一下，跳的至数一样，突然停一下，代脉就比结脉更严重，是心脏有毛病。代脉和结脉都是跳中间停，一个是等次数的停，一个是不等次数的停，有的停半下，有的停一下，甚至停一下半的都有，时间拖得越长，问题就越大。

（八）劲脉和滞脉

劲脉和滞脉是郑卢扶阳医学两个重要脉象。

1. 劲脉

郑卢扶阳医学脉法中的劲脉，也是其独到之处。中医教科书二十八脉里面的革脉、牢脉等，在郑卢扶阳医学里以劲脉统之。教科书中把浮而有力叫作革，沉而有力叫作牢，而在郑卢扶阳脉法里不再分了，通通就用一个劲脉。这个在郑钦安先生的书上也出现过，劲是有劲有力，很形象，这个劲脉，我们用得就比革、牢脉更广泛。

郑卢扶阳医学的劲脉，乃是有力且不柔和的感觉。整体感觉很有劲，脉大且跳动得较快，但是仔细按下去又是软的，没有力的，这是寒凝、气滞、血瘀造成的。这个脉的脉象大、数、快，是邪气造成的，就像是我们走到铺满小石头块儿的路面，虽然这些小石头块儿都是比较圆滑的，但是走在那就是有明显的阻力的感觉。

劲脉主什么？血管硬化，高血压，高脂血症，或者脑血管硬化，都会出现这个脉，只是程度不同。劲脉带涩滞不通之象越重，则提示病越重。而且这个脉象在老年人中出现的几率比较高。五脏脉的沉取就可以考察这些，现代人血脂、血压病比较普遍，所以劲脉经常会出现。

劲脉还有外邪过后带劲和平时带劲的不同。有的患者有外邪以后出现了脉劲，比如外感时患者出现的紧带劲脉，说明外邪燥气太大，使血管不柔和，但是外邪一解这种劲脉就解了。第二种，有的没有外邪也有劲脉，患者脉不紧，平时就是劲脉，这说明血管硬化程度就严重了，那必然就是高血压，因为高血压本身就可以见到带劲的脉。特别左手尺脉带劲，必然有高血压等情况，并且常常在 160mmHg 以上，一般不低于 160mmHg。

劲脉临床意义：

（1）提示有燥热之象：如右关脉阳明不降，就会出现劲脉，我们可以选择如白芷、天麻、厚朴、胆南星等，以降阳明之燥热。如果是外邪带劲象，脉有弹指的感觉、有力，表示除了外邪还有燥气（即化热伤阴之意，也有郁滞不通化热之意，还要注意区别是否有凉燥），有时会感觉胃发热，这时候用药就要注意化燥了，如运用白芷化阳明之燥热，或油厚朴通下化燥，燥热从大肠而降。这种情况往往提示，人体右部脉降下不及，郁滞难通，只有使左升与右降都正常，才能解决这个问题。如果发现外邪去后，脉仍然有劲象，多提示患者血压高或血脂高，血液浓度比较大，或是血管硬化比较严重。

（2）提示有郁滞现象：就像是水在较宽河面突然遇到了狭窄的河面，水流无法完全通过而急剧回头之意。

（3）寒凝阳衰之象：劲脉类似于阻力增加，而通过困难，只有寒凝阳衰之时，才会出现这种现象。劲脉是一个特殊的脉象，此类劲脉调整起来往往是非常缓慢的。

（4）如果左尺出现带劲，是高血压所致。我们在临床中发现，血管硬化、高血压、高血脂等情况常常会出现劲脉，而左尺出现劲脉，多由高血压所致。

劲脉出现提示形成两个极限，一个是化燥生热，一个寒极脉劲。临床上我们要仔细结合全身情况而论，或选择用药要多方面兼顾。郑卢扶阳医学对此有自己独特的见解，会选取不同的药物，以桂枝法或者桂附法治疗，只是中间有段时间有些患者血压会更高，会不大好过，因此，患者对医者的信任和配合非常重要。此外，要注意不要把紧脉当成劲脉，要细心辨别。比如右寸脉和右关脉有点紧，这个紧是从下往上顶，一般是用石菖蒲的指征。如果是整体的紧，就是表里有寒，要另外对待，就要用桂枝法或附桂法以祛寒为主或祛寒兼扶正。

2. 滞脉

滞脉是郑卢扶阳医学脉法中最为独到的认识，即流通不畅的脉，各部脉都可以出现滞脉，它可以细分为湿滞、滑滞、气滞等。郑卢扶阳医学脉法中的滞脉，包括了涩脉以及结、代等脉，主气虚和气滞。涩脉就是不畅，而我们用滞脉表达描述，结、代等脉就是心律不齐了，一下子有力，一下子又力度滞一点，我们称为一强一弱。需要注意的是，滞脉的气不足，比弱脉代表的阳弱程度上要轻，湿滞脉不畅也比涩脉要轻。

郑卢扶阳医学所说的滞脉，概括起来有四种情况。

（1）气滞：指下的感觉就如同打气筒的管子一样，与轮胎的接口没有接触好，打一下就跑了，停那一下也不是很顺畅，一鼓一鼓的。也就是气机通行或气化过程中，有些困难或是阻力比较明显，气不能充分充满。亦可以理解为现在所说的阳气弱和气机有郁滞不畅。气滞要看程度，脉见短象，稍微有气滞，若鼓象明显，则气滞明显。气滞脉各部都可出现，一般出现在关部较常见。气滞脉如果不是太紧，软软的，用小茴香、佛手就可以了，如果有点紧则可酌用公丁香，有点紧又有点滑的则用吴茱萸。如果有点气滞又有点数的脉象，一般用郁金、川楝子。肝逆脉，顶出来又倒回勾的感觉，有点逆，一般用青皮。若肝脉沉紧明显，酌选公丁香。

（2）湿滞：有点像衣服淋湿之后黏黏的感觉，手指下感觉如有小股流水流过那样，但流得不是很顺畅，流得很慢，不利索，有点拖拖拉拉的感觉。也像有油流过一样，黏黏糊糊，从手下过去很不流畅之感觉。要看湿滞是在上焦、中焦，还是下焦，从而选取不同的法、药进行化湿治疗。

实际临床中，我们写一个脉滞（气、湿），就是一个滞脉，很多时候要区分是气滞为主，还是湿滞为主，区分的要点就是看脉尾，用心体悟指下的感觉。滞脉有脉尾，绷紧的感觉差一些，这是偏于湿滞之象。滞脉无脉尾，绷紧的感觉明显，有明显的鼓指感，这是偏于气滞之象，若是气滞最明显的情况，脉中可见塌陷，这样的情况要考虑气陷，也要结合临床。

（3）滑滞：手指下有点滑脉的感觉，但又不是十分的流畅，就像是一个滑动的珠上面粘上油一样，感觉有点滑，但滑意流动之象又不顺畅、不很通的感觉。这种脉象我们叫滑滞，多提示患者湿气较重，或是妇女有白带病症。滑滞的脉象有点类似怀孕的脉，需要细心辨别。滑滞脉在临床中还要和滞带紧的脉予以区别，其要点主要是看脉尾尖不尖，尖的是滞带紧，不尖的就是滑滞。滑滞脉一般要升阳、行气、化湿。

（4）一强一滞：传统脉法里的"结脉""代脉"，都是停滞，不通畅的脉象，一下子有力，一下子又力度滞一点，又不很通又不均匀，时强时弱，跳一下滞一下，脉象走走停停，此脉类似传统脉法里的"涩脉"，郑卢扶阳医学都把它们划分到滞脉里面，叫一强一滞，这就是郑卢扶阳医学对结、代脉、涩脉的表达描述。代脉与结脉，中间或有停顿，或无停顿，这个一下强、一下弱的脉象出现多提示患者心脏有问题，心气虚，心阳弱，常见于心律不齐患者，因为心主血脉，又主神志，此类脉的患者亦往往有神思方面症状。辨证是什么邪气造成的不通畅后，用扶阳祛邪之法。

关于滞脉的临床表述：遵循郑卢扶阳医学独有的表述原则，

力求精准。滞脉是郑卢扶阳医学里比较独特的一个脉，我们要去仔细地考量和认识。

滞脉在郑卢扶阳医学的医案中是很常见的，彭师把脉一般会写明湿滞为主或者气滞为主，或者表述为气滞，右上角写一个或几个＋，以表明此脉的程度。师父有时把脉只用一个滞字，比如微微滞，微滞，稍滞，脉滞，稍气滞，最后师父一解释我就懂了。

临证中各部脉都会出现滞脉，特别是在肝脉，经常会出现滞脉，提示肝气不畅。引起肝气不畅的原因却是比较复杂的，也有其特殊性，如情绪问题，生气、怄气、情绪不舒畅等；肝脏本身问题，肝炎、肝肿大、脂肪肝、肝硬化等，总之，患者肝经湿滞或气滞。肝非本脉（弦而有力有神）即为病。在考察肝脉的时候还需要注意一点，在滞脉中往往还会伴有逆象，什么是滞中带逆呢？逆象脉有点上下的意思，逆者回头之意，这要仔细感觉才行。肝脉的滞与逆的问题，也对应扶阳医学所说的情绪问题，也就是有隐忍之气，此为情志所伤，此时可选用青皮、佛手之类以疏畅肝气。心情不畅进而导致心肾不相交的问题，都可以在脉中感觉到，可据脉立法遣药。

学脉，仅仅知道这些脉主什么病证，还是远远不够的，对病邪性质的深入了解，及形成脉象的相关致病信息的全面深入学习，深度地解读这些脉质、脉象，对我们理解和学好脉法是很重要的！

比如一个紧脉，为什么会紧？伤了寒，因为寒邪致病特性为寒主收引，结合寒邪致病特点，我们能够更好理解和学习脉象。为什么有一部紧脉我们就说是阳虚，因为"正气存内，邪不可干"（《素问·刺法论》），"邪之所凑，其气必虚"（《素问·评热病论》），邪之侵袭，必然正气有虚损。

脉在血管中能够涌动的动力，就是我们说的阳气，也是脉中呈现缓力神之象的动力保障！因此，阳气强弱不同，脉的力就不同，造就的缓力神也就不一样，加上病邪性质的不同（这个很重要，比如寒主收引，脉紧；风性数变，脉浮数，风不重则脉浮缓，风寒侵袭则浮紧；湿气重，湿性黏滞，亦可阻碍气机的运行，故可见气滞和湿滞并见，两者又可以互为因果，脉则滞；暑热，脉则数；温燥易伤津耗液，可见脉象浮数；凉燥袭人，脉象可见脉浮，弹指而劲，即硬化也），年龄和体质（体质也是很重要的因素）不同，七情好恶不同，脉则各有不同。总之，这些六淫、七情等致病因素之不同，侵袭之病变部位不同，反映在脉的象就不同，造成的脉质就不同，作为医者，就是去细心察这个微妙的象，所谓：微妙在脉，不可不察！

二、危脉的辨识

最后重点谈一下危脉的问题：危脉，简单地说就是要死人的脉。当患者出现了危脉的时候，一定要仔细分辨，提前告诉患者家属患者的预后。病与脉的问题一定要仔细分辨清楚，防止出现不必要的口舌问题，这是郑钦安先生反复强调过的。

釜沸脉，肝气绝了，就像锅里面水烧开一样。肺气绝了，肺的本脉是毛而有力，而它不仅是毛，就像沸腾一样，不断地翻。

鱼翔脉或者是游虾脉，就是命门脉弱了，这个牵扯着生命，鱼在水里面游，尾巴一摆一个浪，没有了，虾一跳一个浪，这就是鱼翔脉或者是游虾脉，这个是命门绝，命门绝就牵扯到生命了，那病人饮食就不行了，生命就完了。

石脉，脉动摸着很硬，这个就是肾绝了。有一个肝硬化的患者，肾脉按至骨了像是石板一样硬起来，我马上叫他儿子去看，跟他说你要警惕，最后吃了很多药才缓解了，没有石脉的现象。一般患者肾脉大多是摸上去很弱，他那个脉是跑到外边，像是石板浮起来，硬的。肾脉如此，肝脉也如此，两个脉都这样。只有这一个脉象，我就基本上给他下了病危通知。

雀啄脉，或是屋漏脉，小麻雀，啄两下停下来，又啄两下，就叫作雀啄脉。

屋漏脉，我们住楼房没有，住在农民的草房，放盆子接雨水，滴两下，一会又没有了，一会又滴两下，这就叫作屋漏脉，这就是脾脉要绝了，脾脉缓它不是这种脉象。

新弦脉，或者叫循刃脉，像是摸到刀口要被割手的感觉，或者像紧绷的弓弦那么硬。新弦新绷起，非常硬，或者像摸着刀口一样，你顺着刀口摸，又硬又有点划手，这是一个含义，这么形容，是说脉的这一条线都很硬，这就是肝气绝了。

心脉绝也是两个形容：转豆，转动的豆子，硬邦邦的，不带钩。操钩脉，不缓，如果有钩状脉，但是又不缓，叫操钩脉。心脉应当是洪钩有力，若心脉像豆子一样很圆而且转动，摸着像个豆子，硬邦邦的，或带钩却没有缓象，为心脉绝。

这些脉统统没有缓象，绝脉都没有缓象，都叫作危脉。这些脉往往产生于严重的器质性心脏病变，也见于严重的水、电解质紊乱等情况，这些脉一旦出现，都是死脉或绝脉，命保不住的，吃药效果都不好，往往都无法救。这种五脏的绝脉，它不是表现在五脏本身的脉上，而是表现在六个脉上。釜沸脉，表现在六个脉上都是那个感觉，肝气就绝了。如果只是在哪一个部分一个脉表现，还可能有一点希望。例如只是肝脉肾脉有危脉，但其他脉还没有危脉，还可以尽力抢救，如果六脉都出现某一种脉就没有救了。

第四节　郑卢扶阳医学诊脉的要点

当我们学习了扶阳医学的这么多脉，在临床中怎么来看，也就是怎么分析脉？我们概括起来就是七个字：总看，分看，对比看。这是纲领，是原则，也是学习郑卢扶阳医学脉法后如何具体运用的关键，在临证中当然也要考虑病与脉的从舍问题。

一、总看，分看，对比看

1. 总看

总看就是三个指头轻取沉取，都是三个指头总体来看，就叫作总看。比如三部都浮就是风，三部都紧就是寒，三部都滞，湿滞那就是有湿，这就是总看。总看要着重看五脏脉。浮脉知道就可以了，有没有外邪。着重考察腑脉脏脉，就是心、肝、肾、肺、脾、命。

2. 分看

分看就是一部脉一部脉地看，先总看后分看。分看首先要掌握一个要领，重点在肾脉，左手尺脉作为重点考察，要至骨，千万不要把膀胱脉当成了肾脉。这一点始终要明确。

第二个要考察的就是脾脉，一定要考察缓急，在思想上要有这个思路。脾脉是要跟命门火联系起来考察，一个人的消化能力怎么样？如果脾都不能吸收了，你不用药把脾阳扶起来，怎么吸收你的药？

第三个要考察的就是肺脉、肝脉、心脉。考察了脾肾，然后才是肝、肺、心等。

为什么要考察肺脉？肺就比作天，肺上有毛病，这是天不晴朗，必须把肺上的毛病（指风、寒、湿等邪气）去掉。首先要把肺脉滞、紧等解决了，天不晴、地不朗，天空不晴朗，呼吸就不能正常，所以要考察肺脉。

一个健康人，一定是心肾相交状态良好的，心肾要相交，肝脉要通畅，肝脉与情志致病密切相关。

心与心包联系起来考察，往往心慌、心累等不是心脏本身的毛病，而是心包的毛病，比如心包有湿滞、气滞或积水等。

一句话，五脏脉都要考察，重点在肾，然后再脾，然后才是肝、肺、心。命门是要跟脾联系起来考察的。

这个是分看，把上面这几个重点抓住，你就好考察了。

3. 对比看

对比看，这也是郑卢扶阳医学脉诊的重点之一。

第一个对比看首先考察五脏脉，或者总的脉，缓而有力有神，用这个大尺子来比。看这五脏脉整个取，是不是缓而有力有神，自己来体会，量一量。在分取的时候，也跟上面比，肺脉是不是毛而有力，不毛浮就不对。肾脉是不是沉而有力有神，不沉就不对。所以这两把尺子，就是第一个对比。

第二个对比看，是把自己的十七息练好了，去定患者一息几至，一定要把自己的呼吸的这个尺子练好，不是无依据地感觉病人的脉跳得快跳得慢，要很标准地用息度衡量。

第三个对比，用患者的三部脉去比较，用患者自己的脉去比。有的人本身就很虚弱，有的人就很浮，用三部脉去比，在沉取的时候这三部脉是怎么样，是不是合乎标准？是三部脉都滞呢，还是一部脉滞呢？三部脉都紧吗？还是一部脉紧？有的人肺脉紧，脾脉不紧，这种情况是经常出现的，用患者自己的三部脉比，不是用我们的脉去比。有的就是一部滞，比如说，肝脉滞了，有湿，断定他有肝病，有风湿，独独肝脉滞了，我们就可以断定他的湿在筋络，因为肝主筋。如果肾脉也有水湿的现象，寒湿就在骨。所以一定要拿患者自己的脉去比较，我们不要主观，这个要去细摸，要去锻炼，当然还要结合其他三诊的情况。病在哪个部位，要比较就用患者自己的脉去比，要反复体会。比如紧脉，就出现在脾，那么这个紧就是脾上有寒。为什么郑卢扶阳医学把完脉一说就准呢，就是你把脉摸准了。因为吃了冷的，病在胃，伤了胃，长期吃冷的就伤了脾，所以脾脉也紧。只是偶尔吃，紧可能就在胃上，这些就是第三个比，用患者的三部脉去比，用他自己的脉去比，而不是我们主观去比。

第四个对比，患者前后诊断的脉去比。第一次诊断的脉没有缓象，吃了几剂药有缓象了，就说明病有好转。可是原本有缓象，吃了几剂药，脉反而没有缓象了，就提示病可能在进展。病在进展的原因是什么，你就要仔细找了，是伤了饮食，没有注意忌口，伤了正气，还是工作劳累，没有休息好，等等，要再去找原因。所以，面对患者的每一次复诊，患者脉象前后变化的反复对比，是很重要的。

郑卢扶阳医学把脉分为浮取、中取、沉取。浮取、中取、沉取可以让我们知道风、寒、暑、湿、燥、火、热等邪气是在表、在中，还是在里，比如浮紧脉是在表，沉紧脉是在里。另外可以分为整体取、分部取。整体取，比如整体脉"弱"，代表元气不足。比如左手关脉浮紧，多为肝胆受风之脉象，这时师父会针对性地加天麻治疗。

现在人的脉一般都是复合脉，很少见到单脉，比如全体紧脉或滑脉等。一般都是比较复杂的，几种脉象复合在一起。对滞脉与其他脉象同见，郑卢扶阳医学多用"带"字来描述，如：滞带紧，滞带微紧，紧带滞，等等。复合脉我们一般看主要问题在哪里，外邪表证、脾胃问题，还是肾虚为主等，病邪在上焦、中焦，还是下焦，这样就能根据脉象找到侧重点，以区分主次，然后立法和遣药才能精准。比如主要的脉很滑，我们立法遣药的侧重点就放在祛寒湿和水湿；主要的脉很沉、很弱，我们的侧重点就放在建中，理中，益肾填精；左尺脉短、细、小、弱，乏神乏力，看患者表证怎样，没有表证的话就用附子法，若有表证的话用附桂法加减，看要治上焦、中焦还是下焦，选取不同的量；如果没有浮紧的脉象，没有六淫等邪气，也没有危险的脉象，就可以建中或理中，然后填精，或者步步填精，填精用药是有法度的，不能乱填，这个在后面会讲。

郑卢扶阳医学的十五部脉，分浮取、中取、沉取，尤其在病家首诊的时候，一般还需要一个助手，因为一个人又要全神贯注把脉，又要记录脉象，是容易分心的，所以，师父一般都是闭目凝神把脉，每一步脉都要细致耐心地去考察、去描述，并详细记录在医案上。然后总体和分部观察，一步一步去考虑，脉象有"紧"的先祛"紧"，有"风"的先祛"风"，有"逆"就治"逆"，有"滞"就分清是"气滞"为主，还是"湿滞"为主。所以我的经验是找主要矛盾的脉，先定"法"，看邪气在哪里，是什么邪气，需要用什么方法去解除，遵循"四诊慎细，以脉为主"。治疗时起手常用桂枝法或附桂法拨通气化通道，使元真之道路通畅，从而风寒湿瘀浊等邪有出路，亦谓有邪祛邪。第二步常以纳气归原之法，建中培土，五脏之气归于坎中，使元真之体充足，又可使大气升举，反哺五脏，病愈后大壮元阳以收工，使先后并固。

二、以脉判断正气的盛衰

郑卢扶阳医学，最为重要的就是扶助人这一口气，这一口气就是阳气。而当我们诊脉的时候，就是要通过脉诊，体会患者脉搏跳动过程中，正气与邪气处于一种什么样的状态。在我过去所学的脉诊中，几乎所有的描述都针对邪气而言，至于正气在诊脉时怎样把握，大多数书本上都没有一个清楚的论述（不明也，无法讲清楚），也无法给出一个很好的方法来判断人体正气之情况。因为一切疾病的发生过程，就是人体正气不足所致，如彭师所说："正气不充满到哪里，哪里就要生病。"我们怎么判断人体的正气呢？从左手尺脉上着手，就是彭重善师父在《大医火神师徒传道录》中所说的，左手尺脉按压至骨，来感觉手指腹下其跳动缓力神的状态。为什么这种判断方法，能知道人体内正气亏损的情况呢？因为左手尺脉属肾，肾阴为坎水，其坎卦象内涵是：外面二阴夹一阳。人体的一切生机，都体现在这肾坎一阳中，因为坎水一阳的搏动，就是人体正气、阳气在升动过程中的反映，而人所谓的"一口气"，实是指这坎中一阳。因此，感悟这左尺脉手下坎中一阳的搏动，就能知道目前患者正气亏损情况，而且还能知道，当患者什么时候尺脉坎中一阳的搏动，达到正常，患者的正气、阳气就是被扶持起来了。这样判断人体正气的诊脉方法，是郑卢扶阳医学最为独到之处。

判断人体正气的另一种方法，就是判断整体双手寸关尺中的缓、力、神。缓、力、神，彭重善师父在《大医火神师徒传道录》中讲得非常详细而且具体。从文字字面读起来是比较容易的，但是真正体悟起来却并非易事。为什么呢？因为，感受脉搏跳动过程中的缓、力、神，其实就是感觉脉搏跳动过程中这一股子脉气。脉气是什么感觉呢？就像是一股水流在我们的手下流过。正气所反映出的情况，主要体现在六部脉诊中之缓、力、神。怎么样把握六部脉诊中的缓、力、神呢？根据彭重善师父在《大医火神师徒传道录》中所讲，六部脉中的缓、力、神，主要体现在五脏脉中，即浮、中、沉，或是举、按、寻中，以中按或沉取中得出。如果从浮中感觉出，这一定是邪气存在了。所以说，我们要从五脏脉中感觉缓、力、神。彭重善师父在《大医火神师徒传道录》中说："五脏统帅全身。"我们去感觉五脏脉中的缓、力、神，就是在感觉五脏之中正气的情况，即正气的虚实情况。《素问·五脏别论》云："所谓五脏者，藏精而不泻也，故满而不能实。"况且，由于五脏时刻在不停地工作，都在运行中消耗阳气，其自身只有虚的时候，而不可能有实的时候，一旦有实的时候，就是五脏有了邪气，占据了正气的位置。彭重善师父在《大医火神师徒传道录》中将正气的状态总结为四条：

一是最佳状态（六脉加上肾脉都完全达到缓、力、神）。

二是正气有亏损状态（六脉基本有缓象，但是力、神稍弱一点），虽有小病，还属健康。

三是正气处于严重亏损状态（六脉基本缓象稍差，力、神亦稍差，某一脏没有了缓，或为日后大病之祸根）。

四是正气亏损达到很严重状态（六脉基本无缓象，力、神亦差，大、重病多已经形成）。

当然，在临证实践中，亦要结合六淫、七情等致病特点和六经传变规律等来判定，还要分五脏来判定，即结合五脏本脉和病脉的具体情况，这是需要一整套体系的，这也是本书努力的方向！

郑钦安先生又曰："夫人之所以奉生而不知死者，惟赖有此先天一点真气耳。真气在一日，人即活一日，真气立刻亡，人亦立刻亡，故曰'人活一口气'，气即阳也，火也。"（《医法圆通·卷四》）这里的真气自当包括了真阴真阳，亦元阴元阳也，因为郑钦安先生早已明晰，真火实能生阴之至理，曰："邪火始能伤阴，真火实能生阴，此邪正关键，用药攸分区处，岂堪混淆莫辨。"（《医法圆通·卷四》）弄清楚了有真阳就必有真阴相应的道理，即本位上的真阳、元阳，实则等量于人之真气、元气。因此，郑卢扶阳医学的精髓，正在于全力维护和扶持坎离中立极之阴阳，而其侧重点，则在于维护和扶持其中之真阳，因为"真火实能生阴"，只有本位之真阳足，才可以实现最终之阴阳两足，人才可性命全矣。

我们又如何通过切脉分辨出元气、正气、太和之气？元气乃是生命的先天真阳之气，即先天父母给的一口气，而切脉左手尺部至骨，实际上就是切的先天坎中一阳，即先天真阳、元气。当然，元气虽然称之为真阳元气，其实精的问题也不能忽略。正气与太和之气，其实说的是同一个问题，正气是现代中医学的称法，太和之气是郑钦安先生的称法，属于道家的称法。这两个称法的内涵基本是一致的，如郑钦安先生在《医法圆通·卷四》中说道："正气者，阴阳太和之气也！（太和者，真阴真阳浑然一气，氤氲化育之消息也）。"

通过切脉来判断元气，主要是通过切左手尺脉至骨而得到；正气与太和之气，则是结合五脏脉的缓、力、神，以肺脉毛、心脉洪、肝脉弦、脾脉缓、肾脉沉来衡量，最后得出综合性判断结果。一个是先天，一个是后天，先后结合，才能真正判断元气、正气、太和之气三者的关系。

郑卢扶阳医学重视先天与后天的关系，彭重善师父在《大医火神师徒传道录》中讲得比较清楚，切脉左手尺部至骨就是探究先天这坎中一阳的功能状态，因为这坎中一阳源于乾卦，而郑卢扶阳医学就是着眼在这先天坎中一阳，所以通过切左手尺部至骨而探明先天坎中一阳的情况是非常科学又简单的方法，完全符合郑钦安先生大道至简的思路。切脉了解后天的情况，主要是从五脏脉的缓、力、神情况来了解，特别是右关部脉即脾胃脉，更能了解后天脾胃运化升降的情况。先天强健，后天必然旺盛，先天弱而后天想强盛是很困难的，因为人活一口气，这一口气主要缘于先天，而后天之养亦不可或缺。故郑钦安先生曰："先天也，先天一气，造成五官百骸；后天也，先天一气，即寓于中。先天为体，后天为用。先天立命，后天成形，形合乎命，命合乎形，神宰乎中，性命乃成。合之则生，散之则亡。"（《医法圆通·卷四》）。

三、以脉判断病邪性质及盛衰

历代脉学著作中，几乎都在谈关于脉中邪气的判断方法，介绍病脉的内容非常多，但与治疗的法、药，联系都不是十分紧密，有些是近乎脱节的。综观郑卢扶阳医学脉法，做到了脉、法、药的紧密结合。

郑卢扶阳医学脉法中，是怎样去把握脉下之邪气呢？首先是病家的脉失去了四季脉中变动之特点，一年四季人体的脉搏跳动，是有一定变化规律的，这个医者心中要十分清楚，关于四季脉变化特征，彭重善师父在《大医火神师徒传道录》中讲得非常详细，如《黄帝内经》中所说："春脉如弦……夏脉如钩……秋脉如浮……冬脉如营。"如果在四季脉诊过程中，失去了上述之脉象特点，那就是病脉。四季脉与五脏脉的关系：肝应弦，心应钩，肺应毛，肾应沉，脾应缓。如果说在诊脉中，发现五脏脉象失去了上述五脏脉特点，这就是出现了病态，也就是说人已经生病了，并且出现了病脉，即病理性脉象。

人体发生疾病的原因，包括内因、外因、不内外因。《黄帝内经》将病因分为阴阳两类。如《素问·调经论》云："夫邪之生也，或生于阴，或生于阳。其生于阳者，得之风雨寒暑。其生于阴者，得之饮食居处，阴阳喜怒。"《金匮要略》指出："千般疢难，不越三条：一者，经络受邪入脏腑，为内所因也；二者，四肢九窍，血脉相传，壅塞不通，为外皮肤所中也；三者，房室、金刃、虫兽所伤。以此详之，病由都尽。"医圣将病因按其传变概括为三个途径，外侵、内生、他犯。

外侵指外因造成的疾病，自然界有六气：风、寒、暑、湿、燥、热（火），六气太过或不及，转而为淫邪之气，中医称为六淫邪气，六气变成六淫，侵袭人体，就会导致气滞血瘀，人体营卫虚弱不固，六淫乘虚而入，疾病产生。大量临床病例说明，所有内因与外因所致疾病无不与五脏六腑有关，大部分内科疾病是因内伤七情、外感六淫而生，甚至骨伤等外科疾病的变化都与内伤七情、外感六淫有密切联系。宋代陈无择著《三因极一病证方论》，在前人病因分类的基础上明确提出了"三因学说"，他说："六淫，天之常气，冒之则先自经络流入，内合于脏腑，为外所因；七情，人之常性，动之则先自脏腑郁发，外形于肢体，为内所因；其如饮食饥饱，叫呼伤气，尽神度量，疲极筋力，阴阳违逆，乃至虎野狼毒虫，金疮踒折，痓忤附着，畏压溺等，有悖常理，为不内外因。"始以六淫邪气为"外所因"，情志所伤为"内所因"。七情，即喜、怒、忧、思、悲、恐、惊的过度兴奋或抑制从而损伤内脏，影响阴阳气血的变化，从而发为各种疾患。《灵枢·本神》云："心气虚则悲。"神气不足，其脉常有气滞，过喜伤心则可见气缓，脉亦多见气滞。过怒则伤肝，暴怒则气血逆乱，可见肝脉逆象。过忧则伤肺，亦可伤脾，证见闷闷不乐、食欲不佳，脉则多滞。过思则伤脾，心脾伤可见失眠、健忘、心悸等。过恐则肾气亏虚。《素问·举痛论》云："惊则心无所倚，神无所归，虑无所定，故气乱矣。"惊可使气乱而心神不宁，甚者见神志错乱，心又为五脏六腑之大主，心动则五脏六腑皆摇。心为君火，内在受伤，肯定伤阳，伤五脏。而饮食劳倦、跌仆金刃，以及虫兽所伤等则为不内外因。这种把致病因素与发病途径结合起来进行研究的分类方法较之以往更为合理、明确，对后世影响很大，故沿用至今，即将病因分为外感性致病因素、内伤性致病因素和其他致病因素三大类。

《黄帝内经》在论述人体生命活动规律的时候，强调人是一个有机联系的整体，这就是中医的整体观念。人体脏腑组织器官在组织结构上不可分割，生理功能上相互协调，病理上亦相互影响；人生活在自然界，与自然界有着密切的关系。由此形成人体局部与整体统一，人与自然统一的天人内外统一体，并以阴阳五行学说为方法论，说明人体内外的联系：人体以五脏为中心，统领六腑、奇恒之腑及五体、五官、五志等外应自然界；以四时五行阴阳为中心，统领五方、五季、五气、五味等，形成四时五脏相通应的整体联系法则。所以，郑卢扶阳医学强调以五脏统帅全身，这一观点反映在病因学方面，是从人与自然统一关系的破坏、机体本身整体联系失调两方面来认识致病因素的。

临证时应该出现的正常脉象没有出现，也就是说正气没有能力体现出这些特点，相应的致病因素，就会通过脉象表现出来，也就是病脉。比如说，肺脉毛，就如我们用手去触摸过去用的鸡毛掸子一样，如果说右寸部不出现毛脉，这就是邪气占了正气的位置。另外一个判断邪气的方法，就是感知整体脉失去了缓、力、神之象。正常的脉象中应该呈现出缓、力、神的状态，如果说整个或者是局部失去了缓、力、神状态，这就是出现了邪气。为什么这么说呢？因为"非其位则邪，当其位则正"（《素问·六微旨大论》），此处的正气可以通俗地理解为保证人体"阴平阳秘"状态协和的阴阳之气，即太和之气，它们维持着生命的正常气化，而邪气，则是相反。脉诊如果失去了缓、力、神之象，一般会有两个特点：一是，整体脉象都失去了缓、力、神状态，即整体上呈现出邪气盛的状态。二是，局部失去了缓、力、神的状态，即寸关尺某一部脉象，如右关部失去了缓、力、神状态，这就是脾胃有了病态，或者邪气盛在了局部。关于六淫、七情等致病的特点及常见脉象，需熟知，乃基本功也。

对于局部脉象中邪气脉之特点，郑卢扶阳医学有其独到的认识，最主要有以下五个方面：那就是紧脉、滞脉、劲脉、膀胱脉和尺脉浮，一般指的是左尺脉浮。具体请参见本书常见病理性脉象阐释一章。

四、临证为我们确辨阴阳

郑卢扶阳医学通过脉法辨阴阳，这是郑卢扶阳医学很重要的一块内容，也是其特色所在。我们知道，血液属"阴"，需要通过"阳"来推动，因此我们可以通过脉法了解人体的阴阳问题。患者是阳虚还是阴虚，阳气和阴气的分布是怎样的？这些问题，通过正确的把脉，脉象会告诉我们最真实的信息，因为脉象是对机体信息的一个呈现。扶阳脉法，主要判断外邪入侵人体以后，邪气所造成的阴阳和偏盛，而不是判断元阴元阳，这和《伤寒论》是一致的。所谓阳虚，是因为阴邪盛，阴盛则阳虚；所谓阴虚，是因为阳邪盛，阳盛则阴虚。郑钦安先生称为"外感从阴从阳之道"（《医理真传·卷二》）。《素问·阴阳应象大论》云："善诊者，察色按脉，先别阴阳……按尺寸，观浮沉滑涩，而知病所生。以治无过，以诊则不失矣。"《素问·脉要精微论》云："微妙在脉，不可不察，察之有纪，从阴阳始。"郑卢扶阳医学从脉上就可以分表里、阴阳、虚实，这种思维有助于我们更好地学习脉法知识。如今的脉不像过去的脉那样单一，现在人的脉象愈加复杂，几乎已经很难再简单地用教科书上的例如"左脉浮紧，右脉滑数"等，简单明了地给一个较准确的描述，复合脉在今天几乎已经成了常态。

1. 从表里来分

比如说表证，如果有浮脉，我们会把它再细分，一般都是复合的，比如浮缓脉，表有风，就用桂枝法进行加减，此时多考虑配加防风、天麻等祛风之品；浮紧脉，表有寒，就用桂枝法里面的麻黄汤法，也就是桂枝法加生陈皮等；若有鼻塞、咽痛，多配加厚朴、黄芩、白芷等专药；如果浮紧的同时还滑，则代表有水湿，此时用药多考虑配加茯苓等祛湿之品。浮缓脉、浮紧脉、浮滑脉，这是表的问题。

里的问题，比如左尺脉，这个脉上出现小脉、短脉、细脉、弱脉，包括有略滑、略浮的脉，以上这些不足之相的脉，都可以选用附子法，越不足附子量就应该越大，彭重善师父在《大医火神师徒传道录》一书里说，"越虚量越大，年龄越大用量越大"，这是从里上来看问题。

2. 从阴阳来分，不足的脉称为阴脉，有余的脉称为阳脉

不足的为阴脉，阴脉也称为阳虚，阳虚的脉象短、沉细、弱、软、小，这是阴血不足造成的，可以用附子法进行加减。

有余的为阳脉，阳脉也称为阴虚，如果脉象洪、大、数就可以用一些寒凉药，但如果是复合的虚大脉，比如郑卢扶阳医学的劲脉是不能用寒凉药的，要几个脉象同时出现洪、大、数才能把它辨别为阴虚或者真正的阳明腑实证，当然，还需结合其他的三诊为妥。事实上，这种洪、大、数的脉象临床上很少见。患者一般口渴很厉害，肚胀，高热不退。如果遇到这种脉象，就是用大承气汤，我只用过几例，而且很快见效，因为现在患者多为阳虚体质，真正的阳明病比较少见，患者吃完一剂药或者隔两个小时再吃一剂药，便会不停地大小便，把邪气泄出去，症状马上就解除了。如今的现实情况是，能经常见到的只是兼夹的一些阳明证，或者是阳明化燥的证，也是因为人们普遍体质阳虚的原因。

3. 从虚实来分

比如说"虚"，肾脉还可以的就用桂枝法来解除表证，也就是所谓的邪气、表邪。比如"湿"邪造成的滑脉，滑得很重就用化湿药，如果是滑数，则用云南的药，比如土茯苓、薏苡仁之类的；如果只滑不数，即浮法脉，则用茯苓、桂枝、白扁豆等。再比如"燥"邪造成劲脉，就用石菖蒲、油厚朴、茯苓等；如果是"火"邪造成的虚脉，脉象洪、大、数，可以用石膏。

用什么药要根据脉象来确定，必须有脉象指征。那些说"火"就用石膏、"渴"就用生地，而不察脉的都是不负责的中医。我们直接从脉法上分表里、分阴阳、分虚实，学习起来就更快。有表证就祛除表证，有风、寒、暑、湿、燥、火等邪气就先祛除邪气，根据不同的邪气去选用不同的"法"。有了这样一个思维方式，我

们在（执）选法、用药方面就比较明朗，有根有据，疗效自然会提高，心里就有底。

五、病、证与脉的从舍问题

郑卢扶阳医学认为，当病急之时，当从病而舍脉，当慢性病的时候，以脉为主。所以，郑卢扶阳医学提出，病急从病，病浅、病慢则从脉。病脉相合，舍病从脉，病脉不合，或从病或从脉。抓住总纲，思想上就简化、明确了。

1. 病脉相合

举例：外感风寒，怕风，脉浮紧，这就是病脉相合。病脉相合就舍病从脉，就不要再去考虑患者说的其他的症状，就首选桂枝法。若人体质很弱，肾脉也很弱，亦是病脉相合，此时从脉，即根据肾脉弱给予扶阳，用四逆白通汤，或四逆法架构下用药。

2. 舍病从脉

彭重善师父曾举过一个很简单的例子，让我们一下子就明白了。"在广州去给一个老和尚看病，老和尚自己不说话，那些小和尚说，他这里痛，他那里肿，吃不下，最后我一摸脉，我只能够舍病从脉，整个脉浮，肾脉也开始浮了，老和尚不能说话，只能摸脉，连舌苔都没看到，他病重了，嘴都张不开了，你怎么办呢？管他哪里痛，哪里胀，断定了他是阳气虚了，脉已经浮了，都快脱阳了，一脱就完了，我摸了脉马上开了大剂量四逆白通汤，就给用的 80 克附片的四逆白通汤，熬药也慢，到了下午才喝上，两道药后，即第二天的上午，就会说话了，晚上他就能会客了。"此例患者连话都不能说，没有问诊的情况下，就只有凭脉象来诊断，就考验你摸脉的水平了。如果只听侍者说腹胀、吃不下，给用些帮助消化的药，那就完了。这就是舍病从脉的一个例子。

又比如，肾气弱，又突然严重腹泻，此时就要先解决腹泻的问题。肾脉再弱都首先要解决水泻，就要加大泡参防止大泻，其他的先放一放，这也符合一般中医的大原则，急则治其标。首先要断定他腹泻是什么病，是伤了饮食还是痢疾，若是痢疾我们就用桂枝法加大黄，解决了腹泻马上回来解决肾阳弱的问题。一句话，"病急先从病"。

如果妇女月经量很大，也就是中医妇科的血崩症，最常见的是气虚和血热的原因，气虚不能够固摄血液，血热则妄行，此时就不能只是简单地调月经。若是阳气虚不能固摄血液的问题，就要从固气着手马上把出血解决了，既要用化瘀生新的炮姜等药，还要用固气的药，比如制升麻、黄芪，这也是从病来遣药，若无大经量的症状，平时调月经就是顺势而调，通过调肾气、调带脉、调肝气等方法遣药。

3. 舍脉从病

病虽然有，但病痛很缓和，主要从脉象入手，肝、肾、脾等，该调哪部脉就调哪部脉。脉象上最根本的要抓住，不管调哪部脉，都要把肾脉和脾胃脉放在前面考虑，在此基础上考虑其他脏的脉。如果脉象跟所说病情都不符合，比如病人最突出的为肝脉逆、滞，肝气非常不条达，那就需要首先调肝，用公丁香、青皮、小茴香、佛手等，因为心肾相交的前提是肝气畅达。但是这个时候，又有肝区痛得不得了，脉却反映不了他的痛，脉不反映怎么办？这个时候，我们就用疏肝的，治肝痛的药给他吃，先把患者的急的症状给治了。比如还有的腹泻得不得了，一天拉几遍，这个时候怎么办，脉象反映不出来，所以这时要舍脉从病，赶快止泻。如果断定他还能够吃附片就用大剂量的附片加大泡参来解决。

还有就是遇到虚阳外越或阳气即将虚脱者，此时往往患者的症状为咽喉肿痛，可能眼睛肿胀等，把脉肾脉是浮起来的，或带劲或带洪大，这实际上是虚阳外越的表现，很多医生会误诊为燥气伤人，或者单纯的咽喉炎。这个时候要从脉象断定，则舍病从脉，此时一定要回阳，用四逆白通汤之类。

关于舍病从脉和舍脉从病的问题，也是跟师学习的重要内容之一。诊脉辨证的总纲是：病急从病，病浅、病慢则从脉。这都需要在今后的实践中慢慢地体会。

第五节　扶阳医学，四诊慎细，以脉为主

郑卢扶阳医学为什么以脉为主，因为脉传递了很多其他三诊无法传递的信息，脉诊是中医最重要的诊断瑰宝之一。当然，这并非是说单凭脉诊就可以单打独斗，而是要和其他的诊断工具整合，脉诊可能是一个中医所能使用的最重要的诊断工具之一。

脉是需要切身感受和体悟的，因为"学脉"说到底是一种感觉，是需要放在临床上去感受的"手艺"。心中难明，指下难明，都是学不好脉的。郑卢扶阳医学的脉法，彭重善师父在《大医火神师徒传道录》一书中讲得很仔细了，也就是郑卢扶阳医学的"四诊慎细，以脉为主"，这是非常实用的。因为望、闻、问、切四诊之中，望、闻、问三诊，都有可能出现假象，而独独只有脉诊，任何人也无法掩饰什么，几乎不可能存在假象，因为脉搏的跳动，是一个人无法用意识来控制和干预的。脉搏跳动所反映

的情况，就好比是现场直播一样，所反映的就是患者即时的一个信息，而且其反映的信息最及时、最迅速、最确切，需要我们去用心察别。我们说人活一口气，而把脉就是对这一口气在人体内的直接运行情况的读取和了解。彭重善师父反复强调，切脉是为了了解和判明全身及脏腑气的运行情况，在这里主要谈谈郑卢扶阳脉法的思维方式，认识郑卢扶阳医学脉法与其他脉法的不同之处，以及临证我们如何与郑卢扶阳医学的法药相融合，这也是我跟彭进师后才有的一些学习感悟。关于外界传言的把脉就开方，个人觉得其实是有些不全面的。所谓"病家不用开口，病情便知八九"，这说的就是脉诊，郑卢扶阳医学的脉法是可以达到"零口述"开方，就是几乎不用问诊就可以处方。这句话在以前，我也会认为是不可能的，而在入手郑卢扶阳脉法之后，才知亦非难事，只因学有参差，悟有不齐，故"四诊慎细，以脉为主"，当为防漏补缺之良法，脉于医者，当犹手足也，为医不脉，等同于自废武功。但是这样的倡导很可能会出现一些问题，尤其是对初学者，或者病情较复杂者，因为毕竟很难有人的脉法能如卢铸之、卢永定师那样的精准。

据彭重善师父回忆，卢永定先生诊病时，有时候也不太多问，认真反复地把几次脉，法药就出来了，那时候卢永定先生看病的收费，在当时那个年代是一般门诊费的一倍，但仍然是一号难求，理由是什么，我想只有一个，那就是疗效好。因为在病家眼中，疗效最重要，没有疗效，就没有口碑，生存都会成问题。这都从侧面反映了郑卢扶阳医学脉的重要，以及火神先辈临证时候的风采。但是，我们初学者于临床，还是要认真地"四诊慎细"，努力做到"以脉为主"，减少和避免临床上的误漏，而后再循序渐进，方可渐入佳境。

郑卢扶阳医学脉诊的独到之处，不仅仅是就诊脉而言，关键还是为确立治法提供可靠依据，同时结合脉诊中的兼夹情况，为我们整体把握病情，调整正确的看病次第，从而有目的性地选择最佳药物。临证中，邪之所凑，或余邪潜藏或留有伏邪而未尽的情况，虽不一定有症状，但一定是会在脉象上有所反映的，比如或紧或滞或劲或滑，不一而足。还有一些疾病，尽管经过治疗后症状减轻或消除了，但是否真的痊愈，脉象上也一定是会有相对客观的反映，病邪、病机不同，反映的脉就不同。脉诊是帮助我们诊断疾病，确定治法方药的重要手段。在四诊中，郑卢扶阳医学最注重的是脉诊，当然其他三诊同样不可或缺，郑卢扶阳医学通过脉法来"确辨阴阳"和了解患者的具体情况，再结合其他三诊来立法遣药，而后出方，可见，郑卢扶阳医学脉法的意义重大，所以郑卢扶阳医学先辈提出"以脉为主"的思想，在临证时，讲求"四诊慎细，以脉为主"。

正是因为如此，我们看彭师的医案就会发现，为什么要求尽量或者最好是一周一诊或者半月、一月一诊，而一诊时往往几张处方，吃几剂，加几味药，减几味药，或者会在一周之内变换几个不同的法。因为诊脉当时可能是这样的情况，可能过几天、几周，甚至几个小时，都会发现变化。这就如同高手下棋，会预测走向，把控全局，多看几步。而郑卢扶阳医学的脉法，正是紧紧抓住脉诊中细微的变化，而不断地调整处方与用药，把控疾病的走向，才能与病情的发展变化紧密切合，这样才能取得一个好的临床效果。这就是为什么看彭师的治病过程，其处方每诊药物看似非常类似，但仔细分析却会发现其每张处方都可能会有差异。这就是综合考虑当时脉诊的情况的结果，这就是郑卢扶阳医学为什么要以脉为主的重要缘由！

第六节　脉诊的价值、目的和特色

中医历代都比较重视脉诊与临床的紧密联系，这是因为脉是人体气血运行的总的体现与反映，脉还反映人体内气化的情况与程度。郑卢扶阳医学认为气化的所有反映，都可以从脉象上体现出来。郑卢扶阳医学强调运用姜、桂、附以助人体之气化作用，正如卢铸之先生所言：人生立命在于以火立极，治病立法在于以火消阴。这正是基于临床而言，将脉象与立法、遣药密切相连。

在郑卢扶阳医学脉法中，我们通过把脉至少可以得到以下几类信息，关于此章节，我们学习时要参见彭重善师父的《大医火神师徒传道录》之相关内容。

一、反映患者的总体状况

我们在临床上发现，在很多的情况下，患者患病之后，其实对自己的反应（即患者自身不适的感觉）并不十分清楚，或者是模糊不清的。比如我们诊脉之后发现，患者双手脉都有浮紧，以太阳伤寒为主，而患者的主观感觉，却可能与我们脉诊的认知不一，也就是患者可能没有什么明显的外感感觉。所以说，患者患病之时脉象的信息，是反映其本质情况的，即人体已经发病的状态，而患者自己可能并不是十分的清楚。彭重善师父在《大医火神师徒传道录》中谈道："首先要正确地认识'总体'两字。气血运行在寸关尺三部时，反映人的生理、病理最本质的状况。注意'本质'这两个字。生理说的是无病的情况，脉缓而有力有神，就是正常脉象；病理说的是生病时的具体状况。通过脉象信息反映的是最本质的，因为实际临床中会出现脉患者不病的情况，所以扶阳医学提出'四诊合参，以脉为主'，这也让我们在今后的诊断中，认真地把脉切准，若对本质的东西掌握不准，判断就错误了。"例如很多的肿瘤患者，在几十年的生活中，并没有异常感觉，一旦肿瘤病发就已经到了晚期，而这种情况在脉象中，肯定早已经有所反映。还有很多心梗患者，往往也是心包脉紧多年，平素也不在意，一发病却往往可能会要命。因此说脉诊是中医临证的重要一环，是学习郑卢扶阳医学的重要内容。

二、脉的具体反映

郑卢扶阳医学的脉诊能够给我们提供很多有用的信息，其中最具价值与意义的有以下几点。此处我摘录了彭重善师父的《大医火神师徒传道录》之脉的具体反映，来作一说明。

1. 反映心脉搏动的状况

脉律不齐，时快时慢，时强时弱，结脉，代脉等。

2. 反映气血盛衰的情况

气血在全身脉管里运行，气血盛，脉为常脉，缓而有力有神，否则就是气血衰。衰包括过余和弱，比如：脉浮，也即脉衰了，伤了风寒了，或有高血压；脉弱了，或者肾脉弱了，或者哪一部弱了；脾脉滞紧，有寒，运化不好，即脾气衰了。整体脉和各部脉都有盛衰，根据以前讲过的两把尺子来衡量，总体脉象的尺子是缓、力、神，各部五脏脉的尺子是其本脉加缓、力、神来衡量。

3. 反映脏腑功能的情况

我们把双手寸关尺分十三部，来测定脏腑功能，分取每一脏腑都有其相应的标准。比如：膀胱脉滞，反映膀胱气化不开，紧则反映太阳膀胱有寒；肾脉弱，反映肾气弱，肾脉紧反映肾有寒，女子还反映子脏有寒。五脏的本脉象标准就是对应的腑的标准。

4. 反映肾气强弱的情况（此为重点）

肾气不仅仅指肾这个脏的情况，还包括要考虑全身的正气情况。正气和肾气既同又不同，具体如下。

肾气一般重点考察左手，有时候也考察右手。考察肾气的重点有三：首先，肾脉的标准是沉、缓、力、神，否则就是有病。第二，肾脉弱，要考察力度弱还是短了。短反映了肾气弱；脉不短但弱，反映的是因为长期伤肾而弱下去；肾脉紧，也是弱，反映有寒，男子是寒湿入骨，女子很可能是子脏有寒。所以肾脉弱要判断各种脉象，这里只能举几个例子。第三，肾脉应沉而有力，若肾脉浮起来了，很容易摸到，且力度大，这并不好，这反映有脱阳、阳浮的危险，此时只能用回阳、挽阳的方法，用四逆汤或四逆白通汤。

重点掌握这三种情况：一个标准，一个病态，一个阳脱。另外的细节在实践中去体会。

肾气与心、肝、脾、肺四脏有密切关系。要使肾气起来，就需要调肝，因为肝在中，心肾相交通过肝；若肺气不够，有咳、有痰，要先调肺气，因为肺呼吸新鲜空气，然后供给肾，肾气起来离不开肺气；脾胃要运输营养物质到肾；心脉有问题，我们也是把肾气纳起来归到心。我们的方子经常用到西砂仁，它的作用就是把五脏之气归纳于肾，再把肾气送到肺、肝、脾、心。所以，肾是重点，它牵涉四脏。

肾气要结合太和之气考虑。太和之气就是正气，既跟肾气有密切关系，又有不同。所谓的太和之气就是父母的元阴元阳跟我们本身（肉体）结合不可分割的、人的生命的根本。元阴元阳是不能分的，只有人死了才能分开，那时候没有气了，只剩肉体，只有阴了，只要元阴元阳结合就是个活人。所以，肾气还反映了对正气的判断。正气的判断首先看肾脉，然后看五脏之脉、全身的脉与问诊结合是否正常，全身都正常，太和之气就旺，有哪一脏不正常，太和之气就弱。太和之气充满全身就没有病，切记"太和之气充满全身，则人安和，益寿延年"这句话，这也是我们治病的根本目的。

总之切肾脉要和全身脉结合判断，这是重点。

5.反映心肾相交的情况

心肾相交除了考虑肾脉，还要考察心脉弱不弱和肝脉畅不畅。肝脉不畅，心肾相交就受阻碍，心是离，心脉弱了，就降不下来，就变成离坎未济了，未济就不好。心肾相交就是坎离既济，既济卦中，心很正常，才能降下来，肾气才能升起来。这就是通过心肾肝三部脉结合考察心肾相交的情况。

心肾相交就是离要下降，坎要上升，在每天午时和半夜子时就是心肾相交的时候，所以我们经常强调要早休息，守子时，如果长时间不守子时，心肾相交就弱了，身体就慢慢衰败了，这是个自然现象。若相交不够，则根据心脉、肾脉、肝脉的情况，调心脉、肝脉和肾脉，协助解决心肾相交的问题。

6.反映脾胃运行的情况

脾脉要缓、力、神，若全身脉无缓象，首先考察脾脉，全身脉和脾脉的缓、力、神的标准是相同的，不同的是一个是全身，一个是局部。为什么？脾主四季。五脏脉各有所司，春天是肝脉主司，宜弦；夏天是心脉主司，宜洪；秋天是肺脉主司，宜毛；

冬天是肾脉主司，宜沉；而脾主四季，所以脾很重要，要考察脾脉。我们所说的胃气，就是把脾胃结合起来说的。《黄帝内经》上说人"有胃气则生，无胃气则死"。什么叫胃气？就是缓！凡脉有缓象的，即使不是标准的缓象，病都好治；如果脉无缓象，出现非常脉，病就难治。比如没有缓象的脉，且饮食难入，郑钦安说过：若医生用的方法对，可挽救一二。可见胃气的重要性。

在实践中，凡是遇到脾胃脉常带紧象的，要注意饮食。我们每一张处方几乎都有术、草、姜，都是解决脾胃问题，中医叫作奠中宫。为什么几乎每张单子都有这三味？就是因为脾胃太重要了，所以在切脉的时候，一定要把右手的脾胃脉切准。我们现在遇到很多人的脾胃脉不好，但为什么还能吃得下，说句实话，是靠吃我们的药在维持脾胃的功能和正气，他自身的紧象说明胃已经很差了。十个人中几乎有七八个人胃脉紧，脾脉滞紧，为什么会这样？两个原因，一是饮食的原因，生冷不忌，饥饱不匀；二是自然界的影响，食物被化肥、农药等污染了。所以脾胃不好的要长时间吃药。若脾胃脉弱，就要注意考察命门脉，即右手尺脉。命门是火，火生土，这就是肾与脾的关系。此关系在脉象上体现就看命门脉，如果命门脉弱了，除了吃附片，还要治命门，比如补命门火用硫黄。

7. 反映情志正常与否

情志，就是人的心情，即肝脉的脉象。很多人来了我就会判断他是生气、怄了气还是发了脾气，即从脉象断定情志，看其肝脉是否畅。若肝脉不畅，必须调肝，肾气才能升起来。

8. 反映病势的发展情况

比如说原来的脉不好，现在有缓象了，就是病势往好的方向发展；如果肾脉弱，却在慢慢起来，亦反映病在好转；若脉开始是好的，后来突然变得洪大，甚至带劲，这反映了病情在向不好的方向发展，因为脉和病的发展方向是一致的。

同时，这也给我们提供两方面的信息：一是患者在某些情况下受了内伤或外伤的影响，要我们注意，比如说患者劳逸结合不够伤了正气，就要提醒患者注意；二是反过来审查自己前面用药当否，比如说，本来患者有外感，却没有开祛邪的药，邪被关在里面了，脉象就变化了。一定不要让患者因为医生的原因使病势往不好的方向发展，所以，看病最好是一周一次，可以更好掌握病势变化情况，若开长时间的药，要能够预计患者的身体情况和病情的发展，开出的方子是否有利于患者往好的方向发展，这就是医生的职责，并对患者有相应的叮嘱，比如有的方是外感停服、女性的生理期要服用相应的药等，这都是防止病情发生变化。病势变化在脉象上有反映，在治疗中亦要注意，总的目的是使其病势向稳的方向、好的方向发展，特别是重患者。

9. 反映血管和经络的情况

血管从心脉、肾脉考察，经络主要从肝脉考察。诊断这个意义是：发现结、代脉，或心律不齐，反映血管变化，要注意调整心脉，以加强心肾相交。血管和经络的变化都跟内因和外因有关系，内因比如受了刺激，情志变化影响了血脉流通，人一急，血流就急了，肝气也不畅了，导致经络也不畅了；外因有摔伤等，影响了经络，有的人因外因可能还有瘀血，痹病也可能在经络血管上反映出来，从心脉、肝脉、肾脉反映出来。

10. 反映邪从外部侵入的情况

如受了风，脉浮，若脉浮，也必然有风。受了寒，脉紧。膀胱脉紧，则是太阳经受了寒；如果只是肺脉紧，只是表皮受了寒。用药时根据受邪的部位和程度的不同而不同。

特别强调，凡是有紧脉出现，都要判断清楚是否有太阳证，对于太阳证我们必须及时服药，因为太阳证要六经传变，很可能顺着太阳、阳明、少阳走到人的全身去了，如果初期得到及时治疗，就不致传变。

以上所述都是与实践结合的，也说明了诊脉的意义所在。

三、脉诊要达到的目的

郑卢扶阳医学通过切脉来判断患者的正气、阳气损伤情况，以及所兼夹的情况，从而有针对地选择立法和用药。切脉是贯穿整个诊断过程的，诊断、辨证、认病、立法、遣药都需要精准的切脉为依据，甚至包括了药量，也就是说我们进一步深入地辨证认病，需要精准的脉法，为我们提供依据和指明方向，所以脉要精通，要熟练，不熟练你就无法去贯彻、贯通，那么怎么熟练运用呢？我觉得一个是理上先要通；再一个是要跟师多临证，要扎实地下一番苦功夫。如果有外邪，脉紧，君药就是桂枝，而不是附片；假如肾气弱为主，而没有外邪的情况，就以扶助肾气、肾阳的附片为主，以附子法为主；假如患者体弱而有外邪，则考虑用附桂法，其他情况用非附桂法。

1. 帮助我们四诊合参

郑卢扶阳医学可以通过把脉来获取重要的诊断讯息：确知正气亏损程度，以六脉整体沉取为主；确知肾气强弱，着重左手尺脉至骨；确知五行生克制化，脏腑气机变化的顺逆；察明内（此处指内在病因之七情为主）、外（此处指外在病因之六淫为主）因所致病及脏腑归经，以五脏为主，因为五脏统帅全身；确知和排除深隐的顽固之疾。脉诊可以验证患者口述的症状，验证从望诊得来的信息，脉诊可以帮助我们四诊合参，脉诊可以验证其他三诊。比如患者说"咽喉疼痛，火辣辣的热感"，但是我们在诊脉时没有把到真正的实热数脉，因为脉诊的真实信息是不受患者主诉影响的，这可能是"阴火"，如有肾脉浮就可以结合主证确定，或是寒湿"化燥"，也可以通过脉弹指或劲脉等来确定，所以可能还是需要用附子法架构或用化燥的法来解决，而不一定是清热解毒或滋阴降火。郑卢扶阳医学的"四诊慎细，以脉为主"，不是为了诊脉而诊脉，而是辨证立法遣药之必需。

2. 让我们在诊治过程中，清楚治病的先后次第问题

《大学》云："物有本末，事有终始。知所先后，则近道矣。"郑卢扶阳医学在实践中总结了一套自有的章法，也可以说是循道之法，先用什么法、后用什么法，讲究一个次第，但它又不是固定的法，不是死的法，是法中有法，法中可变法，见招拆招，灵活运用，变化无穷。通过诊脉，把脉和法药紧密结合，让我们能够综合信息，通过对正、邪，及脏、腑的具体情况的考虑，立法遣药，从而知道一个病第一步怎么处理，再怎么处理，后面怎么处理。

例如：整个脉象确定了，有外邪，正气弱，要扶阳使其心肾相交，可同时肝脉很滞，按照郑卢扶阳医学的治疗原则，有邪祛邪，无邪建中或理中，最后益肾填精，首先就要先祛邪，再调肝脉，就要在扶阳祛邪的基础上遣调肝的药，如小茴香、公丁香、佛手片、青皮等，根据脉象来遣药，把外邪祛除，肝气疏通了，心肾才能更好相交。

3. 可以为我们临证找到"法"

诊脉与立法遣药有直接密切的联系，在四诊中，郑卢扶阳医学以切脉为主来判断正气、肾阳的盛衰等情况，而后"四诊合参，

以脉为主"。郑卢扶阳医学有桂枝法、附子法、桂附法、非桂附法、滋阴法五个体系，通过脉象可以知道我们应该用哪个法，以及怎样去跟其他法进行融合。阳虚多选用附子法，君药用附片，此时臣药、佐药、使药用什么，就要根据患者更具体详细的脉象来决定了。这样就能做到心中有底，不像以前那样，治病不知道选什么法，或者方法记录一大堆却还是不知道怎么治病。郑卢扶阳医学只要一把到脉就知道用什么法，然后在这个法里面做一些加减，免除记方、背方之苦。例如：外感风寒，怕风，脉浮紧，这就是病脉相合。就不要再去考虑患者说的其他的症状，就用桂枝法，祛寒和风。若人体质很弱，肾脉也很弱，就要配加扶正气的药物。

4. 为我们遣药提供依据

应该选用什么药、用多大量、怎么用，这些不能凭想象，通过把脉，脉象都可以给你提供一个清楚的指引。郑卢扶阳医学不是"见症治症，见病治病"，郑卢扶阳医学是病证结合，以脉立法、遣药，包括用量都以脉为指引，做到了精确用药，所以临床效果好。

比如阳虚的程度不同，君药的量也就不同，比如有外邪脉紧，君药就不能只考虑附片，而要用桂枝法或附桂法等，这就是遣药原则具体的运用。整个脉象如何，各部脉象如何，我们立法、遣药就各不相同，无论用桂枝法还是附子法，还是附桂法，还是其他药，都是根据这些脉象来具体遣药的。

5. 帮我们知晓"量"的问题

古人云："方药不传之秘在量。"此言非虚，因为方就是靠不同种类的药、不同剂量的药配伍而成的，如桂枝汤和桂枝加芍药汤，药味虽然相同，但方向却几乎截然相反，一个可以解表并实表，一个能引气入里，只是调整一味药的量，就可以改变整个处方的方向。从此处看，"量"的精准把握，似更难于掌握。郑卢扶阳医学通过把脉，就可以知晓药物的用量问题。比如左尺脉很弱，弱到什么程度，所用药物的量是不同的。是需要让这个药走上焦，走中焦，还是走下焦？也可以通过药量进行把控和调整。我们通过脉法（把脉）去了解人体的情况，就知道需要用多少附子、桂枝、生姜、干姜，就能做到了然于心，心中有数。还有很重要的一点，就是把脉同样定为紧脉，因为每一个个体体质的差异，同样力度的紧脉，在张三身上是微紧，在李四身上则可能是紧脉或紧象明显，这样的描述，是通过对患者几部脉的反复体会比较，结合年龄、体质、季节的综合情况来确定的，从而，处方的药量也不尽相同。

6. 验证有效还是无效和预测病之顺逆

我们立的法，用的药，是否有效，在脉象上是可以体现出来的。通过把脉和几次脉诊信息的比较，可以及时调整治病策略，看是否需要变换立法、是否需要重新遣药，真正做到理精艺熟，脉法的精准，让我们心中有数。

如何通过切脉了解病的顺逆？也就是彭重善师父讲的病的好坏显微，这个问题不太好解释，我想通过《素问·三部九候论》中的经文介绍一下，其曰："帝曰：决死生奈何？岐伯曰：形盛脉细，少气不足以息者危。形瘦脉大，胸中多气者死。形气相得者生。……其脉疾者病，其脉迟者病，脉不往来者死，皮肤著者死。"当然，《黄帝内经》时代的生死说法，我们今天要灵活看这个问题。其次，要熟知卢铸之先生的"五行生克制化之理说"，这对学习郑卢扶阳医学是很重要的。切脉了解顺逆强弱是一个综合性判断过程，取决于医者经验、体会以及多种因素。我在临床上一般都是综合判断，比如形瘦体弱而切脉弱者为吉，而劲滑者凶；相反，若形体强盛而切脉弱者凶，切脉有力者吉。当然，这是正常情况下的规律，例外的情况很多，因为人本身是个非常复杂的系统。古代中医高手常常以脉决生死，《素问·经脉别论》云："气口成寸，以决死生。"而现在这样的高手真的是越来越少了。郑卢扶阳脉法的有根和无根以及五绝脉等，结合四诊，可以避免临床中的很多风险，避免口舌之争，也可以做到防患于未然。

7. 检验是否达到治愈的标准

郑卢扶阳医学检验疾病治愈的标准有三条：

第一是症状解除，包括西医的检查指标都达标或正常。

第二是胃口好、睡眠好，二便正常，也就是吃喝拉撒睡正常，精力正常。

第三是脉象的缓、有力、有神。

郑卢扶阳医学脉法，通过体会患者脉的缓、力、神，可以判断正气、肾气的盛衰，也可以切出治病的收效和疾病的进展程度，比如服药后肾气起来了多少，膀胱脉的紧减轻了没，需要怎么调整立法遣药等。

这三个标准都达到了才认为身体治好了，如果只是达到第一个标准，也就是症状的解除，这个不是最难，比如感冒发烧，西医输液、用抗生素等可以解除，中医用石膏也可以解除，但不代表患者身体会越来越好、脉象越来越好。

精准的脉法，可以为我们在临床中的立法遣药提供真凭实据，真正做到指下若神、了然于心。

四、扶阳脉法特色

（一）郑卢脉法，灵活辨证

郑卢扶阳医学的脉法，并非拘泥于某种脉专主某种病的认识，而是将脉象的常和变同体质、病史、季节、症状、脉位等因素结合起来，以说明更为深刻而广泛的内容。同一个脉象，因为伴随因素的改变，如体质、病史、季节、症状等的不同，主病即会有不同和区别；同一脉名，见于不同的患者，也可能有不同的含义。郑卢扶阳医学脉法的这种灵活而辨证的特点，与《伤寒杂病论》之脉法精髓是一致的，主要体现在脉象主病的相对性和脉象主病的常变性这两个方面。

1. 脉象主病的相对性

这是指对某些脉象形态的描述，只是相互对比而言，如体质、病史、季节、症状等的不同，主病即有不同和区别，因而说郑卢扶阳医学脉法具有相对性的含义。例如同为紧脉，因为体质的不同，同样程度的紧在不同的患者身上，体质弱的就可能被判断为紧，体质强者就可能被判断为微紧。又如浮脉，桂枝汤证的浮而无力和麻黄汤证的浮而有力亦是相对而言。又如《伤寒论》第287条云："少阴病，脉紧，至七八日，脉暴微，手足反温，脉紧反去者，为欲解也。"这里提到了紧脉和微脉，都可能是少阴病主脉，而由紧变微是为欲解也，此处要理解，这里的紧脉和微脉是相对而言，此处之微非微脉的本意，只是与少阴病阴寒内盛之脉来搏指有力的紧脉相对而言，也就是紧象明显减轻了，本条所言之"脉紧反去"即为明证。

郑卢扶阳医学脉法所言脉象主病的相对性，在脉诊的实际运用中，具有普遍的意义，需要学者反复体悟和从理论上有一个较明晰的认识。

2. 脉象主病的常变性

脉象反映了内在脏腑的功能变化，是机体脏腑阴阳气血盛衰的外在表象。其对疾病本质的反映具有一定的规律性。如浮脉主表，沉脉主里，紧脉主寒、主痛，滑脉主痰湿、痰热等，滞脉主湿滞、气滞等，此称为脉象主病之常。但疾病的变化是极其复杂的，其发展是多变的、不一致的，所以脉象与疾病之间的关系也并非是机械的、一成不变的模式，同一脉象，在不同的情况下，可以反映出不同的病机及主病。

（1）脉同位异，主病不同：同一种脉象，见于不同的部位，所主病证亦有差别。如同是浮脉，见于右寸脉、左尺膀胱脉则多主表证，即所谓"浮为在外"，主表证；浮脉现于左尺，则主虚阳外越，肾虚热浮，如《金匮要略·黄疸病脉证并治》之"尺脉浮为伤肾"。

（2）脉同症异，主病不同：同一脉象与不同症状的组合，构成了证候间的相互区别，不同的证候与脉，构成不同的病。例如浮脉可见于热邪充斥、阴退阳复，虚劳正衰，又可以反映出虚阳浮越等证，而并非尽主表证；紧脉可见于伤于寒邪，但也并非尽皆属寒，也可以见于痛症，此又为脉象主病之变。

（3）脉同时异，主病不同：脉同时异有两种情况。一是指同一脉象在不同的季节出现，主不同的病机，有不同的转归。"春脉如弦……夏脉如钩……秋脉如浮……冬脉如营。"如果在四季脉诊过程中，失去了所述之四季脉象特点，那就是病脉。四季脉与五脏脉的关系：肝应弦，心应钩，肺应毛，肾应沉，脾应缓。如果说在诊脉中，发现五脏脉象失去了上述五脏脉特点，这就是出现了病脉，即病理性脉象。如同一毛浮脉，见于秋令，则为时脏脉之常，主气旺无病；见于春令，为肺金太过，肝木被克，为时脏脉之变，主预后不良。

（4）兼脉有异，主病不同：病有主证兼证，脉亦有主脉兼脉。主脉反映病因病理的主要机转，兼脉则可反映出不同证候间相互的差异。郑卢扶阳医学在把脉时往往对兼脉的把握要求更为细致，如一个以湿滞为主的患者，脉有带紧和滑的不同，从而主病亦有不同，滞带紧为主寒湿之脉，而滑滞则为痰湿兼郁热的脉象。这与《伤寒杂病论》是一致的，如《金匮要略·疟病脉证并治》云："师曰：疟脉自弦，弦数者多热，弦迟者多寒，弦小紧者下之差，弦迟者可温之，弦紧者可发汗、针灸也，浮大者可吐之，弦数者风发也，以饮食消息止之。"这说明弦脉虽然为疟病的主要脉象，但病者有体质的差异、感邪有兼夹的不同，因而其脉象主病就会各有不同，临证时就可从脉论治。可见，不同的兼脉，反映了虚实兼加、寒热交错、痰湿夹杂、正邪交织等繁杂多变的病理机制。

（二）一病常有多脉，常变结合为用

郑卢扶阳医学脉法中，一个主要的立法往往牵涉多种脉象，这些脉象的辨证意义一般可分为三类：一是典型常见脉，如桂枝法的典型脉为浮紧或浮缓。或浮弱、浮数、浮虚，以及单纯浮脉为主。二是变异脉，出现这种脉象证情已有一定的变化，但变化不大，如桂枝汤证的变异脉有洪大、迟脉。三是禁忌脉，出现这种脉象提示病情已有质的变化，如桂枝法的禁忌脉为脉微细、尺脉的浮或迟。

郑卢扶阳医学脉法源于中医经典，其临床应用中对各种疾病的脉象描述亦是根据临床实际，同一疾病可有常见脉，有变脉，还可有死脉。如桂枝法的应用中，桂枝法的适应证有以下几条：

凡是太阳枢机病变，阳气不能正常地出，从而影响阳用的疾病都可以用桂枝法。

凡是需要用桂枝作为"先聘通使"，欲将阳气输送到人体出问题的地方，引到阳气到不了的地方，就可以用桂枝法。

桂枝法可以作为绝大多数疾病的起手之法，因为桂枝法能打开人体祛除外邪的阀门，为我们清扫战场，解决长期太阳证的问题。

凡是虚邪常年携带，无明显表证，而又不发热的患者，此时膀胱脉和右寸脉的浮紧，是我们辨证中一锤定音的关键，也是应当用桂枝法的重要指征，也是我们以脉为主的重要体现。《伤寒论》谈太阳病，八九日、十日、十一日、十二日、十三日……其实何止是十三日呢！再来一个十三日甚至十三个月，甚至十三年，甚至到了终老人死，有些人可能一直有太阳证，这样的病症都可以首先考虑用桂枝法。

桂枝法是郑卢扶阳医学一个重要的法，其应用中最直接、最简便的办法就是切脉，最主要的就是左手的太阳膀胱脉和少阴肾脉，还有右寸肺脉，当然还要参看舌诊的润不润，有无芒刺等情况。因为少阴为体，太阳为用，如果这两部脉有紧象，就可以确定使用桂枝法或桂枝附子法。但若见尺脉浮、数或迟，则为权宜而用或禁忌。

（三）动态阐释病情，参合推理病势

疾病的发展是一个不断发展变化的动态过程，脉象作为病家内在环境的反映，自然亦随之发生相应的改变。因而在疾病的发展过程中，动态地观察脉象，参合病史前后比较，对病情做出切合实际的推断，就有很重要的价值。从某种意义上讲，机械地以某脉主某证，貌似简单方便，实际是不尽符合临床实际的。因而在实际临床诊疗中，郑卢扶阳医学脉法根据医者的实践经验，结合病史，结合病程演变，通过观察脉象动态变化，综合分析，灵活推断，可以实现知预后转归，决断生死。

（四）四诊慎细，以脉为主，全面分析，细致入微

脉象和症状，同为疾病本质反映于外的表象，脉症之间有相合者，有格格不入者，因而必须参合脉象症状，做到脉症合参，才能达到辨证有据，施治有法。医圣仲景洞悉并正确地把握了脉症之间的辨证关系，《伤寒论》自始至终都贯穿着脉症合参的原则，书中各篇均以"某病脉证并治"命题，示人脉证同等重要，其有关脉象的论述，大都与症状紧密结合，从而达到其病脉证并治之境。

例如，浮脉在六经病中主表，而在杂病中又主里虚。郑卢扶阳医学但见左尺肾脉浮，是谓虚阳外越之候（轻者见神疲乏力、畏寒怕冷、小便清频。重者见面红如妆、烦躁不安等），而不独主表证。可以结合其病史，做到脉症合参，以脉为主，则诊断会更为准确。这就是脉症结合，即可把病情的寒热虚实、上下内外变化辨析得清清楚楚。如此脉症合参才能知常达变，从纷乱的现象中，抓住疾病的本质。应当注意的是，对脉症不符的情况，医圣

仲景并没有简单地舍症从脉或舍脉从症，而是有者求之，无者求之，仔细探求从而得出精确的诊断。

郑卢扶阳医学脉法与其他诊法是一个有机的整体，临证应始终坚持"四诊慎细，以脉为主"的原则，以得到更多的有关疾病的信息，而非僵化固定地单纯论脉，或对号入座地以脉定病。只有这样，才能将脉法"活"用。

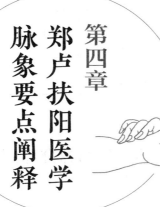

第四章
郑卢扶阳医学脉象要点阐释

左寸：浮（膻中）　　中　　　沉（心）

右寸：浮（膈间）　　中　　　沉（肺）

左关：浮（胆）　　　中　　　沉（肝）

右关：浮（胃）　　　中　　　沉（脾）

左尺：浮（小肠）　　中　　　沉（膀胱）至骨始得（肾、胞宫）

右尺：浮（大肠）　　中　　　沉（命门）

表 4-1　卢铸之寸口脉法

寸口	左手			右手	
	轻取	沉取	至骨	轻取	沉取
寸	膻中	心		膈间	肺
关	胆	肝		胃	脾
尺	小肠	膀胱	肾（胞宫）	大肠	命门

第一节　郑卢扶阳医学十五部脉分部阐释

一、左手

1. 轻（左手整体浮取）

这是一把考察整体的尺子。轻轻搭上去，整体考察心包（膻中）、胆、小肠，不去细分，一起切，了解它们的气，没有胆病，一般就不需要专门切胆脉的。扶阳医学左手轻取脉，主要看有没有浮脉，脉位够不够，有没有短的情况。其实右手也看，只是不是重点，没有问题一般也不做特殊表述。

2. 膀胱（左手尺部沉取）

这是郑卢扶阳医学一个很重要的脉，主要考察太阳膀胱气化和有无邪气入侵。

膀胱经是外邪入侵人体的第一道屏障，正常情况多为不浮、无紧，病理情况多见浮、紧脉，若见膀胱脉浮紧之象，则要考虑风、寒等邪气入侵。需要注意的是，膀胱脉轻取为小肠脉位，一般在轻取时已考察，临床多不做特殊描述。从膀胱这个位置到没有至骨之间，摸到的紧脉，都反映了寒的深度，说明寒闭在了里面，临床中但凡遇见膀胱脉沉紧明显的情况，亦要结合临床考虑太少两感的情况，也就是太阳和少阴都有寒邪的情况。关于膀胱脉的更多讲解，请参见本书脉诀阐释和病案部分有关膀胱脉的内容。

3. 沉（左手整体沉取）

这也是一把考察整体的尺子，主要看有没有缓、力、神之象。

4. 肾（左尺至骨取）

"肾脉沉而有力强"，也要重点看一个缓字，还要有力有神，这句话始终都要记住。

左尺脉常见的就是沉弱，力神不够等情况，还有就是尺脉浮，这种浮的缓和神往往都不够，只是浮起来了，不在本位了，甚至还有点弹指。一般我们说尺脉浮，就指的是左尺肾脉浮。因为左尺肾脉应该是沉取至骨而有力的，应该沉下去，浮起来就不对了，弱了也不行。这都说明正气亏损了，不够了。如果有紧、滞等脉，就更是说明病邪已经入侵。左尺肾脉一旦浮于沉取至骨之位，就反映虚阳上浮，或是虚阳外越之象。这种情况需结合临床，认真对待，因为左尺脉浮有两种可能：久病不治尺脉浮，此为元阳欲脱，多属病情危重；病情轻浅而见左尺肾脉外浮，经治后下沉，预示病好转。

临证中熬夜耗神之人，亦常可见此脉象，总之，但凡尺脉浮，都是运用白通汤法的指征。

左手尺脉就是我们所说的"暗火"（参看下面的命门脉），因为肾脉要沉取至骨始得，坎中之阳，是要藏起来而为用的，若浮于沉取至骨之位了，就是病了。郑钦安先生云："真火伏藏，命根永固，又得重生。"（《医理真传·卷二》）就正是这个意思。

五脏脉各有特点，总的一把尺子，缓、力、神，大家一定要记住。

彭进师谈道，摸肾脉一定要看初摸和久摸的变化，这也是我们看预后顺逆，是否好转的重要脉象。左尺脉浮说明虚阳外越，也可见于性生活之后，可酌情运用白通汤法、潜阳丹、封髓丹、引龙潜海法等。一般轻浅病情，尺脉欠沉等情况，通过改变生活习惯，如熬夜耗神、贪凉饮冷等，在适用范围内，配合附、桂二法的运用，就可以很快回复。

5. 胆（左关轻取）

一般多没有问题，主要考察有没有受风，以及胆囊炎、熬夜、喝酒等情况。

彭进师谈道，胆脉浮的患者多睡眠差，比如寐不实在、容易醒、梦多等。一般情况下，胆脉没有问题，也就可以不描述，因为我们把胆脉多还是从肝来论治的，但是一定要在把脉的时候用心体会，确定没有问题。

6. 肝（左关沉取）

"肝脉玄而有力畅"。

肝脉，就要玄而有力，特点就是弦，如细细的、紧绷的弓弦，而且要畅达，弦还要缓、力、神，这就是肝脉的尺子，即肝脉的特点。总之，肝气一定要条达，若肝非本脉，似弦非弦，即为病脉，多为隐忍之气，要用茴香、佛手、青皮调之。轻轻地按，肝脉就是要比心脉洪钩有力，要细一点，粗了就不弦了，这个也是要沉取，五脏脉都是要沉取。肝脉见滞象的时候，有的宽一点（宽这个描述比较少见，这是彭进师对肝脉的一个形容，这里一定要清楚，这里的宽，不是粗细的比较），有的横起来跑，我们称之为逆。我们判断一个人情绪不好，容易发怒，就是因为肝脉不合乎弦而有力有神这个标准，不弦，不畅达了。

彭进师经验：肝脉的硬、滞、横宽，尤其是滞脉，都说明肝气不条达，肝脉是要收起来而用的，没有收起来，它有朝两边散开来的意思，就是没有弦而有力，有情绪原因（生气、怄气、情绪不好），也有肝脏本身的病，如：肝肿大、脂肪肝、肝囊肿等，也多有睡眠差。肝脉若有紧，病家往往会有颈腰膝的疼痛。

肝胆相连，切了肝脉，往往就知道了胆脉。

7. 心包（左寸轻取）

左寸浮取为心包，也就是浮取膻中。《灵枢·胀论》云："膻中者，心主之宫城也。"即心外围之包络也，简称心包，又可称"膻中"，有保护心脏的作用，所以外邪侵袭于心，首先包络受病。《灵枢·邪客》云："心者，五脏六腑之大主也，精神之所舍也，其脏坚固，邪弗能容也。容之则心伤，心伤则神去，神去则死矣。故诸邪之在于心者，皆在于心之包络。"

心包脉滞或紧等，多为心包受邪之脉象。在经络学说中，厥阴经当包括足厥阴肝经和手厥阴心包经。一般情况，心包脉通畅，就不用特殊考虑，就可以直接把肺脉。要注意，肺也是心的护卫，肺和膻中有邪，都会影响心脏。

8. 心（左寸沉取）

"心脉洪勾有力喜"。

心脉应该洪勾有力，洪就是有浮象，说明心气、心血充沛，心主血脉之功方可正常，这个有力是指缓而有力有神，当然也是要看缓象的。我们讲一般情况心不受邪，由心包代受，但见心脏病脉（如紧、滞、一强一滞、不柔和等），则多可于心电图查出病变。心脉要注意体会洪勾，什么叫洪勾？我们看如意，这个如意这头是圆的勾起来了，心脉在这里要回一下，就像溪流遇见一个小石头，有一个回漩涡，关于这个洪勾脉可参看本书前章的内容，心脉洪勾有力就是本脉，就是心脉的标准。心脉就是指心，不是指膈间或膻中，我们重点考察五脏。

二、右手

1.膈间（右寸轻取）

这是主要考察膈间，也就是上焦的情况。

上焦就是人体的天，若膈间脉紧或滞，可能就会有胸闷或胸部沉压的感觉，这都是气机不畅或受邪的表现。一般我们不特别描述膈间脉，但是在把脉过程中会去体会一下，因为膈间脉紧，我们一般也会按肺寒来论治，膈间脉是郑卢扶阳医学的一个特色脉。

2.肺（右寸沉取）

"肺脉毛而有力佳"。

关于毛脉参看脉诀阐释部分的内容。肺脉不毛，或者无毛象，欠毛象，都是肺气弱了，紧、滞、滑等脉，都说明肺有邪气，要结合其他三诊，具体分析判断。右寸轻取，也可以考察膻中的部分情况。

3.胃（右关浮取）

"胃脉缓而有力神"。

胃脾相连，互为表里，胃脉这里实际上也是指的脾脉，往往参合考察。用胃脉来考察胃气（脾），胃脉缓而有力，就是说胃脉首先是要有缓象，有从容的感觉，而不是急匆匆的，然后要有力有神。有胃气就是有缓象，有缓则生，无胃气则死，或叫无胃气则病，轻就是病，重就是死，这是临证诊断病时的一个标准。胃气，也就是脾气、脾阳。常见的病脉就是滞和紧脉，或弹指脉，还有就是乏力神的情况。

4. 脾（右关沉取）

脾胃是相连的，切了脾脉就相当于切了胃脉。

实际临床当中，往往一百个人，九十九个都会有滞脉，紧脉也是十有七八会遇见。

5. 命门（右尺沉取）

右手尺脉沉取是命门，左手尺脉重按至骨取的是肾脉。

我们说火生土，是以后天五行言，一般命门脉很少有问题，命门脉多数情况下要比左尺肾脉有力，因为命门之火为火之用。卢铸之先生讲："胆火即肾中之真阳所化，寄居于命门。古人称为相火，即真火也。"左尺肾脉为体，坎水中潜藏真阳，犹如液化气之液体，此精乃阳气之聚集态，是在极上（坎肾）阴阳合一且存信者也，即此中蕴寓火性，其是物质，是能量，亦是信息，胆火乃此肾中之真阳（精）所化，此谓之"出"，此火缘木助离，而君火得以明之；胆火寄居于命门，犹如厨房液化气灶炒菜时的"明火"。

《难经·三十九难》曰："经言腑有五，脏有六者，何也？然，六腑者，正有五腑也。五脏亦有六脏者，谓肾有两脏也，其左为肾，右为命门。命门者，精神之所舍也，男子以藏精，女子以系胞，其气与肾通。"这就是我们一般较左尺肾脉而言所说的命门之火，也就是"明火"，也就是左肾，右命门，一般理解为是脾胃的主要动力，用以腐熟食物。彭重善师父讲：我们切脉，右手命门主火，即指少阴热。我们看本书第三章的"六气脉象图"（图3-1），就会清晰地看到，肾水生肝木，木然后生火，此火下降到达命门火，就会成为脾土的主要动力，少阴以热为本，是人体生命气化的主要动力来源，热就是一种动力，若无此热，身上就没有真火的能量。我们所谓的真气、太和之气布满全身，就是靠这个热，这个君火的热的动力。如果切肾脉有紧了，就是有病了，肾脉要缓而有力神，不能紧，当然，这个热一定要恰到好处。

熬夜耗神，饮食生冷损伤脾胃，或内伤如久病、重病，则多会影响此脉，如临床所见脾胃脉，大多有沉滞或紧。此处需要特别说明，右尺脉浮取为大肠脉，一般来说临床价值不大，因为一般也少有问题，或者没有症状，所以一般也就不予描述，但把脉时还是要细心去把一下，确定没有问题。若见右尺浮取脉紧而显，需警惕大肠病变，如直肠癌、结肠炎、痔疮等。这个时候就需要描述，就需要结合临床，不但要问饮食消化，还要询问患者是否有痔疮出血、大便是否成形、是否有肠炎等情况，做到脉症合参。

第二节　郑卢扶阳脉法思维导图

郑卢扶阳医学以切脉贯穿整个诊疗过程，学者在临证中要逐步贯通十五部脉（十三部脉分部取，加上整体浮沉二脉，共计十五部脉）。要反复看卢铸之先生的《五脏生化制克之理说》和《诊病之要》等，这些是学习郑卢扶阳医学的重要基础内容。扶阳医学讲天人合一，讲一气周流，扶阳医学就用十五部脉之"象"，来看这个"气"有没有问题。一定要从六经六气看，从五脏生克制化看，五脏不是孤立的。切脉时程度、不同部位的脉象表明不同的病。我们对罗列的脉象进行分析，这里一定要明白，郑卢扶阳医学对于脉象的书写，绝不是简单随意的排列，这里面有一个合理的逻辑关系。

医者在把脉的时候，要"神贯于中"，将郑卢扶阳医学的理法，应用于手，以达到诊断辨证的真确结论。确知六经状况；确知五脏生克制化状况；肝气畅否，心肾相交、坎离既济之状态；

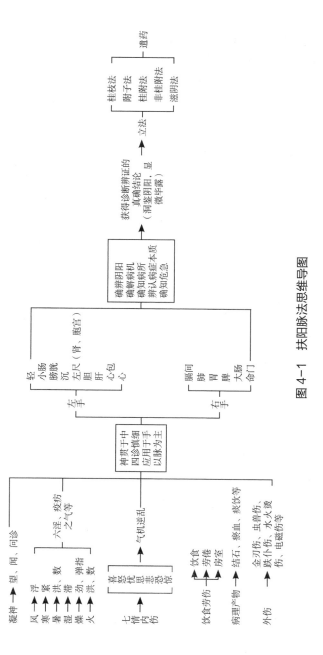

图 4-1　扶阳脉法思维导图

病证之根源在何处、何脏能够定明。察脉以审病证之内外、表里、先后、新旧（新感寒邪，或旧病陈因）、轻重、主次（区分邪之主次，可遵《素问·标本病传论》之"谨察间甚，以意调之，间者并行，甚者独行，先小大不利而后生病者治其本"），综合分析，做出病因、病机、病性（寒热）、病位等判断，依法渐次解之。这里面以六经辨证为主，包含了八纲、五脏、经络辨证等知识，要把理法弄通，理法和实践紧密结合，然后始言立法、遣药、出方，因为遣药和出方要合乎法度，是从属于理法的，六经与五脏辨证思维圆通而用，但又以一气思维联系、统概。

切脉时应熟知六经辨证之提纲脉，重视太阳和少阴。六经与人体五脏系统代表着人体生命活动的不同功能系统，只不过六经的三阴三阳是以"气"论，而五脏系统是以"形"论，临证当灵活运用。

中医辨证论治之实质，不外乎"祛邪""扶正"两法，临证虽然也需要考虑疾病谱在当今的一些变化，但"伤寒十居其七"之论，仍不为过，察邪之性质，明病之处所，知正之盛衰。

脉要与望、闻、问其他三诊联系起来，但要树立一个以脉为主、为重点的思想。

脉诊可以提供大量的讯息：

1. 它能够显示患者的过去：体质、旧病、情绪及生活习惯，如饮食、睡眠及性行为等。

2. 也能够显示病家现在的情况：如是否有六淫入侵，是否为七情所困。脉诊可以提供患者的"动态病机"，即过去和现在各种受损的信息，也可以帮我们判断每一诊的变化，以及预测未来可能出现的变化。

切脉是辨证、立法的基础，要跟辨证联系起来，后面讲法、药时，还要和立法用药联系起来。每一次复诊都要体会患者体质基础的"主脉"，这是灵活的，没法具体量化的，就是患者当下脉的轻重缓急，郑卢扶阳医学只有把了脉，脑子里的"画面"才能够出来。外察有无外邪及外邪性质，内察肾气之强弱；察外邪重点在太阳（膀胱），内察肾气重点在少阴（肾）。彭进师说："郑卢扶阳医学摒弃套方，而用立法，就是要灵活，抓住生命最本质的东西，脉都是象，是由气（阳加于阴）形成的，要有一气的感觉。"

郑卢扶阳医学脉诊重点考察三点：

1. 诊明正气、肾气，以确知正气、肾气亏损程度，着重沉取和左手尺脉。

2. 诊明外邪六淫、内因七情等，所致病症之所在何部、何处。

3. 诊明五脏五行气的变化顺逆，即察明（确知）五脏生克制化。

要点为抓住太阳与少阴。人以五脏为主，统帅全身，明其在脏在腑在何经络等，从而确知深隐及顽固之邪。

甚至可以说，脉诊传达的信息是无限多的，取决于你能否发现。

"心手相应，人我相合；洞鉴阴阳，显微毕露；然后法与方随，仁术可得称焉。"这是总的实践指导思想，还要用心领悟扶阳医学临床诊断与辨证的心法："诊病之要，存乎于心。心领神会，神运于目，目传诸耳，耳出诸口，合诸手，此五者不可须臾离也。凝神于目，通明于耳，合存于心，应用于手，以此运用，查阴阳，观神色，闻声音，问情由，度肥瘦，审强弱。查外而知内，明内而知外。"这就是卢铸之先生所传之心法。亦如医圣仲景所言：料度脏腑，独见若神。

如何抓住太阳与少阴？

郑卢扶阳医学讲"四诊慎细，以脉为主"，《伤寒论》每一篇都讲辨某病脉证并治，但不是所有的条文都在讨论脉，强调脉，六经的提纲只有两处讲到脉，一个是太阳，一个是少阴，这就是医圣张仲景对我们的开示，就是告诉我们太阳病重脉，少阴病重脉。郑钦安先生在《医理真传·卷一》中云："学者欲入精微，即在伤寒六经提纲病情方法上探求，不必他书上追索！"这句话讲得很肯定，要想深入中医这门学问，那么你就得去琢磨六经的提纲，实际上做任何学问，都得"知其要"，我们今天也不可能把《伤寒论》《伤寒恒论》展开来给大家讲。但是学习郑卢扶阳医学，首先还是要"得其要"。

太阳病提纲谈脉，以"脉浮"概之；少阴病提纲谈脉，是以"脉微细，但欲寐"为纲，它的病机不外乎心肾阳气虚衰而出现精神不振及损阳伤正的系列证候。医圣张仲景反复告诫医者"少阴病是生死关"，处在六经病理层次最浅的太阳病和处在层次最深的少阴病，这两者的关系是最为密切的。二者既有经络的联系，又有脏腑的表里关系。所以郑钦安先生云："六经以太阳为首，厥阴为终。经者，常道也。先天之真阳，原寄于肾，肾与膀胱相表里（肾为里，膀胱为表），真阳之气机发动，必先行于太阳经，而后行于诸经，昼夜循环，周而复始。"（《医理真传·卷一》）太阳的底面即为少阴，少阴之底面又为太阳，少阴真阳蒸化太阳经气，而后行于诸经，周身，昼夜循环，从而成为人体气化的主要来源，亦为太阳与少阴内在联系的核心。所以治疗太阳病，处处都应该慎防伤及少阴的阳气，治疗少阴病，亦当时时顾护好太阳，把握这两关，可以说是仲景的核心思想，亦是郑卢扶阳医学的核心。

临证中就要积极、主动使用扶阳护正之法，也要避免各种病理性的损阳因素，灵活圆通运用郑卢扶阳医学的立法。

太阳和少阴互为表里，这个表里的脉象都在我们的左尺上，大家可以参看图4-1扶阳脉法思维导图。太阳（膀胱脉）是在外一层谈阴阳，谈水火之用，少阴（肾脉）则是在内一层讲阴阳、讲水火之体，因此，太阳与少阴实际上就是体与用的关系。而我们诊脉，就是在观这个阴阳、水火的"象"，病到了少阴，显然体用都衰微了，用不行了，脉势就显得很微弱，体不足了，脉当然就细起来，因此，《伤寒论》中少阴病脉的"脉微细"实际上讲的是体用都不行了，从而表现出来的脉象为"微细"脉。

太阳的问题解决不了，这时候我们要去找少阴，因为少阴底气不足，太阳的寒就很难完全开解，如果遇到这样的患者我们要想到这点。对于把握太阳少阴两经，郑卢扶阳医学在临证上采用的一个是桂枝法，一个是附子法，当然还有附子桂枝法。任何疾病都可以归属到这两经，假如没在这两经，就让你到这两经来，作为医者要把握这个主动权，让病按照我们的路子走，这样才能够把握住疾病，才能够进退自如。要使疾病的进程沿着我们设的路径去走，而这个系统工程的路径就是六经。《伤寒论》第16条讲："观其脉证，知犯何逆，随证治之。"在中医整个辨证论治的过程中，这就是我们的心法，如此，我们在中医的道路上就可以获得自在。

例如一个肺脉紧，什么原因，通过把脉，分析每一部脉，然后首先要解决太阳膀胱的问题，一般来说主要就是寒的问题，治疗就是宣通为主，打通，散寒。接下来就是肺，这是第二个重要的层面，肺主皮毛，肺也是人体的天，其余四脏等，一定要根据其生理关系（即生克制化的关系）来调，治病实际就是在调五脏之间的关系，使五脏的关系融洽。这里面是有大学问的，中医大夫一定要有这样的思维，而绝不是眼睛只盯着病看，"用药以治病，实以治气也"，因为人是一个整体，气调顺畅了，五脏自然就顺畅了，正所谓："五脏元真通畅，人即安和。"而病，何忧其不愈，所有的病，都是通过治疗，发挥了身体的自愈力而康复的，最后达到不治而治，五脏之关系协调，阴阳自和，病自愈也！一个高明医生的作为，就是恰当地找准了五脏不协调关系的结点，从而调之、治之。

《大医火神师徒传道录》这本书，是贴近临床实战的。有些情况下，就算是抄了方，效果也是很好的，例如桂枝法、附子法、高热真假难辨方、缠腰丹法等，要入门郑卢扶阳医学的法，这本书就够了，假如要更进一步，那还是要跟师，还是要从脉入手。对脉一定要有感觉，从太阳膀胱入手，因为郑卢扶阳医学就是着眼在气化，就是在太阳和少阴上做功、立法，从太阳证入手，脑子里一定不要老是想这样病，那样病，有这种思维，就不是纯正的郑卢思维，也不要老在方上面着力下功夫，这就离我们追求的精髓远了。

有些人问郑卢扶阳医学为什么没有三焦脉，其实，在郑卢扶阳医学的桂枝基本法中加茯神等药物，就已经具有了通调三焦水道的作用，还可以配合砂仁。我们在临床中一旦感觉到脉滞，就会在相应的立法中配用茯神或茯苓等，可见，郑卢扶阳医学先辈立下的法是很精妙的。三阳病的治法，我们以宣通为主，三阴病单纯而轻浅的寒，以温散为主。我们的治法，都是从脏来治，比如需要调胆，就从肝入手。调胃从脾入手，但是如果胃上有明显的问题，也可以直接在其适用范围内，选用附子或桂枝法的架构里加味来解决。因为五脏主藏，故阴邪积聚壅塞在五脏是没有出路的，一定要推到相应的六腑，然后再从六腑推出去，或从汗，或从下（大小便），或从吐，酌情为用。

郑卢扶阳医学所有的法，都是灵活的，没有死法，讲究法有法则，法无定法，法随证变，法定药随。郑卢扶阳医学所有的法，亦是在示人以规矩。所谓："大匠示人以规矩，不示人以巧。"有了规矩法度，而后做事情就有了章法，愈学郑卢扶阳医学，你会愈觉得其理法之博大精深，奥妙无穷。

临床实践中，要准确掌握同一种脉象的各种程度的表述方法，这是学习郑卢扶阳医学脉法的关键之处。精准表达病和症，对于立法和遣药都有很重要的指导意义。比如紧脉，我们会经常遇到浮紧，浮的程度不同、紧的程度不同，这个紧脉就不同。以太阳膀胱脉为例，浮紧都很甚，那就是风寒两感；只是以紧为主就是伤寒；以浮为甚多为伤风。风寒两感用桂枝、苍术、生楂肉、炙甘草、生姜，不用陈皮；如果寒重用桂枝、苍术、生陈皮、炙甘草、生姜。如果浮紧都弱一些，稍浮稍紧就可以用桂枝综合法。如果脉紧又浮还带劲，问病人胃热但是可以喝热水，表明太阳证波及了阳明，就用桂枝法加苍术、油厚朴，必要时也可以加香白芷。现在临床中很难见到真正的阳明证，反而像这样的阳明兼证者多见。所以不同脉象主病不同，则临床意义不同，立法遣药亦不同，要注重切脉，必须在理论和实践中用功夫。

郑卢扶阳医学源于经典，又没有脱离经典。综观郑卢扶阳医学的理、脉、法、药体系，有章可循、有法可依，复制出神奇效果的。所以，郑卢扶阳医学代代出火神。

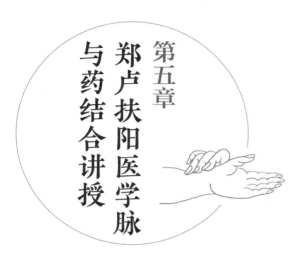

第五章
郑卢扶阳医学脉
与药结合讲授

　　脉诊是中医的四诊之一，亦是中医学特有的临床诊断依据。千百年来，中医各门各派所推崇的诊脉方法不尽相同，甚至相同脉位所对应的五脏六腑关系亦不尽相同，对于各种脉象的描述用语，亦不相同，当然在临床中，以此为诊断依据时所处的方药，亦会大有不同。

　　郑钦安先生在《医理真传·卷四》中云："切脉一事，前贤无非借寸口动脉，以决人身气、血之盛、衰耳。盛者气之盈，脉动有力，如洪、大、长、实、浮、紧、数之类，皆为太过，为有余，为火旺，火旺则阴必亏，用药即当平其有余之气，以协于和平。衰者气之缩，如迟、微、沉、细、濡、弱、短、小之类，皆为不及，为不足，为火虚，火虚则水必盛，用药即当助其不足之气，以协于和平。只此两法，为切脉用药至简至便至当不易之总口诀也。后人未解得人活一口气之至理，未明得千万病形，都是这一个气字之盛衰为之，一味在后天五行生克上讲究，二十八脉上揣摸，究竟源头这一点气机盈、缩的宗旨，渐为诸脉所掩矣。"唐步祺先生对本段话做了阐释，其云："本段所说切脉，无非借寸口动脉以决人身气血之盛衰，只有平其有余，益其不足二法，为切脉用药至当不易之总口诀，可谓言简意赅。"

郑钦安先生为郑卢扶阳医学公认的第一代"火神"，被尊为"郑火神"，先生因善用姜、附、桂，屡起沉疴而闻名天下，又被誉为"姜附先生"。至第二代"火神"卢铸之先生，其承前启后，真正将郑钦安学说发展成纯粹的"扶阳学派"，于理法更有精进，并创立立法体系。而后卢永定先生一脉相承，使理法更于完善。郑卢扶阳医学脉法与法药的对应应用，是以脉为重要依据的，强调"四诊慎细，以脉为主"，临证中以脉指导临床，并获得疗效。

郑卢扶阳医学是据脉立法的，就是以脉立法、遣药，脉、法、药紧密结合的治病模式，即切脉、辨证、立法、遣药、出方，五个进程紧密结合。四诊以切脉为主，就是扶阳医学强调的"四诊慎细，以脉为主"，因为切脉能够感知出患者目前身体内阴阳之气的状况，即能知道患者目前神的状态，以及邪正盛衰、病机、病性等。《伤寒论》的六经变化就是以气化为中心的变化，以六经传变为纲，将《周易》的阴阳学说，《黄帝内经》的脏腑学说、病理病因学说贯通于中，明确了辨证立法之路，提出了113方，其中以桂枝立方的37个，以附子立方的18个。扶阳医学之立法，总体上还是分为大法、常法、法中法、法变法这几大类，所有病的治疗也同样遵循着桂枝法、附桂法、附子法、滋阴法、非附桂法这五个立法方向。这些法都是卢铸之先生在实践中创立的，并且摒弃了上千年来套方治病的弊病，为郑卢扶阳医学的发展开辟了广阔的道路。临床中，我们根据脉象以及其他三诊的情况，遵循郑卢扶阳医学诊断—辨证—立法—遣药—出方的路子，诊断以切脉为主，以立法为核心，来确定大法，而后遣药、出方。一是切脉有表证且阳虚时，用桂枝法；二是切脉是里证且阳虚时，用附子法，而附子法系列是最重要的法系列；三是切脉表里皆阳虚时，用附子桂枝法；四是辨证阴虚时，用滋阴法；五是其他情况时，用非桂附法。这些法当中，据彭重善师父统计，附子法的应用占了 70% 左右，桂枝法的应用占了 25%~30%，非附桂法约占 4%，滋阴法虽很难遇到，占 4‰~5‰。这些法，共同构成了郑卢扶阳医学的法的体系，也几乎全面覆盖了治病所需。

彭重善师父反复强调，处方时一定要合乎法度，郑卢扶阳医学所有的法，一定要遵循"法有法则，法无定法，法随证变，法定药随"的基本立法原则，这些法也只是示例，而绝不是一成不变的，我们最核心的大法，就是维护正气。病背后的真相是什么？是阳弱了，伤了阳，也就是郑钦安先生所云："总而言之，万病起于一元伤损。"（《医法圆通·卷二》）我们就是要用药物，来帮助人体维护正气，达到坎离既济的良好状态，实际就是在修这个心肾相交，因为人体的任何疾病，都是在坎离既济的大格局下才能痊愈的。郑卢扶阳医学，重视阳气的收藏，更重要的是知道怎样保护治理好阳气，绝不是多用姜、桂、附就叫扶阳，而是当用则用，不当用则不用。坎中一阳，就是肾坎中阴阳合一的精，是以精的形式出现，这就是郑钦安先生提出的阴阳合一之道，阳的体是精，精里面藏有的最基本信息就是阴阳合一，这个精是物质，是信息，也是人体的能量库。肾中精其实就是阳气蓄积的状态，《素问·六节藏象论》云："肾者，主蛰，封藏之本，精之处也。"《素问·生气通天论》云："阳气者，精则养神，柔则养筋。"可见，坎中一阳就是人体气化运动的总动力，人的生命活动就赖于此气的周流。而郑卢扶阳医学就是主张"以火立极""无问其病，以极为归"，这里所说的极，就是指坎中一阳，此即人体真气，也相当于在人体"一"的层面，郑卢扶阳医学就正是在这"一"的层面下功夫，尤其重视壮补肾中封藏之精。这个精再生和化生能力很强，这个精的充沛与否，直接关系了一个人生命力的强弱，精力充沛，抗病能力就强，免疫力就强，就会使人不得病，少得病，即使病了，轻症亦可以自愈。

郑卢扶阳医学在适用范围内，运用桂枝法、附子法等，合理配伍，通过精化气去人为地制造一个少火生气的局面，又通过少火温通五脏，为五脏气化相承提供保障，从而达到坎离既济的状态，亦为进一步气化精创造条件和提供保障。彭重善师父反复强调：郑卢扶阳医学的立法遣药思想，就是在一个气字，其立法遣药不仅仅是着眼什么病、哪个症，而是使其气运行正常，病就自然会好了。临证中，如果患者肾、肝、心脉，具缓、力、神之象，且能够连成一条线，那这个人的状态就是很好了，肯定是一个长寿之人。实际临床中，能肾脉到肝脉连成一条线的，已经很少见了，往往肾脉到肝就上不去了，就不能够畅达了，因为至少要达到"肾脉沉而有力强，肝脉玄而有力畅，心脉洪勾有力喜"之状态，这是基本前提。这三部脉对了，肾脉至骨，肝脉沉取，心脉沉取，也就是肝脉心脉按正常的手法取，我们再来看它能不能够连成一条线。心肾相交的脉象，它就好似一根线，从肾到心是贯穿的、连续的，这个就是心肾相交在脉上的具体表现。一般的病，治到这一步，就可以收工了。于此处体悟"坎离既济，世界大成"之意，别开生面，意义甚深。

老子《道德经·第四十二章》云："道生一，一生二，二生三，三生万物。"郑卢扶阳医学着眼在"一"的层面，在强调护正气扶阳气的前提下，祛除病邪，是在帮助患者提高免疫力和自愈力的基础上治疗疾病，首先让患者恢复正常的气化功能状态，加强其康复自愈能力，恢复其自然有序的免疫功能，寓治疗养身延年于一体，使人体各项功能气化健康强劲。这也是郑卢扶阳医学遵循的治疗宗旨，在生命阳气化收藏的各个阶段，郑卢扶阳医学均可以立法遣药，在这个过程中，要时时考虑到坎中一阳是否充足，这是本的问题。更要有"治未病"的意识，中医的一个基本思想就是既病防变，就是不让疾病传变，或阻止它向坏的方面发展变化，其方法就是提前考虑肾元的充足与否，以固其肾元，也就是适时地抓住机会去益肾填精。师父在用附、桂诸法治疗多种疾病的时候，附、桂二法的加减变化都有其对应的内涵，但不管怎么变化，精与气的转化问题，是要时时考虑的。

关于临床收工问题的认识，不是说治到心肾相交就算是收工了，这还远远没有达到要求，因为每个人的收工是不同的，我们也要区别看待，病家的要求也是不一样的。举个例子，患者因为咳嗽而治疗，那么这个患者把咳嗽看好，其他也不想治疗，这也就是收工，只是层次不同。收工的重点就是调五脏的问题，比如咳嗽是肺上的问题，我们把肺寒去掉，燥气去掉（这就是有邪祛邪），也就可以了，也是一个收工，如果患者是脾的问题，脾太弱了，而引起的肺气弱了，那么我们就用调脾的法药，把脾调好，也就是一个收工。

　　郑卢扶阳医学不是简单的经验累积，而是理法体系都臻于完善的医学，卢铸之先生从跟师学医尝药到正式悬壶济世达二十余年，先生乃道门中人，难道他需要花这么长时间才能学会治病？显然不是。《郑钦安医学三书》从医理上阐述了运用大剂扶阳药的依据，坎中一阳为人身立命之本源，是人健康长寿之本，亦是万病之源。卢铸之先生提出"人身立命在于以火立极，治病立法在于以火消阴"，这就是郑卢扶阳医学运用姜、桂、附的依据。《卢氏临证实验录·序》记载："又采药炮制，并亲咀嚼，体味其性，务求其与身中经络脏腑薄膜网油气血要道相通相应之理。"这不就是中医的内证吗？难怪郑卢扶阳医学的药性解和其他本草类书籍有很大差异，除了来自郑钦安、颜龙臣二师的传授，还有就是亲身实证所得。卢铸之先生乃道门中人，并且预知时至、坐化命终，可见其修行之高。

　　郑卢扶阳医学学到一个较高的级别时，真的可以说几乎就没有法了（此处指没有具体的法了，这就是法有法则、法无定法）。卢铸之先生建立这个法药体系，就是用大法以统小法，叫法中法，而后面达到法活圆通，也就是法无定法，完全是灵活的，就是根据患者当下的实际情况，而立法遣药，真乃大道至简！

　　也有一部分病家因缘而学习郑卢扶阳医学，没有医学功底，也没有很好的文化功底，就是好好学习脉和这些法，亦能够取得比较好的疗效，其中就有一个叫叶九名（化名）的，就是这样学出来的，虽然理上可能不是很好，但是看一般的病，都没有问题。但是欲入精微，就需要文化底蕴，比如郑钦安先生的坎卦诗，就需要有《周易》的基本功底，你才能够完全理解，这就是理，还是需要明理。故卢铸之先生反复强调："医必先明理路，而后始可言方药。"而绝不是"徒记几个汤头，几味药品，不求至理，不探玄奥，自谓知医"(《医法圆通·卷一》)。当然，彭重善师父也明确谈道，医是分层次的，服务的人群也不一样，所以，就是掌握几个法，能够为家人和朋友服务，也是要鼓励的。

理论和实践结合才是真正的中医，有些人理论很好，讲课都没有问题，但落到看病的实际处，可能就不是一回事，经不起实际临床的验证，没有真实的体悟，都成为不了自己的东西，再好的理论也都是空谈，这其实还是没有真正的懂，理论是为指导实践而服务的，而实践是检验真理的唯一标准！

郑卢扶阳医学的脉法，做到了脉与法药的精细对应与应用，也是回归中医经典，《伤寒论》病脉证并治的脉法，很多人学习中医多年，有些甚至大半生，都没有见过脉和法药如此紧密对应结合的脉法，这是完全服务于临床的脉法，绝不是用来做做样子，走走过场的，这也是郑卢扶阳医学脉法最精彩的地方。下面我们就郑卢扶阳医学的脉和法药的对应应用，做一个较全面的梳理和阐释，使之能够更好地为郑卢扶阳之有缘同道、学人所学用，从而更好地服务于临床。

郑卢扶阳医学有三个比较特殊的脉象，即：紧脉、滞脉和劲脉。现在我们就以这三个常见脉象为主，从右手脉开始讲起，抓住脉、法、药紧密结合，谈一谈脉、法、药的对应关系。

第一节　右寸肺脉

一、右寸脉

脉诀云：肺和膈间右寸知。右寸把的就是肺和膈间。

正如脉诀所说：轻取六腑重为脏，轻取就是膈间，沉取就是肺脉，就这两个取法。膈间脉就是指横膈膜以上，它指的是上焦。师父往往在病历上只写了肺脉，其实对膈间脉亦已有了把握，所以在对应的治疗上，对于肺脉的把握，实际也就包括了膈间。

右寸较常见脉象主要有：紧脉、滞脉、滑脉或劲脉，当然还有沉和弱等。

我们看看郑卢扶阳医学对肺脉的考察和描述，一般多是首先看看有没有正常脉象的特征，比如肺脉，我们首先看有没有毛浮之象。脉诀云："肺脉毛而有力佳。"其次考察缓、力、神之象，接下来看病脉，就是滞、紧、沉弱、滑、逆等脉象。把脉首先就是定性，然后就是定量（即程度）。

以下是对一百余例各种病案的脉象进行整理后总结的结果，基本都是有问题的描述。虽无法完全诠释和说透郑卢扶阳脉法在实际应用中的灵活变化和运用原则，然已有引玉之效。

1. 稍滞、微紧、不毛。

2. 肺脉滞带紧。

3. 轻取肺脉浮紧。

4. 不浮、无紧。

5. 肺脉紧、滞。

6. 欠毛象、沉滞、乏力神。

7. 稍滞、欠毛。

8. 肺气弱、无力神。

9. 稍滞、微紧。

10. 沉滞、欠毛。

其中，稍滞或滞、微紧或紧、欠毛或不毛的情况出现最多。脉象特点依次排序：

紧（带滞、带滞象、微滞、稍紧、微紧、紧、紧 + 等情况）出现频次占六成左右。

滞（包括沉滞、滞带紧、滑滞、气滞、湿滞等情况）出现频次占近四成。

弱（包括稍弱、沉弱、肺气弱等）出现 10 余次。

其他情况如短、弹指、有痰，亦出现数次。

二、脉与药的结合应用

郑卢扶阳医学把紧脉看成是寒气存在的重要指征，肺脉紧就反映的是肺有寒，选用桂枝法，实际临床中，多以桂枝二陈法（桂枝尖、苍术、茯苓、法半夏、石菖蒲、生陈皮、炙甘草、生姜等）作为首选。

滞脉反映的是肺气不足，有湿，气不畅，选用法半夏、石菖蒲（个别人服用会有胃痛不适，第一次使用时需要注意）、苍术、茯苓、广紫菀、砂仁（外邪重时暂不用，以防引邪入里之弊）。

劲脉反映的是肺有燥气，滑脉反映的是肺有痰湿，选用油厚朴、木蝴蝶化燥气，治咽痒，有燥咳亦酌情配伍广紫菀、浙贝母、杏仁等。

三、脉与法的结合应用

右寸肺脉之法，常选桂枝法架构，如祛痰清金洁肺法、桂枝综合祛邪法，药选：桂枝尖、苍术、生山楂肉（或者小茴香）、淫羊藿、炙甘草、生姜或姜汁。随脉证加某专药，或药对。体质阳虚明显者，酌选附子桂枝法架构，如扶正清金洁肺法。特殊情况下选用非附桂法，如广紫菀为君之法、南藿香为君之法、麻杏竹甘法等。需要注意的是，要忌口一切油腻，否则病情会加重，或者效果不好。

四、常用药对示例

每一味用药，因为配伍的不同，一定要将其放在具体的法中，然后看具体的功用。

1. 第一组药：石菖蒲、法半夏

石菖蒲：生于水石之中，味辛而温，可通心窍而达重楼，入水底而能引微阳。即石菖蒲这味药，可通心包而洁膻中，可开上膈而为肺家之药，彭重善师父讲喉咙痒用石菖蒲，就是因为石菖蒲有洁重楼之功。

扶阳医学用四逆法配温补填精之品时，恐有阳气郁闭之顾虑，此时就常用石菖蒲，“入水底而引微阳”，以通九窍而补五脏。

法半夏：气辛微温而烈。法半夏主要是降胃逆之气归于决渎，使清浊可分；又燥湿化痰，可消痰浊。

肺脉较常见的主要有两种脉：紧脉和滞脉。滞脉反映的是肺气不足，紧脉反映的是肺有寒。肺脉紧，就是我们用石菖蒲的指征，若是适合应用桂枝法，则在桂枝基本法架构里加石菖蒲 20 克、法半夏 15~20 克。

处方示例

桂枝尖 15~30 克，苍术 15 克，石菖蒲 20 克，法半夏 20 克，生山楂肉 15~20 克，炙甘草 5~15 克，生姜 20~60 克。

肺脉紧或带滞、短、弱等，就表明肺气不足、肺气弱而且有寒邪，常用石菖蒲 20 克配法半夏 20 克，联合使用能够增强肺气而祛肺寒。

临床中，考察肺脉时常结合膀胱脉，若单纯肺脉紧，就在桂枝法架构下用半夏配石菖蒲。若肺脉与膀胱脉均紧，则用桂枝基本法加石菖蒲 20 克、法半夏 20 克、生陈皮 20 克、生山楂肉 20 克；若为浮紧明显者，也常配合天麻 15 克而用。我于临床则常配防风 30 克，一两剂后加砂仁和淫羊藿。一个肺脉和一个膀胱脉，一定要结合起来考察脉象和用药。

用桂枝法驱邪将尽之时，往往在下一阶段治疗加附片，以及时顾护正气，此时也常常加淫羊藿以交合阴阳，也就是师父经常处方写的羊合，因淫羊藿有引阳入阴、启阴交阳之能。卢铸之先生曰：淫羊藿内通薄膜之纤维，外通皮毛之微阳，有引阳入阴、启阴交阳之能。用淫羊藿沟通阴阳之后，就可以加上附片往中焦和下焦去治了。

2. 第二组药：陈皮、生山楂肉

陈皮：气味辛平，微苦。可行气开郁，外通皮毛、内通网膜，通脾肺而疏肝，达重楼而开膈。肺主皮毛，全身无处不皮毛，肌表有寒则右寸肺脉见紧脉，就用生陈皮，是因为陈皮有通脾肺之功。所以陈皮是连接右寸肺与右关脾的药，通脾肺就是通右关与右寸。另一种情况是脾胃脉与肺脉都紧的时候（右关脾胃脉波及右寸肺脉也会出现紧脉），此时就可以用老陈皮来通。

生山楂肉：生山楂肉以北方为佳，开处方常写"北山楂"，入肝、脾、胃三经，性酸、苦、甘、温，有健脾胃、消磨食物之功。因其味酸入肝具有升性，故膀胱脉紧用生山楂肉，常在桂枝基本法用生山楂肉配陈皮、防风。生山楂肉与炒大麦芽配合可以健中宫，助消化。由于肺主皮毛，外邪往往走肺，所以用法半夏、石菖蒲配合提升肺气。楂肉、苍术、陈皮、防风与生姜相合可以祛除风邪，协和营卫，顾护正气，还可以健脾胃，助消化。

3. 第三组药：广紫菀、浙贝母、桔梗、杏仁

广紫菀：微辛微苦。卢铸之先生说其有："启菀陈之能，疏络润金之性。"但凡肺络阻滞之久咳而痰不多时，无论寒热皆可用之。

浙贝母：苦平之性。卢铸之先生说浙贝母为"疏肝郁之要品，凡虚咳烦躁，皆能用之"。寒郁木郁亦能调之。

桔梗：微辛微苦，有利咽升提之功，具分清别浊之能，专通要塞之地。

杏仁：微辛微苦，降逆疏肺，豁痰降中，外通皮毛腠理，下润魄门。

临床治疗咳嗽我们常用广紫菀＋浙贝母＋桔梗＋杏仁配合使用，其目的就是引药入肺，此时脉象多有劲象。

处方示例

（1）桂枝法架构下使用：桂枝尖30克，苍术15克，茯神15克，法半夏20克，石菖蒲20克，广紫菀15克，桔梗20克，杏仁20克，浙贝母15克，西砂仁15克，广陈皮15克，炙甘草15克，生姜60克。

注1：用2~3剂之后，加马兜铃15克，再吃2~3剂。

注2：若痰能咳出，加制附片60~80克（先煎2小时），去掉马兜铃、广紫菀。

（2）附桂法架构下使用：制附片60克，生白术15克，茯神15克，法半夏20克，桂枝尖30克，生山楂肉20克，浙贝母20克，石菖蒲20克，桔梗20克，杏仁20克，砂仁

15 克，炙甘草 15 克。一般 3 剂。

（3）广紫菀法示例：广紫菀 20 克，苍术 15 克，白芷 15 克，石菖蒲 20 克，黄芩 15 克（酌情用），茯苓 15 克，陈皮 15 克，法半夏 20 克，杏仁 15 克，木蝴蝶 20 克，苏子 15 克，桔梗 15 克，炙甘草 5 克。7 剂。

4. 第四组药：白芥子、制南星、马兜铃

白芥子：气味辛温，以润化为主，内通外达，专开结痰。通俗的说法就是可以把痰化成水。所以，卢铸之先生说白芥子可以"豁痰中之水，行血中之凝，凡阴阳中有杂邪裹聚者皆可用之，能化顽痰之凝滞，使清阳易举"。

制南星：卢铸之先生说制南星"性刚烈入空窍，达膈膜，循网络，清澈三焦，荡涤肠脏。凡空窍中有尘氛瘀浊流而为疾，以此豁之。如清道中阻碍呼吸，哮喘气急，无论风寒湿所阻凝，皆能化之"。可见，制南星是无痰不化的。

——※ **处方示例** ※——

制附片 60 克（先煎 2 小时），生白术 15 克，茯神 15 克，法半夏 20 克，桂枝尖 30 克，山楂肉 20 克，石菖蒲 20 克，制南星 15 克，油厚朴 15 克，炙甘草 15 克，生姜 60 克。3 剂。

马兜铃：微辛微苦，可润通肺之膜络，有清肺化痰、止咳平喘之功。故卢铸之先生云："疏薄膜化滞机，凡燥湿相凝于薄膜之间，或脉络之处，皆可引而通之，滞去而气机畅矣。"临证时但见患者有吃腊肉之陈油聚积，粘于咽喉不畅，或肺热咳痰，肺虚久咳，就用马兜铃以化之。常与制南星、法半夏交替使用。也可以"与厚朴、生姜汁同用，通上焦之壅塞，引归肠胃而痰涎下行"。

桂枝尖 30 克，白术 15 克，茯苓 15 克，砂仁 15 克，山楂肉 15 克，广陈皮 15 克，毛化红 15 克，马兜铃 15 克，制南星 20 克，炙甘草 15 克，生姜 60 克。3 剂。

5. 第五组药：陈皮、法半夏、茯苓（朱茯神）

陈皮、法半夏药解见前。

茯苓（朱茯神）：茯苓利水泄湿，合桂枝、白术，为化气行水之意。朱茯神利水泄湿又有安神之功，

这一组药，乃是化痰湿的祖方，我们称之为二陈方，临床中但见痰浊水湿之象，都可以把二陈汤纳入其中。右寸肺脉常见滑或滞之象，或右关脉，乃或整个右手脉见滑滞之脉象，均为痰浊水湿之脉，即可以用陈皮 + 法半夏 + 茯苓（朱茯神）。

6. 第六组药：法半夏、白芥子、胆南星、陈皮

这是一组化痰理气的组方，乃卢铸之先生的经验组方。白芥子合胆南星，可化顽痰、陈痰以除陈疴，同时也可以化燥以除痰积。凡右寸脉滑滞带紧等，均可选用，此方中陈皮换成油厚朴，可大降阳明之路。

7. 第七组药：杏仁、苏子、浙贝母、黄芩

此组药对，主要是针对咳嗽、吐痰、痰稠黄黏而难于吐出者。临床中以右寸脉滑急带劲或数为多见，时或见发烧，均可选用。

8. 第八组药：炙麻黄、杏仁、鲜竹沥

麻黄：气味微辛微温，通经达络，理肌腠，开皮毛，为太阳之正药也。合杏仁，浊降而清分。

此组药对，主要针对感寒而咳，且痰黏不出，而难于吐出者。临床中以右寸脉滑急带劲或数为多见，时或见发烧，此药对类似麻黄杏仁石膏甘草汤之功效，但将石膏用鲜竹沥替代。《景岳全

书》云鲜竹沥："味甘，性微凉，阴也，降也。治暴中风痰，失音不语，胸中烦热，止烦闷消渴。"鲜竹沥既能清肺中闷热，又可化痰为水，同时能够消炎抗癌。可于桂枝法、附桂法或非附桂法架构中使用。

9. 第九组药：广紫菀、白沙参、百部、桔梗（此为主治干咳药对）

此组药对主要针对咳嗽而肺气宣降不利者。临床中以右寸脉沉滞为多见，如果痰能成块成块地出来，也说明肺的宣降就开始了，此组药对可以单独配伍而用，也就是广紫菀法架构，也可以在桂枝法或附桂法架构中使用。

————◆❀ 处方示例 ❀◆————

广紫菀 15 克，白沙参 20 克，枣仁 15 克，苏子 15 克，桔梗 15 克，石菖蒲 20 克，百部 15 克，竹茹 15 克，毛化红 15 克，法半夏 20 克，木蝴蝶 20 克，黄芩 15 克，炙甘草 5 克，生姜 30 克（去皮而用，也可以用姜汁）。

第二节　右关脾胃脉

一、右关脉

郑卢扶阳医学脉法体系中，脾胃脉最常见的病脉是紧脉、湿滞脉、气滞脉、滑脉和弱脉。紧脉或兼滞，反映的是脾胃有寒湿；湿滞与滑脉，反映的是有不同程度的湿或痰；气滞、弱脉反映的是脾胃阳气弱、气不足、气不畅；劲脉或弹指，反映的是脾胃有燥化之气。

我们从脾的生理入手，体悟脉诀："脉贵有神且有根，胃气常在人永康，暗悉脏脉做准绳，肺脉毛而有力佳，胃脉缓而有力神。"脾胃是相连的，扶阳医学切了脾脉就相当于切了胃脉，临床实际当中，往往一百个人，九十九个都会有滞，分析一下脾所主的病症，再抓住几个常见的脉象和常用的药，谈一谈右关脾胃脉的脉法药对应关系。

以下是对一百余例各种病案的脉象进行整理后总结的结果。

1. 稍滞、微紧。

2. 微紧带滞。

3. 微滞（气、湿）带紧。

4. 胃紧，脾紧带滞。

5. 胃脉浮紧，脾脉沉滞。

6. 欠毛象、沉滞。

7. 脾胃紧。

8. 弹指。

9. 稍滞、微紧、欠缓象。

10. 沉滞、乏力神。

其中，微紧或紧、稍滞或滞的情况出现最多。脉象特点依次排序为：

紧（带滞、带滞象、微滞、稍紧、微紧、紧、紧＋等情况）出现频次占六成左右；

滞（包括沉滞、滞带紧、滑滞、气滞、湿滞等情况）出现频次占三成左右；

弱（包括稍弱、沉弱等）出现数次；

短（包括短、稍短）六次；

其他情况如弹指（这是化燥的指象，在相关病例中会分析）、有痰，波及肺亦出现数次。

二、脉与药的结合应用

郑卢扶阳医学把紧脉看成是寒气存在的重要指征，紧脉反映的是脾胃有寒，提示应选用桂枝法或附桂法。

胃脉紧，主寒主痛，选用小茴香、高良姜或延胡索、五灵脂等。

脾脉紧，如有外寒用桂枝法，祛外邪后，将太阳气转到中土，再把肺家药去掉，加淫羊藿（引太阳入太阴脾土）、砂仁、附子。如有内寒选附子法或附桂法，桂枝、干姜、官桂、制附片等。

滞脉反映的是脾胃气弱，有湿气不畅。

胃脉滞，湿滞选苍术、广藿香、厚朴、茯苓、茯神等；气滞选佛手、枳壳、香附等；血滞选五灵脂、延胡索、丹参等。

脾脉湿滞，应醒脾化湿，选用广藿香、砂仁、白蔻、苍术、白术、云苓、茯神等。如为气滞脉，选用砂仁、公丁香、炒小茴香、佛手、陈皮等打开三阴之门。脾脉弱，选用补骨脂、官桂、益智仁、制附片等。

劲脉反映的是脾胃有燥气，滑脉反映的是脾胃有痰湿，选用油厚朴、木蝴蝶化燥气，治咽痒，有燥咳亦酌情配伍浙贝母、法半夏等。

胃酸多，选用海螵蛸、瓦楞子等。

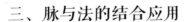

三、脉与法的结合应用

右关脾胃脉药物，常在桂枝法和附桂法架构中应用，如建中汤法［桂枝尖、生白术、生山楂肉、炒大麦芽、淫羊藿（酌情用）、炙甘草、生姜］、苓桂术甘汤法、祛寒祛湿化燥法、洁肠胃之法、疏肝醒脾法等，随证加某专药，或药对。体质阳虚明显者，酌选附子桂枝法架构而用，如扶正益脾法（附子理中法）、扶阳降逆法。特殊情况下选用非附桂，如镇呕调胃法、消食止泻法等。学者当深明郑卢扶阳医学法有章法、法无定法之旨，切不可墨守成规，一味搬法套药。

四、常用药对示例

1.第一组药：苍术、白术、茯苓、广藿香

白术： 微辛气平。有益土补虚泄湿之能，又具燥土泄湿之功，能利水主升发而通二便，故卢铸之先生曰"白术为补脾之正药，主运中宫，崇土燥土泄湿"，与桂枝尖相合，可化气燥土，泄湿宣中。在附子法架构下使用，卢铸之先生曰白术"得附子、甘草、筠姜、淫羊藿佐之，中下皆温，先后并茂，是为标本兼治之法"。

苍术： 可透达开通表里，常用于祛表湿，可引土中之湿归于膀胱。郑卢扶阳医学有一句话"伤寒无汗用苍术"，也就是用苍术加生陈皮可以发汗，相当于《伤寒论》里的麻黄汤法，阳虚证且太阳实证无汗之际可用。白术偏于祛里湿，白术加淫羊藿则有补虚敛汗之功，相当于桂枝汤法。

茯苓： 渗淡之品，具平淡之性，可利水通淋，在桂枝法系列里，与苍、白术相合，桂枝宣化膀胱，茯苓化气行水，可使沤渎

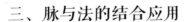

236

之壅塞得行。故卢铸之先生曰："因其入肺入脾，肺能通调，脾能转输，其功皆在于利小便。"茯神是抱着松木之根而生长的，故能入心宫，卢铸之先生曰茯神能"降心包之水，镇心宫之神"，为增强其功能，扶阳医学常用朱砂炮制而用，即朱茯神。

南藿香：气味芳香，微辛微温。其香通脾胃，清洁尘氛，又通肺窍，开膻中，辛散芳香而不伤正气，能内能外，可引膈间之秽浊上出皮毛、鼻孔，下出魄门，为分清分浊之能使。可使廊廓清而意路畅，神明更能有用。扶阳医学重视太阳和少阴，大家一提到少阴不要光想到足少阴肾经，还包括手少阴心包经，故卢铸之先生说，"凡廊廓不清，胸膈不开，昏闷不解者，以此开解也"。因产于岭南者佳，故又称为广藿香。

2. 第二组：炒大麦芽、白豆蔻、姜半夏

炒大麦芽、白蔻、姜半夏这三味药联合使用，主要治疗腹胀和消化不良。这组药，也就是郑卢扶阳医学的建中法。

炒大麦芽：微甘。有冲和之性，富生生之能，可疏肝理脾。麦芽有生长之性，生长之性又是肝的本性，所以卢铸之先生曰："麦芽富生生之能，肝之本谷也。"常与生山楂肉配合，称之为桂枝建中法。临证中若见病患食欲不佳或消化不好，就用炒麦芽和生山楂肉，取建中之意。

白豆蔻：气味辛温，卢铸之先生说白蔻"行胃中之滞，引胃气与脾气相通，开胃和胃，助脾之运转"。凡右关脉轻取紧或滞均可以用白蔻，白蔻的作用除了扩胃囊，更重要的就是顾护中气。

姜半夏：为生半夏经水浸泡，漂至口尝仅有麻辣味，与鲜姜、白矾同煮至透，取出晾至六七成干，焖润后切片晾干入药。姜半夏毒性已减，性偏温燥，具燥湿化痰、降逆止呕之功，多用于化脾胃之痰，适用于脾虚痰涎壅盛作呕或寒痰咳逆者。

郑卢扶阳医学的建中法、理中法，是很常用的法，有外邪就建中，无外邪就理中。炒大麦芽、白蔻、姜半夏这三味药联合使用，主要解决腹胀和消化不良。建中法多用桂枝法，理中法多用附子法，建中理中合并之法就可以用附桂法。

3. 第三组药：油厚朴、法半夏、（酌情配）木蝴蝶

油厚朴：味辛气沉，可降逆气、通肠胃，行大肠之气。卢铸之先生称其"降冲胃之逆交于海底，得膀胱之气流从水道而出"。针对胃顶胀、肠胃不通、打嗝、上逆，油厚朴可降逆气、通肠胃，使肺气得泄，从而能理脾气，平逆而定喘。扶阳医学在基本法里配入法半夏、厚朴意在拨通气行之路，服后逆气得降、肠胃得通，肺气得泄，胃胀逆气之症可除。也可治便秘，或外邪之后，邪入阳明而化燥，嗓子干痒不适或疼痛，或吃了燥性的食物，右手脉见劲中带紧，或紧中带劲，都可用油厚朴来化燥。

法半夏：气辛微温而烈。生半夏用白矾、甘草、石灰加工炮制后入药者，称为法半夏、京半夏。毒性低，化痰作用强，可降胃逆归于决渎，使清浊可分。可燥湿化痰，燥性较和缓，偏于化肺上的痰，尚有调脾和胃之功，常用于脾虚湿困、痰饮内停之证，取其清痰化饮、理脾和胃之效。卢铸之先生说其采于夏至之半，法制则气平矣。有降逆之能，通卫之效，化痰消浊。降胃中之逆，引胃与脾相协，使上通而下达，胃中之污秽降归于肠。

木蝴蝶：味微苦微寒，可清肝润肺，为柔润之品，乃木火刑金之要药。凡邪入阳明而化燥之咽喉干痒不适或疼痛，都可酌情而用。

厚朴配法半夏：可以降逆气、通肠胃。胃和肠同为仓廪之官，同为互通的关系，《素问·阴阳应象大论》云："六经为川，肠胃为海。"所以，把法半夏配厚朴这一对药放进基本法里使用，意在固护脾肺的基础上通降肠胃，临床应用非常广泛。

处方一：藿香 15 克，苍术 15 克，茯苓 15 克，法半夏 20 克，陈皮 15 克，厚朴 15 克，木蝴蝶 15 克，砂仁 15 克，炙甘草 5 克，生姜 30 克。3 剂。

处方二：桂枝尖 30 克，苍术 15 克，茯苓 20 克，陈皮 15 克，厚朴 20 克，法半夏 20 克，砂仁 15 克，炙甘草 10 克，生姜 60 克。3 剂。

4. 第四组药：补骨脂、益智仁、上安桂

补骨脂：微辛微温。强肾精，引肾阳与脾相合，滋脾液，健脾阴，引脾液交流于肾宫，可壮骨中之脂，柔筋和络，乃益脾肾、固精液之要药。在扶阳医学立法处方里，常与砂仁、肉桂合用，治男子阳痿精冷、遗精淋浊，女子宫寒带漏、经期痛胀或久治不孕。

益智仁：可醒脾，有通肾达脾之功，而且还可以温肝益智。男子遗精，女子带下，以及下部冷痛之病均可医之。

上安桂：又名肉桂，气味甘辛，可温血化凝，主要是温命门火的，有化瘀生新之能，可以在桂附法和附子法架构下使用。

这一组主要是扶阳医学的理中法常用，多在附子法架构下使用，建中理中合并之法就可以用桂附法培土生金。理中法其基本组成是：

制附片 60~90 克，生白术 15 克，上安桂 20 克，小茴香 20 克（公丁香 20 克），砂仁 15 克（或炒益智仁 20 克），补骨脂 20 克，炙甘草 5~15 克，生姜 60~90 克。

此法用益智仁以纳下为主，砂仁则既纳气归于五脏，也可以纳五脏之气归于肾，可上可下。此法以补骨脂添脾液，益智仁醒脾气，而上安桂则是补命门火的，以火生土。所以在临证中，治疗中上焦疾病时我们多选用砂仁，中下焦疾病则使用益智仁，以加强纳下之力。

━━❮❀❯ **示例处方** ❮❀❯━━

处方一（建中祛邪为主）：制附片 80 克（先煎 2 小时），生白术 15 克，茯神 15 克，法半夏 20 克，桂枝尖 30 克，生山楂肉 20 克，炒大麦芽 20 克，石菖蒲 20 克，陈皮 15 克，西砂仁 15 克，炙甘草 15 克，生姜 80 克。3 剂。

处方二（扶正气为主）：制附片 80 克（先煎 2 小时），生白术 15 克，上安桂 20 克，杭巴戟 20 克，菟丝子 20 克，炒益智仁 20 克，补骨脂 20 克，黄芪 20 克，炙甘草 15 克，淫羊藿 20 克，生姜 80 克。3 剂。

注：第 2 剂开始加上淫羊藿 20 克，淫羊藿先入后出，可引阳入阴，启阴交阳，沟通阴阳，能使太阴太阳开合有度，于方中可以配合姜、桂、附完成"气化精"与"精化气"，亦即配合完成精气互动的平衡。

对于脾胃虚弱，长期稀便的患者，我们可以用大泡参 + 上安桂 + 补骨脂，主治长期稀便。

━━❮❀❯ **示例处方** ❮❀❯━━

制附片 80 克，炒白术 15 克，公丁香 15 克，大泡参 40 克，上安桂 20 克，补骨脂 20 克，西砂仁 15 克，炙甘草 15 克，淫羊藿 20 克，生姜 80 克。3 剂。

若患者腹泻，则运用下法。

━━❮❀❯ **示例处方** ❮❀❯━━

制附片 60~90 克，炒贡术 15 克，上安桂 20 克，炒益智仁 20 克，炙甘草 15 克，煨姜 60~90 克。

若患者腹泻加腹痛，原因为饮食不洁，则要先用五灵脂或广藿香洁肠，用吴茱萸治腹痛和呕逆，洁肠之后再用上面腹泻之法。

5. 第五组药：黄芪、党参、姜

黄芪：气味甘平，有升举大气、营润五脏之功。可引泉水由海底直达颠顶，凡清窍皆得其益，润筋骨肌腠，充润脑髓，神明之变化都成玄妙之态。

潞党参：滋化源，助运化，使脾肺相合，天地相通转否为泰，一切滞塞皆化为乌有。

脾胃的标准脉是缓力神，也就是缓而有力有神，我们把这个具备"缓力神"的脉也称之为有胃气。我们在讲脉象的时候讲了胃气要体现在全身，也就是说左右手所有的脉都要体现出脾胃脉的特征，都要体现出有胃气，都要体现出缓力神这个标准脉。如果仅仅是脾胃脉出现了湿的问题和寒的问题，从脉象上来说就是出现了滑脉、湿滞、气滞、紧脉等这些脉象，我们就用前面讲的那些药来调整这些不正常的脉象，我们可以燥湿，可以祛寒，可以添脾液，可以升脾气。有外邪可以建中，无外邪可以理中。这就要用到扶阳医学一个很重要的法，就是黄芪建中法。讲到右关脾胃，讲到中焦，讲到建中理中，就离不开黄芪党参法，当胃气不能充满全身的时候，这个法是必用之法。比如，妇女月经之后用此法进行补气血、大病之人在祛除外邪之后要用此法建中理中，等等。

━━❀ 示例处方 ❀━━

制附片80克（先煎2小时），生白术15克，西砂仁15克，上安桂20克，生黄芪45克，淫羊藿20克，干姜60克，木蝴蝶25g，人参15克。3剂。

注：郑卢扶阳医学用人参时就用干姜，不用人参时则用生姜。此法也可将干姜60克，换成生姜80克，同时去掉人参15克。这个基本法里也没用甘草，因为甘草碍滞脾胃，当

患者湿重的时候，多用甘草则无益。

6. 第六组药：蛇床子、地肤子、苍耳子

蛇床子：气平微辛，引血润燥，清肌腠中之燥湿，解皮肤上之风痒。能透达皮肤筋络肌腠，引瘀浊外出，瘙痒可平，扫灭肌腠毛窍间之瘀蕴。与地肤子、蜀椒同用，调木土之郁，消皮肤肌腠中之浮燥。凡瘾疹瘙痒之症可清。

地肤子：味苦微辛，可以开太阳、阳明通达之路。能扫清肌肉间之汗垢，能润燥，使脾土交于肝木。所以卢铸之先生说地肤子可以"化皮肤中之垢浊，消肌腠中之凝瘀"。

苍耳子：气平微苦，理肌腠，通皮毛。凡秽湿郁于肌腠皮肤之中所致痒痛、瘾疹，皆可治。

患者长期皮肤痘疹，要责之于脾，忌口也很关键。用地肤子与蛇床子、香白芷、苍耳子同用，可以清血脉，洁肌腠。一切周身风痒、急痒之症可消，皮破出黄水可服可洗。

郑卢扶阳医学常用外洗方为：地肤子 30 克，蛇床子 30 克，陈艾叶 15 克，花椒 15 克。煎汤外洗。

——✦ 示例处方 ✦——

桂枝尖 30 克，苍术 15 克，茯神 15 克，炒小茴香 20 克，香白芷 20 克，蛇床子 15 克，地肤子 20 克，陈艾 15 克，花椒 5 克，炙甘草 15 克，生姜 60 克。

外洗方：药渣＋陈艾 15 克＋花椒 50 粒，煮水洗脸。

注：苍耳子多吃易吐。

籽籽痒加花椒；籽籽严重，则加陈艾。

此方用过之后，必须用附片扶正，才能收工。

7. 第七组：五灵脂、海螵蛸

五灵脂：微辛气平，可分水土之滞，行胃郁之凝，可使土和而运化大行，主要功用是助胃解郁，在桂枝法体系里，五灵脂加茯苓，可以"化气行水，利膈通幽，凡水在心胃之间者，以此引之导之"。

海螵蛸：即为墨鱼腹内之骨，可治胃酸重，胃热，胃胀，又能理血中之凝，为妇科清洁子宫专用，但也常常与五灵脂合用清洁胃腑。

脾胃脉紧中带滞，或滞中带紧，胃酸多、胃热、胃胀，就用五灵脂 15 克加海螵蛸 15 克，同时把基本法里的南楂换成小茴香，因为胃酸多不宜用楂肉。胃酸过重，胃会发热，伤寒到阳明，胃也会发热。所以不能轻易使用寒凉药。要记住若在桂枝法中使用，楂肉应换成小茴香。不换也可以，就加鹿角霜 20 克，配合而用，这样就可避免胃酸。

——⊰⊱ 示例处方 ⊰⊱——

桂枝尖 30 克，苍术 15 克，茯神 20 克，法半夏 20 克，炒小茴香 20 克，五灵脂 15 克，海螵蛸 15 克，厚朴 15 克，砂仁 15 克，炙甘草 15 克，生姜 60 克。

第三节　右尺命门脉

右尺命门脉，我们主要考察命门火的强弱。郑卢扶阳医学认为多数人命门火是比较正常的，因为命门火为用，左手尺脉坎中一阳为体，所以说，命门火大多数人是正常的，故把脉的时候只是了解一下，其着重点主要放在左手尺脉至骨上，并认为扶助坎中一阳，就可以增强命门火。但是，随着年龄的增长，或是疾病等因素的影响，或者生冷伤中日久，或者熬夜耗神日久，命门火也会减弱，即缺乏缓力神，脉变得很弱很细。命门火弱，我们就可以在附桂法或四逆法的架构下用上安桂。郑卢扶阳医学有专门增强命门火的用药，一般就是在汤剂里加入肉桂，散剂里配入硫黄。郑卢扶阳医学认为，命门火旺可以火旺生脾土，可以助后天脾胃之本，很多患者脾胃不好、乏力、睡眠不足、怕冷等都是命门火不足，这个时候郑卢扶阳医学一般是用肉桂来起命门火，所以说，肉桂是火旺生脾土的用药，经典的方法是：补骨脂、上安桂、益智仁配用，我跟师的经验是可以配合黄芪 15~30 克以补气升阳而用，也可以用砂仁、白蔻仁配上安桂。

关于命门脉的临床描述，因大多数人是正常的，故把脉的时候只是了解一下，常见命门脉描述为：力可（命门脉出现有力），命门火稍弱，命门火衰。

郑卢扶阳医学脉法中，右尺命门脉，其浮取大肠，沉取命门，即大肠与命门互为表里关系。因此，对于大肠紧脉，可以选附子、细辛、大黄、肉豆蔻等，实脉选大黄、枳实。

对于命门脉弱者，选补骨脂、益智仁、上安桂，或硫黄（多入散剂为用）。一些入肾润肠的药物，既能够润肠通下，又能够益肾填精，我们也可以理解为入右手命门脉。如：肉苁蓉、锁阳、仙茅、核桃。

所以说，当右手尺脉命门火火力减弱的时候，可以考虑在适合病情的立法中，加入上面用的药，以火旺生脾土，并达益肾填精之功。对于扶阳医学来说，益肾填精之法的用药，也可以考虑应用些入左手尺脉或右手尺脉，即双侧肾脉的药物，这样就可以提高治疗效果。

如出现刀刃脉，为癌脉，可帮助早期诊断盆腔内癌症如子宫癌。我们可以从命门脉考察癌脉的严重程度，癌脉最善于伪装，尤其是在潜伏期。初期的癌脉是混杂在正常脉搏中的，很难发现，很容易让患者错过了早期诊断的机会。许多胰腺癌、肝癌、胃癌发现就是晚期。所以命门是否出现癌脉，是一个非常重要的指征。

第四节 左寸心与膻中脉

一、左寸脉

左寸脉的脉象描述，首先是心脉的节律与脉率是否整齐，然后是重点考察滞或紧，或是不洪勾，或是心脉弱。临床中心脉出现滞（沉滞不畅，或者带紧）最多，其次是不洪勾，有洪勾，乏力神，一强一滞，不柔和，弱等。

以下是各种病案脉象的整理中对左寸心与膻中情况的总结，基本都是有问题的描述。

1. 心脉滞。

2. 心包稍气滞，稍紧。

3. 稍滞，微紧。

4. 心包脉滞带紧。

5. 肺脉紧、滞。

6. 短，稍紧，气滞，欠洪勾。

7. 心包滞，欠洪勾。

8. 心脉一强一滞。

9. 脉律不齐。

10. 沉滞、弱。

二、脉与药的结合应用

郑卢扶阳医学把紧脉看成是寒气存在的重要指征，紧脉反映的是有寒、有痛，是选用桂枝法的重要指征，实际临床多选桂枝法或附桂法。滞脉反映的是有气滞、湿滞等情况，也要考虑心主神志与血脉的问题。关于左寸脉的具体用药可以参考以下脉药对应的选择：

膻中脉紧，提示有寒邪，酌选桂枝尖、石菖蒲等。

膻中脉滞，表示有外寒湿滞，选择菖蒲、桂枝、刺五加皮等。

心脉紧，无论紧的程度如何，都表示有寒邪，酌选桂枝尖、刺五加皮，有寒痛加附片、乌头、薤白。

心脉滞，如为气滞，气滞则血瘀，则在附子、桂枝法架构下，酌选延胡索、薤白、檀香、降香、丹参、桃仁、红花、川芎等药物。心脉弱，表示阳虚，气血弱，则在附子、桂枝法架构下，酌选黄芪、当归、人参、三七等。

三、脉与法的结合应用

左寸心与膻中脉，常与桂枝法、附桂法、朱茯神法架构结合应用，如桂枝综合祛邪法，随证加某专药，或药对。体质阳虚明显者，酌选附子桂枝法架构而用，如扶正安神法、扶正行血法，特殊情况下选用非附桂法，如朱茯神法等。

大体上我们可以把左寸脉分为三大类：即正常左寸脉，洪勾而有缓力神，此脉为正常脉，我们可以把它作为衡量太过或不及脉象的标准。

左寸脉出现细、弱、紧、滞、无力、无神时，我们称之为不及，即达不到洪勾而缓力神的正常标准时，为阳虚阴盛脉。此时酌选桂枝法、附子法、附子桂枝法，因为这三法基本上都是在扶阳上做功。所以说，扶阳医学针对这样的脉象基本上不作针对性治疗，即扶阳医学观点认为心脏不受邪，受邪者在心胞或膻中。

左寸脉出现洪、大、数、急、劲等脉时，我们称之为太过，即超过了正常洪勾而缓力神的标准。这时候往往不能直接采用姜、桂、附之热药，而是采用非附桂法，而具有针对性的就是采用朱茯神法。这个朱茯神法，就是针对性解决左寸脉超过了正常洪勾而缓力神的脉象的法。应用朱茯神法来抑制邪火过旺而带来的神明受损的问题，待标热之邪祛除或缓解，再采用桂附法进行治疗。这是因为应用朱茯神法只是整个治疗过程中的一个阶段，并非是治疗的全部过程。

第五节　左关肝胆脉

一、左关脉

左关肝胆脉，常见有紧、滞脉、逆脉，而且逆脉是在紧与滞脉的基础上产生的，当紧脉、滞脉解决了，逆脉也就解决了。

紧脉出现说明肝有寒。滞脉有气滞与湿滞。气滞说明肝气不足、气机不畅，湿滞说明肝经有湿，一般会出现筋脉表现，如膝关节疼痛或痹证，即风寒湿侵袭于肝经，这个时候可能就需要按痹证进行治疗。

肝脉逆，其形态犹如小股水流遇到一块石头打了一个漩。如果是女性，可以问她乳房是否胀痛。如果是男性，可以询问其肝区胁肋有无不适感，有无头痛或者便秘等情况。我们可以在桂枝基本法里加入广木香、延胡索、佛手、郁金、陈皮或青皮这几味药，就可以解决肝区不适的问题。

肝脉若出现浮象，常提示病情会出现反复的情况。

二、脉与法的结合应用

郑卢扶阳医学临床上常用的有桂枝法、附子桂技法、附子法，当肝脉出现异常之时，多应用桂枝法与附子桂技法，因为桂枝本身有通肝阳、疏肝气等作用，而且所有的疏肝走肝的药物，如果没有桂枝的引领，要达到治疗肝病的目的是很难的。所以说，桂枝法与附子桂枝法，是治疗肝脉异常的基本大法。切脉有表证且阳虚，应用桂枝法；切脉表里皆阳虚，应用附子桂枝法。

理论上讲郑卢扶阳医学治疗上有五个方向，即桂枝法、附子法、附子桂枝法、非附桂法、滋阴法，在临床实践中，要灵活应用，虽然有些法应用较少，但是少不是没有，这是要切记的，有常就有变。

三、常用药物

肝脉异常时，所用的药物比较复杂，除了直接治疗肝脉的药物之外，有些对于肝经的病变有直接或间接作用的药物，也归属这一类。

这类药物大约分为五类，傅文录在《扶阳医学传真录》中作了阐述，摘录如下：

一是直接作用于肝区的，如小茴香、丁香、广木香、佛手、延胡索、郁金、香附、乌药等。

二是理气血类，如当归、川芎、红花、丹参、蒲黄、乳香、没药等。

三是通达肝筋脉的药，如松节、杜仲、五加皮、石楠藤、密蒙花、谷精草等。

四是有直接改善脉象作用的，如青皮主要是针对肝脉逆而用；天麻是针对肝脉浮而用；吴茱萸针对肝胆经筋脉区的疼痛而用；其他如肝脉劲的时候，要用丹参、山萸肉、龙骨、牡蛎等。

五是其他药物与药对，肝主筋、主气、藏血、藏魂、主风等，但凡与这些有关系的症状表现出现，就有可能涉及肝胆脉的异常，以及肝胆经脉循行体表内外走行路线上的症状，也有可能选择肝胆类的药物。

如还有：香附、川芎、青皮；荆芥、薄荷、蔓荆子、防风；天麻、菊花；当归、川芎、白芍药；乳香、没药；铁落、珍珠母；红花、鳖甲、桃仁、穿山甲（用代用品）；独活、乌头、羌活、白附子、僵蚕等。

四、常用药对示例

1. 第一组药：广木香、佛手

广木香：辛苦微温，归心、肺、肝、脾、胃、膀胱六经。治气之总药，行气止痛、健脾消食，交通五脏，化浊而迎清。广木香实为一种菊类草本植物，是一味理气药物，因此卢铸之先生说它"化滞开气"。特别是针对肝脉气不畅的气滞脉，有很好的理气疏郁作用。

、**佛手**：味辛微甘微苦。调肝通气、理脾胃，内通孔隙、外达皮毛。凡气郁于五脏，以此宣之。但凡气机郁滞于脏腑者皆有良效。

广木香配佛手，对于肝脉气滞、肝气不畅，特别是胁肋胀痛时，可为首选。

———◁✕ **处方示例** ✕▷———

桂枝尖15克，苍术15克，茯苓15克，法半夏20克，炒茴香15克，广木香15克，佛手15克，陈皮15克，砂仁15克，生姜30克。7剂。

2.第二组药：延胡索、郁金

延胡索：是罂粟科类多年属草本植物，辛温无毒，行血中之滞，气中血滞，可破坚化结、通气化凝。主用于镇痛，专治上下一切诸痛，且为活血行气第一品药。气机不畅就是郁滞，不通则痛，肝脉见紧带滞，并出现胁肋疼痛者，就是应用延胡索的指征。

郁金：辛、苦、寒，归肝、心、肺、经，气味俱厚，可破结气，化癥坚，开气快郁，破肝脾之郁，诸郁皆解矣。活血止痛、行气解郁、清心凉血、利胆退黄。用于胸胁刺痛、胸痹心痛、经闭痛经、乳房胀痛、热病神昏、癫痫发狂、血热吐衄、黄疸尿赤。郁胀为主可单独用郁金，因为郁金可解诸般郁证。

二者合用，可治肝脉紧所致的肝经区域疼痛，是常用的疏肝止痛药对。若疼痛较轻也可单用延胡索。

———◁✕ **处方示例** ✕▷———

桂枝尖15~30克，苍术15克，茯苓20克，法半夏15克，炒茴香15克，广木香15克，青皮15克，延胡索15克，郁金15克，砂仁15克，炙甘草5~10克，生姜30~60克。3剂。

3. 第三组药：小茴香、公丁香

小茴香：微辛微温微甘，疏肝调脾、开郁宣滞。郑卢扶阳医学小茴香应用的比较多，只要是膀胱脉不紧时，都可以在桂枝法、附子桂枝法中用小茴香。用时炒一下，取"少火生气"之意，少火以助其温性大增，温增而辛香之味大发，香调胃气，土调而木畅，故而卢铸之先生说其"交合脾肝，使脾畅而木条"（《卢氏临证实验录》），以助生生不息之气，故郑卢扶阳医学把其作为疏肝理脾首选，并与桂枝、公丁香相配合而用。

公丁香：大辛大温。可疏胃调脾、引水通肾。有行胃中之积滞、扩开胃囊之能。

郑卢扶阳医学常用的是公丁香。公丁香是开花前的花蕾，而开过花的叫丁香、母丁香。其形如丁，丁者钉也，垂直向下"引木通肾"（卢铸之先生语），其必走肝，其香入中，故"疏胃调脾"（卢铸之先生语）。公丁香大辛大热，擅长祛除寒邪，故针对双侧关脉紧，肝脾胃同时有寒者效佳。

小茴香配丁香，肝脾同调，理气解郁，主要解决肝脾脉沉紧带滞，即肝气不畅，双关都有寒之证。常在桂枝法或附子桂枝法中配伍而用。

———— 处方示例 ————

桂枝尖 15~30 克，生白术 15 克，茯神 20 克，法半夏 20 克，石菖蒲 20 克，炒小茴香 20 克，公丁香 15 克，西砂仁 15 克，炙甘草 15 克，生姜 60 克。3~7 剂。

4. 第四组药：青皮、天麻

青皮：色青而引药性归于肝胆，辛、温、苦，归肝、胆、胃经。有疏肝破气、消积化滞之能。擅治左关脉气机不畅而逆者，并有发汗开表之能。故肝脉出现逆象青皮是首选。其次是青皮可引药归肝，妇女月经期必须用药归肝，才能达到更好的治疗效果。故妇女调经青皮也是必用药物之一。

天麻：乃息风妙药，气味辛温，药用其根，有归根曰静之意，能润木镇风，故又被称为定风草。

青皮配天麻可疏肝息风，治疗肝胆脉出现逆象并浮时，效果很好。实际临床中左关轻取胆脉浮就是有风的脉象，可首选天麻，也可以用防风。卢铸之先生说它"有镇风之能"。

━━━❄❀ 处方示例 ❀❄━━━

制附片 60 克，生白术 15 克，茯神 15 克，炒小茴香 20 克，公丁香 15 克，青皮 15 克，桂枝尖 30 克，天麻 15 克，西砂仁 15 克，炙甘草 15 克，生姜 60 克。3 剂。

5. 第五组药：吴茱萸、肉桂

吴茱萸：气味辛温，调肝理脾、温肝暖脾，使土木畅达，上下皆通，有很好的温肝止痛作用，为行郁化滞之妙品也。对于左关肝脉沉取紧滞而两侧胁肋出现疼痛者，有很好的疏肝温肝止痛效果。卢铸之先生称其："调肝理脾，温肝暖脾，木土畅达，运化与调达之气皆富。"（《金寿老人药解》）故临床上出现肝脾脉沉取紧滞，并伴有胁肋上腹痛、胃脘疼痛者，可以其解决寒邪所导致的疼痛，效果显著。常用 15 克。

上安桂：又名肉桂，因上好的肉桂富含黄色油脂，故又称之油桂，擅长温命门之火，以下走为用，并有引火下行之效。气味甘辛，温血化凝，可行气热血，助阳化阴，使脾肝得理，有化瘀生新之能，通达二火，使命门得助，火旺温土，有生化之功能。肉桂树在冬天仍然叶色青翠，因其能抵御大寒天气，可知必属大热之物，故卢铸之先生还认为其有"温血化凝，行气热血……行气和血，助阳化阴"（《金寿老人药解》）之能。

吴茱萸配肉桂，治疗因寒而肝脉紧之疼痛者，效果极佳。但要在桂枝法，或附桂法的架构下使用。由于吴茱萸比较苦，口感比较差，可以用沸水烫一下，把沸水倒掉，再用沸水烫，这样反复九次，就是九制茱萸，其功效增强，而苦味消减。

━━━◈◇◈ 处方示例 ◈◇◈━━━

处方一：桂枝尖 15~30 克，苍术 15 克，茯神 15 克，法半夏 20 克，炒小茴香 15 克，陈皮 15 克，生山楂肉 20 克，吴茱萸 15 克，官桂 15 克，炙甘草 5 克，生姜 30~60 克。先用 3~7 剂。

处方二：上方去生山楂肉，加制附片 60 克，广木香 15 克，砂仁 15 克，延胡索 15 克，郁金 15 克。后用 3~7 剂。

6. 第六组药：炮姜、生蒲黄

炮姜配蒲黄，可分清浊、化瘀血、止疼痛。

炮姜：可分浊中之清，又能行气消瘀。

生蒲黄：化空窍中之凝，化血中之瘀。二者合用主要是针对妇科月经期出现腹痛、有血块、月经淋漓不断等，尤其适用于左关肝脉在经期出现紧滞的情况。

炮姜、蒲黄有时也单独应用，如体质偏寒者用炮姜，兼有瘀热或咽喉干痒痛者可用生蒲黄。若寒热都有者，可二者合用。

━━━◈◇◈ 处方示例 ◈◇◈━━━

处方一：桂枝尖 30 克，生白术 15 克，茯神 15 克，小茴香 20 克，青皮 15 克，益智仁 20 克，生蒲黄 15 克（包煎），炒杜仲 15 克，炮姜 30 克，砂仁 20 克，淫羊藿 20 克，炙甘草 15 克，生姜 60 克。3 剂。

处方二：上方加制附片 80 克，制续断 20 克，生姜 80 克。3 剂。

注： 一般为月经来几天，我们就用几天月经方，月经停即止。

7. 第七组药：密蒙花、谷精草

密蒙花： 润肝养血，除热养营，治一切目疾。

谷精草： 善归肝经而补气，专行上焦头目，散头目风热，疏中有补，以其有谷气也。

密蒙花配谷精草，疏肝经风热，养肝经阴血，通达眼目，肝经得养、郁热得散，其目疾（眼睛不适）可消也。当患者出现眼睛不适，或红肿热痛症状时，肝胆脉多出现微劲、微洪、微大等，都可选用，若为熬夜引起，可配加黄芩10~15克。

———— 处方示例 ————

桂枝尖15克，生白术10克，茯神10克，法半夏12克，小茴香10克，青皮10克，密蒙花10克，谷精草10克，西砂仁10克，炙甘草5克（亦可用生甘草），生姜30克。3剂。

8. 第八组药：杜仲、松节

生杜仲： 引五液归于经络骨节，使筋柔而骨健，身轻而体泰，能健步。

油松节： 通关节、达网膜，透骨达络，引骨中之精，化气归络归经，而筋骨肌肉皆得其养。

杜仲配松节，使筋脉得柔，骨节得活，筋润骨柔，关节灵敏而活动自如。常用于痹证见关节疼痛、不灵活、筋脉收缩不能自如者，脉象多见肝脉紧滞，特别是湿滞而紧者。

———— 处方示例 ————

制附片60克，苍术15克，茯苓15克，炒小茴香20克，石楠藤25克，松节15克，桂枝尖30克，独活15克，灵仙根25克，刺五加15克，木瓜20克，杜仲15克，淫羊藿25

克，炙甘草5克，干姜60克。3~7剂。

9. 第九组药：韭菜、木蝴蝶

韭菜：上青下白，通上下，引金木之气归于离火。其青以通肝可养木之生机而助阳，其白以通肺可清上焦之化源，具生新导秽之能，有清血润燥之功，可引金木之气归于离火，使人身阴阳气血流通自然，更能互相依附，循环无断。

其子又名启阳子，微辛微温，能启水中之阳交合于肝脾使之调达，具强肾补阳益气之功，扶阳医学于收工散剂之中亦常用之。

木蝴蝶：味微苦微寒，润燥通肺，更可金生丽水以助填精，还有协调金木之用，乃木火刑金之要药，又可助大降阳明以化燥气。

韭菜子配木蝴蝶：一通肝，一润金，金木相通，土为之母，土旺则润金，更金生丽水以助填精，使肝肾更能有源。临床出现肝脉不畅、胆脉浮，或肝胆脉浮大而空者，皆可用之。

——— ⚜ **处方示例** ⚜ ———

制附片100克，生贡术15克，生黄芪45克，秦归首45克，潞党参45克，上安桂25克，三七15克，炒益智仁20克，木蝴蝶45克，巴戟天25克，菟丝子20克，淫羊藿20克，韭菜25根，煨姜100克。

注：此方实际为月经后大补气血常用，每于妇女月经干净后连用4剂。

10. 第十组药：龙骨、牡蛎

龙骨：通阳，得天地纯阳之气以生，藏时多，见之少，活时在天，成骨入地，其敛降之性可见。

牡蛎：又名左牡蛎，左者为升，牡蛎为水中纯阴之物，至阴则升阳，其阴之性升达可见，故牡蛎通阴，又阴阳和合而其用归一。当肝胆之脉浮大而空，或者左尺脉也浮起来的时候，说明阴阳不能协调为一，故肝胆脉浮可见风症、多动，左尺肾脉浮者，可见面赤、梦遗等虚阳外越之表现，都可用牡蛎以使阴阳归位而病可得愈。

龙骨配牡蛎，一通离中阴，一入坎中阳，二者合用则阴阳和合为一，交济于中宫，坎离自然得以沟通。

————— ❈ 处方示例 ❈ —————

制附片 60 克，白术 15 克，朱茯神 15 克，陈皮 15 克，生龙牡各 30 克（包煎），砂仁 15 克，柏子仁 20 克，明天麻 15 克，酸枣仁 15 克，淫羊藿 20 克，生姜 60 克。3~7 剂。

第六节　左尺肾与膀胱脉

郑卢扶阳医学的脉法很难学，但只要有老师带，也是比较容易入门，这就是跟师的力量，如果你是个医生，每天都在摸脉，诊治患者，再有老师带一带，很快就能够突破这个把脉关，并逐步做到精准处方。

一、左尺脉

左尺肾脉一定要至骨，要注意的是，往往需要候一下，看看有没有缓、力、神之象。一个人能不能用附片，用多大量，阴虚还是阳虚，真阴虚还是假阴虚，都要以这个左尺至骨的肾脉作为考量的重要依据。

太阳膀胱是外邪入侵人体的第一道屏障，所以此脉主要用以考察太阳膀胱气化以及邪气的有无或深浅，正常情况多为不浮、无紧，病理情况多见浮、紧脉或沉紧。

肾脉的病脉通常有短脉、弱脉、紧脉、微脉、乏力乏神、浮脉、浮紧、沉紧等情况。现在我们具体讲这个脉。

1. 肾脉短

短脉就是在指腹中间一点跳。肾脉短说明肾气升不起来，短脉主气伤，气不够，伤了气就会出现短脉。再一个就是表示肾气损伤后的不畅，也会出现短脉。肾脉要长一点，然后才可以由肝脉至心脉，从而实现心肾相交。与短脉相对应的就是长脉，过三指的脉就是长脉，长脉主气旺，从另一方面讲是个好脉。

2. 肾脉弱

肾脉弱表现为沉细无力，郑卢扶阳医学常表述为肾脉乏力乏神，或肾脉无力无神，都是肾气不足。肾脉不足胃气也不会好，当然也会脾阳弱，运化弱，气血不足，都是弱了。

3. 肾与膀胱脉浮

什么叫肾脉浮呢？这是言脉位之浮，左尺重取至骨没有根了，脉浮起来了，就是有元阳外越的情况。怎么办？这个时候千万要仔细，一定要考虑膀胱脉的情况，不要轻易就用桂枝法去拨，一剂桂枝法下去很可能就把肾气连根拨起了。如果是膀胱脉浮紧，那就应该考虑用麻黄汤法。真正的肾脉浮则要顾护正气，就要考虑用四逆白通汤。

4. 肾与膀胱脉紧

肾脉紧就是有里寒。一般有两种情况，一种情况是一般的紧，或者说微紧，或者只有紧象。这种肾脉紧没有太明显的症状。女子肾脉紧则主宫寒，如果是滑紧的脉还主带下之病。这一类的肾脉紧，按照我们的治病次第，用附子法或附桂法就可以解决。如果肾脉带紧象而且还弱而无根，这个时候就要紧紧抓住太阳和少阴这两个关键来立法，临床中一定要区分，太阳膀胱脉比较浮的好理解，那么膀胱脉沉紧呢？这是很容易被临床忽略，就是邪气已经到了少阴，但是还没有进去，或者只是进了一部分，太阳证也还有，这就是太少两感的情况。这个时候沉紧的话，往往就会被很多人忽略，就是你稍微大意一点，可能这个脉就偏了，把握不准了，因为你摸了膀胱脉不浮紧呀！那么到底怎么来感觉这个沉紧呢？就是你摸了太阳没有沉紧，然后你慢慢慢慢往下走，走到肾要至骨的时候，如果你还没有摸到紧，那么至骨了以后你轻轻地松，很多时候，这个紧象就出来了，如果轻轻松了一点，紧就明显了，这就不是肾脉，而是膀胱脉。这个要记住，从膀胱这个位置到至骨之间，摸到的脉都是膀胱脉，这个就反映了寒的深度。这个是在学习脉法的过程中，比较后面的问题，所以，你不学到这个程度，你怎么能提高疗效，治好别人治不好的病。当肾脉出现很典型的紧脉，也就是寒邪直中少阴时候的脉象。

紧脉很容易被忽略，就是一周几十个门诊，可能才会遇见两三例这样的情况，这不是一个普遍的脉。一旦遇到这样的膀胱脉沉紧，需要我们细细体会。要仔细分辨是否是寒闭在里面的情况，一旦确定，就要首选麻黄汤法。一般我们就是用原方，汗一出，效果才好。若用桂枝法或者综合祛邪法效果都会打折扣。也有些用了麻黄汤法原方也效果不好的情况，多是汗没有出来，寒气还是闭在里面，那么这个时候我们可以加一味葱白（全葱）进去，或加用麻黄也可以。我们用麻黄是很慎重的，怕过汗、误汗，怕伤了汗，从而伤了正气。误汗以后往往病就要变，一伤正气百病由生。郑卢扶阳医学特别重视扶阳护正气，处处考虑不伤正气，师父常常给我们讲不做亏本的生意，发汗一定要把握度，追求恰到好处即可。见汗则止，中病即止，一旦出汗，后面的其他方子马上就跟进，因为凡是伤了正气，后面的病就不好看了。

郑卢扶阳医学治病立法尤重肾脉，肾脉短（肾气不升），肾脉浮（元阳外越），肾脉紧（有里寒或寒邪直中少阴），肾脉弱（正气不足）以及肾脉无根，肾脉乏力乏神等情况，切脉时都需要用心考察。

二、左尺肾脉的脉、法、药对应关系

关于太阳膀胱脉的法药示例，参见本书第六章郑卢扶阳医学脉诊解析与病案示例。下面我们重点讲左尺肾脉的脉、法、药对应关系。

1. 第一组药：四逆汤（制附片，炙甘草，姜）配葱白

左手尺脉要重取至骨考察，首先要看是否有浮象。肾脉浮表明有元阳外越的可能，要慎重使用桂枝法，临床中应运用四逆白通法。注意，郑卢扶阳医学的四逆汤（附子、干姜、甘草），用姜是很灵活的，常把干姜换成生姜而用，因为用生姜有一个好处，那就是在实现纳下的同时，给邪气开了一个口子，一般里寒重者，我们也可用生姜合用干姜。

———❖❖ 处方示例 ❖❖———

附子（多使用制附片）60~90克，炙甘草15~20克，生姜60~90克，葱白3~5根。

此法为在四逆汤的基础上加一味葱白（把一整根葱去根和绿叶，切三四段），就成了白通汤，又名回阳饮是也。附子得葱白，可引心火下交于肾阳，又可助肾阳上行以济心肺之阴，使阴阳交互，生机更旺，从而营卫协和，上下安泰。待四逆汤熬至将好之际，放入葱白三五分钟后即可，葱白乃白色，走肺，不是太

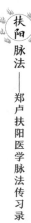
严重的外邪，轻微的外邪，或者部分太阳证携带的患者，都可以用四逆白通汤扶正祛邪。

郑钦安先生在其《医法圆通》和《医理真传》中，曾多次提到应用回阳饮，但寻遍此书却没有发现给出的具体药物，苦苦寻觅与探索，才明白回阳饮实乃《伤寒论》中白通汤是也。这个方子并不仅仅用于回阳救逆，平时也可以服用。当身体总是觉得乏困，精力不济，或是年纪稍长、神经衰弱、脑力不够用，肾脉弱甚，其人或沉睡，或无神不语，都可以常服这个白通汤。白通汤法首先是大温坎水，水暖则阳固，阳固则中宫亦暖，亦能升至五脏。

2. 第二组药：四逆汤配上安桂

上安桂：气味甘辛，可温血化凝，主要是温命门火，又可通达经络，行气和血，助阳化阴，有化瘀生新之能，可补元阳，暖脾胃，除积冷，通血脉。也就是卢铸之先生说的"补下焦火热不足，治沉寒痼冷之病"。

肉桂与附子都能治疗下元虚寒之证，但两药各有特点，肉桂能温营血、助气化，故多于调气理血与峻补气血方中作为辅助药，以鼓舞气血；附子则以回阳救逆之功见长。二药常配合应用，则刚柔调济，可以在附桂法和附子法架构下使用。四逆汤加上安桂，可大补命门之火，也是一个回阳救逆的方子，左尺肾脉乏力乏神，微细或弱，都可酌情使用四逆汤加上安桂。

3. 第三组药：四逆汤配砂仁

砂仁能纳气归五脏，又引五脏之气归肾，故能上能下。如果大便疙瘩状，也就是像羊粪一样，这个就叫阴结，阴结之症就用四逆汤加砂仁。如果大便长条形而且坚硬，这个就叫干结，干结之症就用附子理中法加生肉苁蓉。

⟡⟡ 示例处方 ⟡⟡

处方一：制附片80克，炙甘草15克，生姜80克，砂仁15克（酌情加肉苁蓉）。

处方二：制附片80克，生白术15克，生肉苁蓉40克，上安桂20克，炒小茴香20克，西砂仁15克，淫羊藿20克，炙甘草15克，生姜80克。

还有一种情况，如果几天都不大便，也就是说根本就没有便意，注意这个"意"字，那么有可能是肝的疏泄有了问题，是肝的疏泄不及造成的，肝不运化造成了不大便，这个时候就可以用桂枝法。到底是什么原因造成的大便难，脉诊之后就能知道，然后才能够正确处方。

处方三：桂枝尖30克，白术15~30克，广木香15克，佛手15克，郁金15克，砂仁15克，陈皮15克，生楂肉15克，炙甘草5~10克，生姜30~60克。

4. 第四组药：杭巴戟、菟丝子、杜仲、蛇床子

（1）杭巴戟配菟丝子：这是郑卢扶阳医学医案中用得最多的肾家药。杭巴戟：微甘气平，补虚益损，引阴交阳达骨中、循经络、丰肌膜。菟丝子：微甘气平，滋肾水，养经润络，引经气通达于经络骨节之中，骨壮而筋柔。二药合用可扶助肾气，凡肾脉短，肾气起不来就可以用这个药对。但前提应该是没有外邪。什么叫肾脉短呢？就是不至关，到不了关脉，肾脉到关脉不能连起来成一条线，这个时候就用杭巴戟合菟丝子。当然，如果肾脉不短，但乏力乏神时，也能用杭巴戟加菟丝子，先把肾气扶起来，然后再去填精，或者再进行升提肾气而收工。

（2）杭巴戟配杜仲：可以使带脉收放自然，治男女腰痛及妇人月经病。腰痛用生杜仲，妇人经病用炒杜仲。彭进师在妇女的

经前方中，就常常用到杜仲。

（3）杭巴戟配蛇床子：可以"通子宫，生精生血，化阴中之湿蕴，浸淫之疾可治"。蛇床子常用治皮肤病，有除湿益肾的双重作用。我们治皮肤瘙痒症，就常先用桂枝法加蛇床子等药为用，就是祛肌腠皮肤之燥、寒、湿，治湿疹、皮疹之法。但之后还是要用四逆法加杭巴戟、蛇床子收工，这样就不会反复发作。或者等肾气起来之后加西砂仁 15 克、黄芪 30~45 克进行收工。

常言道，"大匠示人以规矩，不示人以巧"，掌握"规矩"很重要，这才是真正的本领。我们要把经典的精髓抽出来，形成我们的"规矩"，只有我们学会郑卢扶阳医学的"规矩"，才能更快更好地治疗更多的疾病。

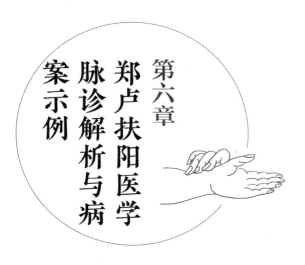

第六章
郑卢扶阳医学
脉诊解析与病
案示例

郑卢扶阳医学对脉象的描述，是讲求灵活、贴切、生动而又不拘一格的，更讲求描述的精准、细腻，这在脉诊中是很少见的。"四诊慎细，以脉为主"，在师父这里得到了很好的传承和体现，一般能够这样书写脉的，多为彭师弟子，或者跟诊抄过方子的，就这样的书写而言，我觉得本身就是一种传承。

《素问·脉要精微论》云："微妙在脉，不可不察。"我觉得郑卢扶阳医学脉象的描述，正是对脉诊"微"和"妙"的体现，"微"可以直观理解为细致入微；"妙"就是精深、精微。就是说一个人微妙的变化，都藏在脉里，学者不可不细心以察。而我们在诊疗疾病的时候，就是要遵循着这个规律而不能偏离，将脉象的变化，与天地阴阳的变化联系起来考虑，若能够如此，就可以预知死生了。郑卢扶阳医学精准的脉法，做到了临证时"四诊慎细"而"以脉为主"。

《伤寒论·序》云："夫天布五行，以运万类，人禀五常，以有五脏。经络府俞，阴阳会通，玄冥幽微，变化难极。自非才高识妙，岂能探其理致哉！"诊脉的难，亦难在了这里，学者何以能得其"幽微"，"探其理致哉"！关于脉诊，从《黄帝内经》《难经》《伤寒论》至今而言，一直是在变化和发展的，这是我们一定要明白的，我们也要切合当下这个时代。就脉诊的描述方式而言，可以说是从农耕时代沿用到了今天，就是我们通常说的二十八脉。医生说一个弦脉，病家怎么能够听得明白，病家听不明白，就不容易产生认同和共鸣。我们的脉诊，一定要切合这个时代，现代语言对脉的描述解释（此处指对脉诊结果的翻译），我觉得这是一方面。更重要的是脉诊要能够为我们诊明病情、病性、病机、正邪盛衰、阴虚、阳虚服务，更为我们确立立法，遣方出药，以及确定药物用量服务，你的脉不"微妙"，不精准细致，怎么行！

郑卢扶阳医学前辈之脉，做到了"心手相应，人我相合，神贯于指，洞鉴阴阳"，可查"微妙""料度脏腑，独见若神"，知顺逆，度生死之期。

在确定紧、滞、逆等脉象的前提下，对其"量化（即：节奏、稳定性、速率、体积、柔和度等）"，这亦是对病邪深浅、轻重的一个度的考量与把握。

郑卢十三部脉法：

左手：

1. 轻（左手整体浮取）：整体考察膻中、小肠，主要看有没有邪气，因为浮脉为病脉。

2. 膀胱（左手尺部中取）：主要考察太阳膀胱有没有邪气，这是外邪伤人的第一个屏障。

3. 沉（左手整体沉取）：主要看有没有缓、力、神之象。

4. 左尺肾（左手尺部沉取）：肾脉沉而有力强，也要重点看一个缓字。

5. 胆（左关轻取）：一般没有问题，主要用于考察有没有受邪，如风、寒等。

6. 肝（左关沉取）：肝脉玄而有力畅，肝脉要有玄象、有力而且要畅达。

7. 心包（左寸轻取）：也就是浮取膻中。

8. 心（左寸沉取）：心脉洪勾有力喜，但见心脉有邪，如紧、劲等，则往往病重。

右手：

9. 膈间（右寸轻取）：这主要看胸膈，也就是上焦的情况。

10. 肺（右寸沉取）：肺脉毛而有力佳。

11. 胃（右关浮取）：胃脉缓而有力、神。

12. 脾（右关沉取）：脾脉亦是缓而有力、神，切了脾脉，也往往就知道了胃脉。

13. 命门（右尺沉取）：这就是我们一般较左尺肾脉而言所说的"明火"。

注：这是郑卢扶阳医学临证时对脉象的书写，一般都是写十三部，实则十五部脉都有考察。这样的书写方式，浸润着师父几代人的心血和智慧，这也是我在跟诊师父之前，从未见过的脉诊书写和表述，这样的书写切合了临证时的需要，有助于分析病情、查看各部脉，亦是郑卢扶阳医学每一次复诊时，前后对比的重要依据。需要注意的是，虽然大肠脉和小肠脉没有明确写出来，实则在实际的把脉过程中，都已经有了一个把握。

实际临床中，一般为了适应临床，节省时间，对于病情轻浅的患者，或病情平稳的复诊患者，多写十部脉，这亦是灵活的。但诊脉时，未做描述的脉，如大肠脉、小肠脉等，往往都会在诊脉时过一遍手，考察一遍，做到心中有数，如果发现问题，就需要表述，写出来，或者立法、遣药的时候加以考虑。

十部脉写脉示例：

1. 轻
2. 膀胱
3. 沉
4. 左尺
5. 肝

6. 心
7. 肺
8. 胃
9. 脾
10. 命门

十三部脉写脉示例：

1. 轻
2. 膀胱
3. 沉
4. 左尺
5. 胆
6. 肝
7. 心包
8. 心
9. 膈间
10. 肺
11. 胃
12. 脾
13. 命门

十五部脉写脉示例：

1. 轻
2. 小肠
3. 膀胱
4. 沉
5. 左尺
6. 胆
7. 肝
8. 心包
9. 心
10. 膈间
11. 肺
12. 胃
13. 脾
14. 大肠
15. 命门

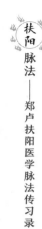

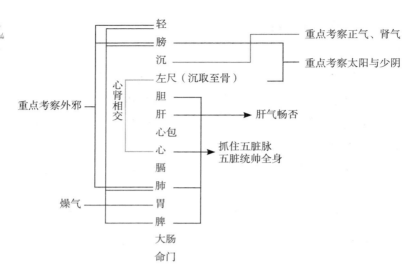

考察要点：1. 抓住太阳与少阴，察正气、肾气之盛衰，明邪之有无及所在；
　　　　　2. 以五脏脉为主，明生克制化；肝气畅否；心肾相交实况；
　　　　　3. 确知病证之根源在何处，何脏能察明。

图6-1　郑卢扶阳医学脉象解析思维导图

第一节　太阳病（外感）典型病案示例与脉诊分析

　　太阳的问题，是临床中最常见的，也是复杂多变的，也是最不好处理的。我们在考虑太阳相关病证的时候，不能只考虑足太阳膀胱经脉和手太阳小肠经脉，试想如果左手尺脉、膀胱脉紧，或者有些浮，到底是不是外感呢？

　　还要摸一摸肺脉紧不紧，浮不浮。因为外感表证与太阳和太阴的"开机"有密切关系。太阳膀胱为六经之藩篱，乃三阳之门，又与少阴肾互为表里，少阴之坎中一阳，乃营卫先天之来源；太阴为三阴之门，手太阴肺为五脏之华盖，主一身之皮毛，又与天气相通，宣发脾土上输之水谷精微于肌表，乃营卫后天之化源。也就是说，判断人体是否有太阳病，是否有外邪，必须是左尺膀胱与右手肺脉一起，结合考察，综合判断的，因此治疗外感表证，就要紧紧抓住太阳和太阴。当然也要结合其他三诊，比如症状，如果是膀胱脉浮紧，肺脉也是浮或者紧，或者浮紧，那基本就可以确定是外感。假如患者没有明显症状，或者仅仅有颈部不适，或者睡眠差，也要考虑太阳膀胱的携带症。如果是膀胱脉紧，而肺脉不浮也不紧呢？那么就很可能是三阴的邪气透达外出，到了三阳，比如说少阴的邪气到了太阳，这个邪气它就不是外面来的，它是从里向外枢转而来的，那你就要看这个病邪是新感还是旧疾了。彭重善师父说：新感整体脉如绞绳索，旧疾是来去匆匆，都叫紧脉，这种情况也可以见到膀胱脉沉紧，所以我们讲这个膀胱脉，很微妙。这里还是要强调一点，那就是跟师，师父一摸，你一摸，手把手地印证手感，这样的学习和所得到的体会，是最直接的。

左尺脉与膀胱，即太阳和少阴，是我们郑卢扶阳医学立法的重点，也是我们用桂枝法或附子法的重要依据，是临证我们诊脉的重点。

1. 轻—浮紧

2. 膀胱—浮紧

3. 沉—

4. 左尺—

5. 胆—

6. 肝—

7. 心包—

8. 心——

9. 膈间—

10. 肺—肺脉也是浮或者紧，或者浮紧

11. 胃—

12. 脾—

13. 命门—

这是一个典型太阳病（外感）的脉象示例。太阳的问题，我们重点考察的是膀胱脉，还有轻取脉和肺脉。

一个伤寒，要点其实就是一个脉紧，伤寒无汗用麻黄汤法，但实际临床中，往往还是需要加减的，很少单纯这样运用的。太阳伤寒有一个特殊的例子，就是寒闭在了里面，膀胱脉有沉紧之象，这种情况是很容易被我们漏掉的，因为摸到膀胱脉的时候不紧，它是沉在底下的紧，如果我们不仔细，辨证不准确的话，效果就不好，这个时候麻黄汤法应该是首选，只有用麻黄汤法效果才好。太阳膀胱的问题在实际临床中是很复杂的，下面我们以常见的太阳膀胱证为例来解析脉诊。

一、太阳伤寒为主

苏某，男，53 岁，河南郑州。2019 年 8 月 12 日初诊。

自诉脑梗 3 年，有白塞综合征，双侧股骨头坏死 10 年，小脑萎缩。

现吃饭呛饭，喝水呛水，言语不清，余无不适，走路似鸭步态，股骨头坏死无痛。

自诉既往体健。

问诊：自诉头无不适，血压不高，心无不适，无咳嗽，平素汗不多，胃无不适，咽喉无不适，纳正，不知饥饿，吃饭口有味，肝胆区无不适，腹部无不适，腰、腿无疼痛和不适，二便正常，睡眠可以。

诉发病后亦多处诊治，多为西医治疗手段，具体不详。

脉诊：

轻：紧，稍滞（气滞，湿滞），不柔和（不柔和的感觉，在表达的程度上比劲脉要轻一些）。

膀胱：紧，滞（气滞，湿滞）。

沉：气滞，稍紧，不柔和。（第一感觉就是气滞，整个脉发硬。）

左尺：沉滞（气），稍紧（-），久候短（就是久摸以后，短就能够明显地感觉出来），稍乏力神。（注：此"-"号是为了说明一个脉的程度。脉的表述，其实是有点困难的，打"-"和"+"就是为了区别、比较，也是为了定性和定量后的精确区别，因为诊脉重要的就是这种细微差别的比较。稍乏力神，说明力神之象还有，只是程度上稍缺乏。）

肝：浮，带微紧，气滞，稍逆。[逆，就是不通的感觉，顺逆的逆，就是脉气到了肝这个地方有郁堵之意，"带"的意思就是夹杂到（在）一起了，所以治疗起来就不是很容易，就比如痹证为风寒湿三气合而杂至所致，治疗就不容易。]

心：紧（-），不柔和，久候紧显带稍劲。（这个患者的心脉与轻取脉、膀胱脉相比，久候紧显就是越摸越紧的意思。此脉任由发展会有脑梗倾向，亦会有心梗倾向。不柔和脉和劲脉，我们要反复比较，一般指的是同一个患者的不同部位的脉的比较。）

肺：稍气滞，稍短，稍紧，不毛。（此人的肺脉紧，不单纯是肺的问题，而是受脾胃的影响，我们叫波及，患者虽然已经戒烟，但是肺还是有问题。）

胃：稍紧，气滞，稍弹指。（稍紧：脉峰不是十分尖锐的表达和描述。稍弹指的脉，此时应该结合问诊，患者自诉有舌头的反复溃疡发作史。一般来说，化燥的症状，会表现在这几部脉上。首先膀胱脉会有表现，这就是太阳、阳明兼证的表现；然后就是胃脉，十有八九就会化燥；另外就是肺脉的表现，喉咙痛，舌头的溃疡和疔、疮，鼻子里面长疔，咳嗽黄痰。）

脾：沉滞，中塌，短。（这是一个气滞比较重的脉象，就会出现中塌，脾阳弱明显。）

命门：气滞，稍短，微微紧。

辨析：

1. 首先是太阳伤寒，这个是肯定的，太阳的寒没有解，所以，我们立法遣药的考虑，首先还是要从太阳入手。这个患者的脉，还有些化燥的倾向，虽然目前还没有症状，但我们已经通过脉象有了一个把握，不及时处理，朝后面走是肯定会化燥的，所以治疗也要考虑化燥和去肺寒。

2. 整个轻取脉、沉取脉都有紧，判断此人正气亏损，肾阳不足。

3. 有劲脉的感觉，轻取、沉取脉都不柔和，心脉不柔和，而且久摸有劲象，所以此患者梗阻的情况还没有彻底解除，如果不及时治疗，会有发病的危险，这就如同头顶上悬了一把剑一样。

4. 脾胃，这个患者虽然也能够吃，但是不知饥饿，说明脾阳弱了。从脉上来看，一开始的感觉就是沉滞，再严重一些就是气滞，再严重就是气滞伴中塌，脾脉是塌下去的感觉，此患者就是脾阳弱得过了一些，也就是说很明显了。

5. 肝，肝的问题可能是这个患者的一个节点，从此患者左手的三部脉来看，这个患者的肾气是可以升得起来的。肝脉又浮又逆，通过脉象可以判断这个患者是一个性格比较急的患者，急躁、易怒，脾气对这个病情影响是比较大的，尽量要保持平和一点的心态，这个是一定要注意的。心脉也有紧，一点洪勾都没有。

处方：

一方：桂枝尖30克，苍术15克，茯神15克，生楂肉20

克，油厚朴 15 克，生陈皮 15 克，炙甘草 15 克，生姜 60 克。1 剂，一日一剂。（注：本书病案部分，若无特殊说明，均为一日一剂，全书同。）

二方：上方去油厚朴，加石菖蒲 20 克、法半夏 20 克。2 剂。

三方：制附片 60 克，茅术 15 克，茯神 15 克，法半夏 20 克，石菖蒲 20 克，桂枝尖 30 克，生楂肉 20 克，砂仁 15 克，炙甘草 15 克，生姜 60 克。3 剂。

四方：制附片 60 克，茅术 15 克，茯神 15 克，佛手 15 克，法半夏 20 克，桂枝尖 30 克，生楂肉 20 克，天麻 15 克，刺五加皮 15 克，砂仁 15 克，淫羊藿 20 克，炙甘草 15 克，生姜 60 克。3 剂。

按：此患者寒比较明显，初用附片不宜用量过大，60 克就可以了。

五方：制附片 80 克，贡术 15 克，茯神 15 克，炒小茴香 20 克，青皮 15 克，补骨脂 20 克，砂仁 15 克，淫羊藿 20 克，炙甘草 15 克，生姜 60 克。3 剂。

这五个方子可以服用两轮，如果中途有外感的情况，就从头再来，从一方开始再用。

医嘱：

1. 一定要避风寒，不吹空调，避着风。

2. 情绪一定要保持平和。

3. 此患者的脾胃脉都很弱，脾阳弱了，我们说食饮要有节，所以生冷（凡是没有煮熟的，都叫生冷，包括水果和凉菜）酒醋（醪糟都不可以），都要忌口，尽量吃热的，吃到七八分，不要吃撑了。

4. 凡是有口腔溃疡或者感冒的时候，都要忌口燥性食物，比如油炸的食物、炒货（如花生瓜子）、烘烤的东西，这些都不要吃。燥为次寒，燥从哪里来呢？从寒湿来，此患者寒重，所以要严格忌口。

5.关于熬药和吃药：每天一剂药，熬 3 遍，每遍煮开了以后熬 20 分钟，凡是药方里面有附片的方子，就熬 30 分钟。注意附片要先煎两个小时。熬 3 遍一般就是 1200 毫升，分三次空腹喝，也就是饭前一个小时或饭后两个小时，喝的时候一定要大热喝下去，也就是要热透喝，喝下去有一股暖流到小腹的感觉效果最好。

二、太阳伤风为主

王某，男，31 岁，成都。2019 年 8 月 12 日初诊。

自诉血脂高，血糖高，血压偏高，130\80mmHg，服了两个月降压药（厄贝沙坦）。

问诊： 头可，心可，心前区可，不咳嗽，无痰，无烟酒嗜好，遇冷受凉则有鼻炎，有痰，咽喉可，知饥，有胃肠炎病史，胃吃冷食后绞痛，无反酸，无打嗝，饮食偏清淡，肝区偶尔晚上有顶胀感，有隐痛感，自诉体检有中度脂肪肝，腹有时隐痛，不胀，腰可，大便稀、畅、黏，能解尽，一天一次，小便畅，有泡沫，晚 11 点左右睡，有时候中途醒，再入睡有点慢，早 7 到 8 点起床。

脉诊： 此人偏胖，轻取的手法都要稍用力一点，只要把到脉就算是轻取了。

轻： 稍沉滞（气滞，湿滞），似紧非紧。（胖人一般多湿滞，此人却是气滞为主，紧象不明显。）

膀胱： 浮，微紧，稍气滞。（第一感觉是浮，无头痛，有伤风的感觉，问诊病家自诉有伤风流清涕，这里要注意的是，伤风和伤寒的区别，伤风主要是浮，伤寒主要是紧。）

沉：稍沉滞（气滞，湿滞），紧，短。伤风伤寒，脉是关键。

左尺：气滞，稍紧，稍短，久摸沉滞，紧，短。（此人肾脉的紧和短都比较明显，说明正气、肾气亏损明显，所以，一定要扶正气，这就是寒入少阴的明确脉象。如果经过我们一两周的治疗，还紧，就要考虑寒入了骨，就要考虑用痹证的法来处理。）

肝：稍滞（湿滞，气滞），微紧。（虽然稍滞，但通过尚可以，有隐忍之气，这样的脉随着治疗会变化，比如肾气起来，外邪去掉等。）

心：紧带微劲（久摸劲明显），气滞，欠洪。（紧带微劲，久摸劲明显的脉象，手感有点发硬，不柔和，这就是血脂高的表现，此患者才31岁，这个是大问题，一定要重视起来，需要吃一段时间药。此类患者，在没有发生心梗以前，比较好治，梗了以后，就不好治了，一定要治在前面，这个患者我们用他的整体脉象和心脉作比较，就会感觉比较明显了。）

肺：短，紧，不毛。（短脉，说明气不够，结合问诊，患者说运动走路后有气短的感觉。）

胃：稍滞。（脉象整体也有不柔和的感觉，但没有弹指的感觉，所以，上火的情况基本不用考虑，这个患者也可以结合问诊。有弟子问滞和滑脉的区别，彭进师回答：湿滞很重，发展到一定程度才叫滑。）

脾：气滞。

命门：稍沉滞，微紧。

舌诊：郑卢扶阳医学诊治过程中有一个很重要的指征，那就是只要看到舌头是润的，就可以放心用桂枝法，这个也是郑卢扶阳医学考察舌象的重点。附、桂均辛热之品，如非阳虚阴盛之证，误用则易耗夺津液，故应慎察舌的润与否。

辨析：此患者主要就是一个太阳伤风。当然后面还有很重要的问题，心脉的问题，心脉有劲象，是需要目前高度重视的。还有左尺肾脉短、紧的问题，这样的脉表明肾有寒邪，就会一直消耗我们的正气、肾气，所以这个患者有三部短脉，肺脉、沉取脉、肾脉，正气亏起来可能比较容易，但恢复起来就比较困难，需要一段时间。沉取脉紧，说明里寒重。师父强调：只要在临床中摸到紧脉，基本就可以判断为阳虚证，几乎可以肯定。这个也是经验，还是说明正气、肾气亏损比较严重。此患者生活还比较规律，但是这个年龄肾脉短、紧，是不多见的。

第一方就用我们的桂枝汤法，原方，祛太阳的风和肺寒。之后再看心脉，如果肺上的寒祛了，心脉的紧减轻，就说明这个寒主要是肺导致的，这两个脉是会互相影响的；如果肺脉的风和寒都祛了，心脉还紧，就要考虑真正的心血管病变了，要考虑用心血管病的法了。郑卢扶阳医学在处理少阴证的时候，不一定就要用麻黄附子细辛汤，我们的桂枝法加附片，也会走到肾的，我们讲药走病所嘛！我们用桂枝法祛肺寒，后面加附片，肾的寒邪也肯定会有减轻。

处方：

一方：桂枝尖 30 克，贡术 15 克，生山楂 20 克，炙甘草 15 克，生姜 60 克。1 剂。

二方：上方加茯神 15 克、石菖蒲 20 克、法半夏 20 克、砂仁 15 克。2 剂。

医嘱：

1.忌口，忌食生冷酒醋。

2. 避免受风，避免受寒，凡是太阳伤风的人，吹了风就会不舒服。

三、太阳风寒两感

太阳风寒两感就是风寒的问题，此时脉象见又浮又紧。相比较太阳膀胱单纯的紧（伤寒）或者浮（伤风），在实际临床中，风寒两感最为多见。《伤寒论》中关于中风桂枝汤、伤寒麻黄汤的条文，学人假如仅仅只是把握对证候的鉴别，往往无法把握其要点，这时候再看脉诊，才会发觉，伤风伤寒，脉是关键。

白某，女，50 岁，2019 年 7 月 10 日初诊。

诉寐差日久，伴心慌、头晕、精神差。

问诊：人困稍倦，血压正常，月经已无。不咳，无痰，胃可，腹可，腰可，肝胆区无不适，咽可，大便通畅。

脉诊：

轻：稍浮紧。

膀胱：浮紧。

左尺：欠沉。

肝：稍浮带紧。

心：紧，短。

肺：紧。

胃：紧。

脾：紧，滞。

舌诊：淡，润，苔薄。

辨析：此例失眠患者，操劳日久，因照看孙子，故常常夜不能够安睡，心血耗伤，肝血亦亏耗，劳累伤阳，《黄帝内经》云，

"阳气者，烦劳则张"。最重要的是肾阳无法得到很好的藏养，这是关键。我们面对这样一例患者，就不能够仅仅着眼于失眠安神的思路，仍然是要"有邪祛邪，无邪建中或理中，最后益肾填精"，中医一定要有整体观念。此患者平脉辨证，据脉立法、遣药、处方，膀胱脉、肺脉皆浮紧，为太阳膀胱风寒两感，加之肝脉稍浮带紧，则必然影响心肾相交，治必先开太阳，祛邪气，从而使机体恢复"坎离既济"之良好的生命状态。

处方：

一方：桂枝尖30克，苍术15克，茯神15克，生山楂20克，生陈皮15克，天麻15克，炙甘草15克。2剂。

按：膀胱脉、肺脉皆浮紧，用麻黄汤法，此人肝脉浮紧，所以加天麻。

二方：上方加石菖蒲20克、砂仁15克。2剂。

按：前两剂后，确定膀胱脉浮紧减轻后，才可以加砂仁，否则容易引邪入里，有留邪之弊。

三方：制附片80克，炙甘草15克，生姜80克，葱白3根。2剂。

四、太阳阳明兼证

如果伴喉咙疼，大多都是有了燥气，属于寒湿化燥的问题，往往会被误解为热证，比如上火等，这样的情况在实际临床中是很多见的。脉诊是一个重要的考察要素，常常会有膀胱脉、肺脉、脾胃脉弹指的感觉，需要在临床中反复体会。这样的情况如果单纯用桂枝法，没有考虑阳明的问题，没有加厚朴、香白芷这些用药的话，往往效果就不佳。

王某，女，2018 年 7 月 18 日。此为复诊患者，前面的药已经服完，现已停药两天。

自诉咽喉还有点痛，咽喉不痒，略有点咽喉干，鼻塞轻，鼻孔感觉热，有冒火的感觉，发红，容易出虚汗。

不咳嗽，痰少，稍黏喉咙，前胸后背前两天痛，这两天缓解，胃感觉凉，有点痛，有时知饥，食一般，背两边和中间还有点痛，大便可，小便偏黄，好解，睡眠可，服用 7 月 8 日二、三方后，全身疼痛减轻（自诉全身像火辣一样的疼痛感觉有近两个月）。

脉诊：

轻：沉滞。

膀胱：有匆忙感，稍滞。

沉：气滞，湿滞，稍短，微紧。

左尺：沉，气滞，湿滞，微紧，乏力神，久候乏力明显。

肝：欠通畅，气滞，逆，稍紧。

心：紧，气滞。

肺：沉滞，气滞，微紧。（肺气没有起来，有点鼓指的感觉，疑似肺上有燥气，因为有燥气的脉是弹指的感觉，这个不是很典型的那种，这就要结合症状了，和其他脉再比较一下。）

胃：稍紧，短，稍弹指，久候明显。（这个紧和弹指的感觉，都是越摸越明显，燥气是从胃上来的，跟饮食有关系，患者诉前天喝了杂粮粥，伤了胃，一天都不饿。）

脾：气滞，湿滞带微紧。

舌诊：舌稍润，苔稍黄。

辨析：这个患者是一个明显的化燥，因为患者有一个寒和湿的底子，吃了生冷才会化燥，没有这个底子，吃了就不会化燥。饮食肯定有问题，吃了有燥性的东西，比如油泼辣子、油炸的东西、发菜等，这些要忌口，也不要吃太饱。患者虽然说了很多，鼻塞胃感觉凉、痛，喉咙不舒服等，基本都是外邪没有祛尽的表现，还有些燥气，还是要先化燥，祛寒湿。患者正气也弱，后面再疏肝，扶正气。

处方：

一方：桂枝尖 30 克，生白术 15 克，法半夏 20 克，生楂肉 20 克，油厚朴 15 克，香白芷 20 克，石菖蒲 20 克，炙甘草 15 克，生姜（去皮）60 克。2 剂。

二方：桂枝尖 30 克，生白术 15 克，茯神 15 克，法半夏 20 克，生楂肉 20 克，石菖蒲 20 克，砂仁 15 克，炙甘草 15 克，生姜（去皮）60 克。1 剂。

三方：上方加制附片 60 克。1 剂。

四方：上方去石菖蒲，加公丁香 15 克、佛手 15 克。2 剂。

五、太阳少阴两感

张某，女，2019 年 7 月 10 日初诊。

自诉前有明显腰痛，经来疼痛则更加明显，有痔疮，有时出血，自诉喝药后有一点发热。

脉诊：

轻：紧，稍沉滞。

膀胱：稍滞，紧。

沉：稍沉滞，稍紧，乏力神。

左尺：沉滞，紧，乏力神，稍短。

肝：沉滞，微紧。

心：沉滞，短，稍紧，不洪，欠勾。

肺：沉滞，紧，不毛。

胃：稍滞，微紧。

脾：稍气滞，微紧，久取稍紧。

命门：沉带紧。

舌诊：舌质暗红，润。

处方：

一方：桂枝尖30克，茅术15克，茯神15克，法半夏20克，石菖蒲20克，生山楂20克，砂仁15克，炙甘草15克，生姜60克。2剂。

二方：上方加附子60克、炒小茴香20克、公丁香15克。2剂。

三方：制附片60克，茅术15克，茯神15克，生杜仲20克，油松节20克，桂枝尖30克，炒小茴香20克，灵仙根20克，石楠藤25克，砂仁15克，炙甘草15克，淫羊藿20克，生姜60克，全葱2根。3剂。

按：桂枝法里用楂肉、小茴香，还有不用的，卢永定先生说他不用附片，也可以解决很多的问题。一个桂枝法，一个麻黄汤法，还有就是桂枝法里用小茴香的法，不仅解决太阳的问题，所有的三阳证里，除了需要急下存阴的典型的阳明证，几乎都可以用桂枝法来解决。桂枝法加小茴香解决肝的问题，加通络祛风之品，解决风寒湿痹的问题，解决皮肤的问题，加炒大麦芽、白蔻等解决脾胃的问题。郑卢扶阳医学常用的六十法，是需要好好看的，是需要反复去实践和体悟的。

第二节　其他疾病病案示例

郑卢扶阳医学脉法，是整个郑卢扶阳医学之精髓，是贯穿郑卢扶阳医学诊疗五大步骤的核心和关键，起到了承上（上承郑卢扶阳医学"医必先明理路，而后始可言方药"之理法、心法）启下（为临证立法、遣药、出方服务）之桥梁大用。辨证是立法遣药的前提，而立法和遣药的精当，又是以脉诊为核心依据的，只有掌握了脉法，才能学好郑卢扶阳医学，此亦郑卢扶阳医学"四诊慎细，以脉为主"之精义！

病案是学习中医治病思路最有效的方法，对郑卢扶阳医学来说，脉一定是贯穿其中的，说郑卢之学是"一"以贯之的学问，以"气"贯之的学问，亦是以"脉"贯之的学问。如果没有对郑卢扶阳脉法的深度学习，那么很多郑卢医案你是不能够看明了的。当然，跟诊学习又怎可仅仅学脉，临证每一诊的辨治、立法、处方之理路，遣药配伍之剂量，亦是学习之要点，都说"不传之秘在剂量"，学人当用心体悟郑卢扶阳医学立法、用药之剂量，这对于领悟郑卢扶阳医学之立法次第，过热药关（即避开热药之弊），殊为重要，只有你都掌握了，后面才可以谈"法活圆通，理精艺熟，头头是道，随拈二三味，皆是妙法奇方"（《医法圆通·卷一》）之境界。

病案 1　太少两感（浅表性胃炎）

湛某，男，41 岁，佛山。2019 年 8 月 12 日初诊。

主诉：心慌，心悸，容易惊，自诉已有十余年，时轻时重，有轻度早搏，胃纳一般。现有胃异物感，纳后偶有反酸，无烧灼感，有顶胀感，胃镜示：浅表性胃炎。有一天到晚的闷胀隐痛感觉，与情绪关系密切，自诉已经注意忌口生冷。

自诉十余岁外感后出现白痰稀而多，稍黏，一般不咳嗽。常便稀、黏，有时候便后疼痛减轻。容易发生肠胃病，有咽喉不适感觉，说话多了容易沙哑，口渴不明显，容易发生舌头和口腔溃疡，容易出汗，后背明显。

左耳有蝉鸣音十余年，为持续性，右侧轻，初中时期即有一过性的耳鸣发作史。

入睡快，容易疲劳，容易醒，睡眠差，梦多，11点前休息，手脚凉明显。近两年容易分神，记忆力下降。自诉右腹肝区有不适，有痛感，前两天为刺痛，以前为闷感，酒后明显。自诉5岁左右时有乙肝（小三阳）病史，后中医药治愈（自诉转阴了），现在有两个加号，具体不详。自诉白细胞偏低。

头无不适，心前区偶有刺痛感，为一过性发作，好像被扎了一下一样，以前为一两秒，现在发作为一分钟左右。

诉小便频，时有尿不净感觉，顺畅。大便稀，色深，为棕色。一般起夜一次。

彭进师谈治疗时机，建议在病轻的时候就治疗，这样效果也好，等病重了再来治，费时费力，效果也差。

脉诊：

轻：稍滞，微紧。

膀胱：沉滞，微紧。（膀胱脉只要是沉滞，肯定气化就弱了，这个患者有沉紧的象，膀胱脉位置的沉紧，临床中容易被漏掉，这种往往就是寒邪闭在里面了。）

沉：稍滞（气滞带湿滞），稍紧。

左尺：沉滞（气滞，湿滞），紧。（这个患者基本可判断为少阴证，此类患者一般都会精神差，结合问诊，患者诉中午一般不休息，下午特别困，容易疲劳，这个情况用附桂法效果可能就好。）

肝：紧，微浮，稍气滞。（肝脉虽然有紧，但总体考察算通畅，但是，仍有气滞。）

心：稍沉滞，不洪，欠勾，微紧。（这个患者重点要调心，要先把这个少阴心的寒去掉，可能后面问题就好解决一些了，此脉任由发展会有心梗危险。）

肺：沉滞，紧。

胃：紧，久候紧明显。（这个患者明显脉紧，没有弹指、化燥的感觉，有不动的感觉，这也是伤了饮食，但没有聚集的感觉，如果胃里面有东西，如包块，往往在脉上会表现为一个聚集的气团，这个患者目前没有，患者诉已做胃镜排除。如果是伤了食，就用建中加炒麦芽、鸡内金。这个患者的紧是久候紧明显的，还是一个以寒为主的问题，就要结合其他三诊和其他部脉诊来具体分析，比如饮食怎么样，有没有吃凉的东西，包括凉寒的药，吹空调等。）

脾：紧，稍短，气滞。（如果找不到具体的原因，此类脉象就用郑卢扶阳医学的理中、建中的法，加些温胃之品，如白胡椒、高良姜之类就可以，脾阳起来了，胃自然会好转的。）

辨析：此患者没有明显的燥气，分析是太阳的寒偏深，因为脉有沉紧的感觉。另外就是少阴证。虽然症状听着比较复杂，还是要一步一步来，后面估计可能会有反复的太阳、阳明的问题，一定要有耐心。这个患者把太阳、少阴的问题处理好，很多问题自己也会恢复。

处方：

一方：桂枝尖 30 克，苍术 15 克，生陈皮 15 克，生山楂 20 克，炙甘草 15 克，生姜 60 克。1 剂。

二方：上方加制附片 60 克。3 剂。

三方：制附片 60 克，贡术 15 克，茯神 15 克，法半夏 20 克，桂枝尖 30 克，生山楂 20 克，石菖蒲 20 克，砂仁 15 克，淫羊藿 20 克，炙甘草 15 克，生姜 60 克。2 剂。

四方：上方去石菖蒲，加炒大麦芽 20 克、公丁香 15 克，制附片改为 80 克。3 剂。

五方：制附片 80 克，贡术 15 克，茯神 15 克，高良姜 20 克，炒小茴香 20 克，砂仁 15 克，淫羊藿 20 克，炙甘草 15 克，生姜 80 克。3 剂。

基本就是这样一个思路，先从太阳、少阴入手，然后调肝脾，然后用理中法。嘱吃药期间，生冷酒醋一定要忌口。

病案 2　太少两感（癫痫）

吕某，男，12 岁，河北保定人，2018 年 6 月 6 日初诊。

患者自诉有上颌窦炎。癫痫首次发病为 2017 年 10 月 13 日在看电视的时候发病，而后不能自控掉下床，无头痛，当时有明显眼花，发作后乏困欲寐。第二次为 2017 年 11 月 14 日饭后，自己预感要发病，无头痛，无意识发作约 2~3 分钟，伴有眼睛抽，后于河北省四院做核磁共振，检查示"左侧上颌窦炎"。动态脑电图示"异常放电"。

曾于别处未间断诊治 5 个月，自诉每个月大发作和不定时小发作未见减少，于 2018 年 3 月 14 日发作一次，4 月 17 日亦发作一次，期间不定时小发作，时有眼花。

自诉一岁时有一次从床上掉下，平素易外感，不可受风，否则易发病，双手麻于发作时亦有。小时候有湿疹，自诉出生的时候亦有，病发于双腿部位，后用冰黄肤乐软膏治好。从小休息时候即易出汗且多。

平素喜好吃冰镇饮料、雪糕、香蕉等生冷食物。

自诉弯腰的时候感觉头胀，似有一股一股的气，平素亦有心悸，偶有呼吸困难 5~6 秒。

无心前区痛，无咳嗽，极少痰，挑食，知饥，喜欢辛辣饮食。

纳可，体重 50 千克，身高 1.56 米，腰无不适，

大便 2 日一行，不甚干，但艰而不畅，粘马桶，特臭。小便正常，顺畅。寐可，梦多，不起夜，9 点左右休息。

脉诊：

轻：气滞，湿滞，微滑带紧。（有表证，首选桂枝法。）

膀胱：滞带滑，微紧，久摸紧显。（太阳之地有寒湿，首方用桂枝法，用苍术。）

沉：气滞，湿滞，带滑，带微紧。

左尺：沉滞带滑带紧（也可以表述为微紧＋），稍乏力乏神（久候沉弱滞还短）。

按：此处彭师特别说明，此病例需开太阳，以祛太阳之寒邪，后面用药才可以收效。

胆：稍滞，稍紧。（为有外邪之象，故在桂枝法和后面的附桂法架构下加用公丁香。）

肝：气滞，稍逆，稍紧。（此肝脉要重点解决，否则肾气无法很好地升起来，第四方用公丁香。）

心包：短，紧，滞，欠洪象。

心：短，紧，滞。

肺：短，稍紧，不毛，滞。（气滞，湿滞）。（肺脉短，肺气弱，且有寒湿之邪，首选桂枝法加法半夏、石菖蒲、砂仁、生陈皮。）

胃：紧，稍滞。（素食生冷，脉紧有滞。）

脾：稍紧，稍滞。

命门：沉滞，稍紧。

舌诊：润，有瘀痕。

按：彭进师认为这肯定是个素阳不足、寒湿侵袭的问题，比较明显。

处方：

一方：桂枝尖 30 克，苍术 15 克，生楂肉 20 克，生陈皮 15 克，炙甘草 15 克，生姜 60 克。1 剂。

二方：桂枝尖 30 克，苍术 15 克，朱茯神 15 克，法半夏 20 克，石菖蒲 20 克，生楂肉 20 克，炒小茴香 20 克，砂仁 15 克，淫羊藿 20 克，炙甘草 15 克，生姜 60 克。2 剂。

三方：制附片 60 克，贡术 15 克，茯神 15 克，法半夏 20 克，天麻 15 克，桂枝尖 30 克，生楂肉 20 克，炒大麦芽 20 克，砂仁 15 克，佛手片 15 克，炙甘草 15 克，生姜 60 克。2 剂。

四方：用上面的第三方，去佛手片，加公丁香 15 克。2 剂。

本次先开一个星期，7 剂，4 个方子，下周再看。然后给家属交代好怎么服用。备用发作时候用的方子。

发作备用方：朱茯神 15 克，苍术 15 克，法半夏 20 克，青皮 15 克，石菖蒲 20 克，琥珀 15 克，香白芷 20 克，生山楂肉 20 克，陈皮 15 克，炙甘草 15 克。

医嘱：

1. 先说忌口。生，什么是生的？凡是没有煮熟的东西都是生的，水果、凉拌菜都是生的，都不能吃，要吃的话，水果得煮熟了加红糖，加几片姜，才可以吃，热一下都不行，要煮熟，这是第一要注意的，菜也是要做熟才能吃。现在一派寒象，所有偏凉寒的东西都不能吃，苦瓜、绿豆、海带，还有凡是加了石膏的东西，比如豆腐。要注意吃七八分饱就可以了，不能太饱了，因为本身就已经伤了胃了，要留点余地，太晚不要吃东西。

什么是冷的？温温热都算冷的，不管喝水吃饭喝药，都要比温温热还热一点，喝药也一定要加热，我们强调喝药需要大热，就是要有喝下去有一股暖流入胃的感觉。

还有酒醋，孩子小，估计不喝酒，所以强调忌口醋。

2. 平时有啥事不要想太多，要少看电视，尽量情绪平和。还有就是要注意防外感，主要是防风寒天气变化，冷了，及时加衣服。吃药可能有一点汗，注意不能去吹风，要避风，有点不对及时加衣服，备用几剂发作时候喝的药。

3. 吃药和熬药。煎服法同前，这里强调药要空腹服，最好饭前，如果空腹喝有啥不舒服，放到饭后一到两个小时左右。这个药没有什么怪味道，最后一剂有公丁香可能略苦。可能喝完药大便有点稀，要提前知道。

按：此患者的问题在伤了寒，而一直没有得到正确治疗。患者自小受寒湿，时间肯定日久了，小时候治好了皮肤表面的湿疹，估计体内寒湿仍然未被彻底祛除，加之平素有反复外感，以及生冷不忌口等因素，故于久看电视时候，因劳累等因素而发作。

此例患者彭进师以太阳伤寒入手，用阳化阴。

复诊： 2018 年 7 月 4 日。

药余一剂，总体情况平稳，这周没有发作，汗较前少。喝药第三方期间，自觉有一次反应慢、发呆、白眼，自诉以前每次大发作前总有发呆现象，但这次没有发作。近期大便很稀，小便正常，后面服用附桂方的时候，拉大便特臭，伴轻微腹痛，拉完则腹痛消失，知饥，无头痛昏胀，不咳，无痰，咽可，胃可，便可，中午、晚上感前额昏沉感，不清爽，寐可，有做梦，10 点休息。

脉诊：

轻：稍紧，微浮。

膀胱：微紧（＋），稍短。

沉：气滞，湿滞，微紧。

左尺：沉滞，微紧，乏力乏神。

肝：稍滞，湿滞，微紧。

心：湿滞，欠洪象，微紧。

肺：稍沉滞，微紧。

胃：稍滞。

脾：沉滞，整体脉都有滑感，稍短。

舌诊：润，中凹，苔薄白，质淡。

处方：

一方：桂枝尖 30 克，苍术 15 克，茯苓 15 克，法半夏 20 克，石菖蒲 20 克，生楂肉 20 克，砂仁 15 克，炙甘草 15 克，生姜 60 克。1 剂。

二方：上方加制附片 60 克、淫羊藿 20 克、制南星 15 克。2 剂。

三方：上方去苍术，加广紫菀 15 克、茅术 15 克。3 剂。

四方：用前余一剂（即 6 月 6 日初诊之四方）。2 剂。

三诊：2018 年 7 月 11 日。

这周药服完，总体情况平稳，大、小发作都没有，自诉 7 月 7 日下午睡觉时突感不适，眼花，但很快过去，未发作。7 月 9 日有点胃酸，饮食正常，大便偏稀、畅，汗可，晚上有一点汗，9 到 10 点睡到次日 7 点。

不咳，无痰，精神可，人不倦。

脉诊：（略）。

处方：

一方：制附片 60 克，茅术 15 克，茯神 15 克，法半夏 20 克，桂枝尖 30 克，炒小茴香 20 克，石菖蒲 20 克，砂仁 15 克，制南星片 15 克，炙甘草 15 克，淫羊藿 20 克，生姜 60 克。2 剂。

二方：上方加白辛夷 15 克、生姜 60 克，制附片改为 80 克。2 剂。

三方：制附片 80 克，贡术 15 克，上安桂 20 克，炒小茴香 20 克，炒益智仁 20 克，补骨脂 20 克，杭巴戟 20 克，菟丝子 20 克，淫羊藿 20 克，炙甘草 15 克，生姜 80 克。3 剂。

四诊：2018 年 7 月 18 日。

三方余一剂，昨天晚上 8 点，癫痫小发作一次，持续十几秒钟，整个过程人清醒，有意识。（嘱停服三方。）自觉无外感，服用三方后额头长痘痘，不痛不痒，这周晚上有点胃酸，大便成条、味大、臭，晨起头昏沉，汗可，晚上无汗，入睡有点慢，不咳，无痰。

脉诊：

轻：稍滞，微紧。（较前之稍紧、微浮，大有变化。）

膀胱：稍滞，微紧。

沉：欠缓象，气滞，湿滞，稍紧。

左尺：稍紧。

肝：稍浮，欠缓象，气滞，湿滞，横宽。

心：稍沉滞，微紧，不洪，欠勾象。

肺：稍沉滞，稍紧，不毛。

胃：紧，稍短，稍滞。

脾：气滞。

舌诊： 润，苔薄微黄。

处方：

一方：桂枝尖30克，贡术15克，茯神15克，法半夏20克，生楂肉20克，炒大麦芽20克，砂仁15克，炙甘草15克，淫羊藿20克，生姜60克。1剂。

二方：上方加制附片80克、天麻15克。2剂。

三方：制附片80克，贡术15克，茯神15克，法半夏20克，炒小茴香20克，砂仁15克，高良姜20克，上安桂20克，淫羊藿20克，炙甘草15克，生姜80克。3剂。

五诊： 2018年8月8日。

药已经服完，这两周情况平稳，只7月29日下午5点，有一次癫痫小发作，持续十几秒钟，整个过程人清醒，意识清楚，无不适。服用四方时，晚上有点睡不好，10点半上床，到1点左右才可以睡着，晚上还有点反胃酸。从三方开始有点咳，痰不多，色白，稍黏，咳久想吐，坐起来头顶有点胀，一会就过。饮食可，大便两天一次，软条，解时费力，小便可，汗可，服用四方之前睡可。

脉诊：

轻：微浮，微紧。

膀胱：微紧。

沉：气滞带湿滞。稍短（气短为主），微紧。

左尺：欠沉（稍），久摸沉下去，微紧，稍短，力不够。

胆：浮。（此与休息不好有关系。）

肝：逆，气滞，湿滞，横宽，微浮。

心：欠洪勾，湿滞为主，带点气滞。（滞中带微紧。）

肺：稍滞，稍紧，不毛。

胃：稍滞，微紧，比肝脉缓。

脾：气滞带稍紧，欠缓。

舌诊：润，质淡，舌中稍凹，苔薄白。

处方：

一方：制附片 60 克，贡术 15 克，茯神 15 克，法半夏 20 克，桂枝尖 30 克，生楂肉 20 克，炒小茴香 20 克，天麻 15 克，佛手片 15 克，砂仁 15 克，炙甘草 15 克，生姜 80 克。2 剂。

二方：上方去天麻，加石菖蒲 20 克、制南星片 15 克。2 剂。

三方：制附片 80 克，贡术 15 克，茯神 15 克，法半夏 20 克，桂枝尖 30 克，炒小茴香 20 克，石菖蒲 20 克，制南星片 15 克，辛夷 15 克，砂仁 15 克，淫羊藿 20 克，炙甘草 15 克，生姜 80 克。3 剂。

2019 年 10 月遇见其父，诉孩子已经数月无小发作，学习生活均恢复常态。

病案 3　太少两感（咳嗽）

万某，女，39 岁，2019 年 6 月 5 日初诊，成都人。

昨天早上出现咳嗽，有痰，为白泡痰，有点胸闷，伴有偶尔喘，咽喉偶有干痒，劳累后亦有鼻涕，打喷嚏。自诉上周来月经期间受寒。一般周期为 28 天，经量特别少，来经多为 7 天。自诉伴偶尔双肾一丝痛感，左肾明显。脚酸软无力。上周外感后不清爽，头有一点胀感。诉小时候有心肌炎病史，现心前区有压榨感，左侧卧位时则出现胸闷，偶尔有心脏割裂疼痛，无心前区憋痛。易饥，纳尚可，肝胆区无不适，腰无不适。腿受凉则易拉稀，小便正常，入睡快，精神尚可，自诉明显记忆力减退。

2014~2015 年期间外感，后服用中药（自诉为理中汤、四逆汤之类），具体不详，药后出现五更泻，伴腹痛，但外感未治愈，无汗，持续约一周，停药后病情似有所缓解，但出现怕冷、受凉后腹泻等情况。2017 年 4 月有食辛辣刺激食物（麻辣火锅）后咳血的情况，当时为怀孕一个月，后卧床三天，咳血带血块，因自己是针灸医师（开有针灸门诊），自用针灸治疗，选金中水等穴，具体不详，后血止。至 2017 年 5 月，咳嗽、打喷嚏加重，人感觉特别累，咳时伴胸闷气紧，夜里 1~4 点被憋醒，后自己又用针灸治疗，选穴不详，治疗近一个月才有所改善。自诉 2017 年 4 月至今，稍累即咳，极易外感，即咳嗽、打喷嚏，入夜加重，今天好些。

自诉因为生育三个孩子后，有大出血病史，盆底肌受损病史，伴有偶尔遗尿。

脉诊：

轻：紧，稍沉滞。

膀胱：稍沉滞，稍短，微紧，无力神。

沉：稍沉滞，稍紧，乏力神。

左尺：沉滞，紧，乏力神，稍短。

肝：沉滞，微紧。

心：沉滞，短，稍紧，不洪，欠勾。

肺：沉滞，紧，不毛。

胃：稍滞，微紧。

脾：稍气滞，微紧，久取稍紧。

命门：沉带紧。

舌诊：舌质暗红，见裂纹，苔腻略黄，欠润。

处方：

一方：桂枝尖 30 克，苍术 15 克，生陈皮 15 克，生山楂 20 克，炙甘草 15 克，生姜 60 克。1 剂。

二方：上方加附子 60 克。2 剂。

三方：制附片 60 克，贡术 15 克，茯神 15 克，法半夏 20 克，桂枝尖 30 克，生山楂 20 克，石菖蒲 20 克，砂仁 15 克，炙甘草 15 克，生姜 60 克。3 剂。

二诊：2019 年 6 月 30 日。

服完上方，停药五天。

服二方时，左胸出现一次剧痛，十几分钟后自行缓解。服四方时，喝药后半小时有 3 次呕吐。服四方时有两次，晚上 11 点左右，心感觉很紧，但不痛，20~30 分钟后，自行缓解。

服三、四方时去了北京，睡眠不好，有两天晚上咳，昨天晚上感觉有点累，感觉有胸闷、气短，憋醒后，打坐 20 分钟缓解。

自诉这周没有口腔溃疡。月经 6 月 25 日来，周期 26 天，比原来 28 天提前两天。

问诊：头可，稍咳，痰白可以咳出，上午有点胸闷。偶流涕，咽可，后鼻腔痒，胃吃了凉后感觉不舒服，食可，腰可，腹可，大便稍不成形，小便可，眠可，月经估计还要 2~3 天。

脉诊：

轻：紧。

膀胱：稍沉滞，稍紧（－）。

沉：沉滞，稍紧。

左尺：沉滞，稍紧。

肝：气滞，稍浮，微紧。

心：稍沉滞，稍紧。

肺：沉，滞，无力，稍紧。

胃：稍滞。

脾：稍滞，稍紧。

舌诊：舌稍欠润，苔薄白。

处方：

一方：桂枝尖 30 克，茅术 15 克，茯神 15 克，炒小茴香 20 克，生山楂 20 克，法半夏 20 克，生蒲黄 15 克，砂仁 15 克，炙甘草 15 克，生姜 60 克。1 剂。

二方：上方加附片 60 克。2 剂。

三方：月经干净后用。附片 80 克，贡术 15 克，茯神 15 克，法半夏 20 克，石菖蒲 20 克，桂枝尖 30 克，炒小茴香 20 克，砂仁 15 克，炙甘草 15 克，淫羊藿 20 克，生姜 80 克。3 剂。

四方：上方加吴茱萸（开水洗 3 遍）15 克。3 剂。

三诊：2019 年 7 月 10 日。

二方余一剂。

四方余一剂。

月经来了 7 天，量较上个月多，色深红，腰腹可。

中途流鼻涕，肺气弱。中间大便次数变多，心有收紧的感觉（自诉为紧缩感，日 1~2 次），无头痛，无不适，晨起头昏沉。

自诉咳嗽好很多，咳痰亦少很多，胸闷气短明显减轻，夜间只憋醒一次，较前已经大轻。

脉诊：

轻：沉滞（一般月经刚结束期间，脉象往往就是沉滞）。

膀胱：沉滞，微紧。

沉：气滞带湿滞，微紧。

左尺：沉，弱，滞，微紧。

肝：微浮，微紧。

心：稍沉滞，稍紧，无洪勾。

肺：沉，滞，短，稍紧。

胃：沉滞，稍紧。

脾：沉滞，稍紧。

舌诊：舌稍欠润，苔薄白。

处方：

一方：桂枝尖30克，苍术15克，茯神15克，法半夏20克，生山楂20克，石菖蒲20克，生陈皮15克，砂仁15克，炙甘草15克，生姜60克。1剂。

二方：上方加制附片60克。2剂。

三方：制附片80克，贡术15克，茯神15克，法半夏20克，桂枝尖30克，炒小茴香20克，石菖蒲20克，广紫菀15克，砂仁15克，炙甘草15克，淫羊藿20克，生姜80克。3剂。

四方：制附片80克，贡术15克，茯神15克，炒小茴香20克，上安桂20克，高良姜20克，砂仁15克，炙甘草15克，淫羊藿20克，生姜80克。3剂。

按：在很多人眼里，脉本身，是很精微而难于说清楚的事情，所以古人说："在心易了，指下难明。"临床中，一点一点，一步一步，把对立法起关键或决定作用的几部脉学好，你就不容易走偏，立法选对了，疗效就有基本保障，之后再看其他脉。古人云：

"先立乎其大者。"我们先抓住要点，膀胱脉、肺脉就是一个要点，看看有没有外邪，把这两部脉抓住，区分太阳伤寒还是太阳伤风，把握好这个前提，然后有寒祛寒，有风祛风，有燥祛燥，也就是有邪祛邪，为阳气的宣通创造条件，这样前面的次第就基本不会错，疗效自然有保障。如果你都把握不了这个前提，后面你有可能就都会错，所谓"知所先后，则近道矣"。这也是郑卢扶阳医学讲究治疗次第的原因。"有邪祛邪，无邪建中或理中，最后益肾填精以收工"，治疗三部曲的重要一步，也是郑卢扶阳医学特别强调的"起手功夫"，然后我们再看其他几脏脉。

这个患者万某正是这种情况。患者肾脉紧象明显。一般来说，少阴有寒，脉会比较清晰，比较明显，力会要大一点，因为这个时候在正邪相争。这个患者的正气已经很弱了，紧脉却还是这么明显，这反映了患者的肾气比较弱，正邪相争明显，我们通过这次用药，可能寒一祛掉，下次这个紧就会不明显了，脉可能就会很弱，因为邪气一祛，患者的本脉，也就是真脉就会显出来。用心体会下次复诊的脉象，可能就会发现两次脉的不同，正邪相争没有了，脉就会一下子弱下去，这其实是一种正常的情况。患者有正邪相争的情况，说明还是有正气在积极发挥作用，只要有紧象，从另外一个侧面也反映了有正气的存在，机体也才会有这个抗邪能力。还有就是很弱很弱的情况，一点紧都没有，可能不是没有寒，脉很缓、很慢，你摸到一个迟脉，这也是一个伤寒的脉，没有紧，脉很慢，这就是正气特别弱的情况。

有些情况，首次诊治的时候，不是很紧，或者紧象不明显，用药后反而明显，这种情况说明以前也有邪气，只是正气弱，没有表现出来而已，用药后正气增强，就表现出来了，因为紧的本质，就是正邪在相争。对于初学郑卢脉法者，你首先就是去找给脉定性的这种感觉，就是能把握这是个紧脉，这是个滞脉，而后深入进去，再去体会和区分什么是微紧、微微紧，或者是滞脉的偏气滞还是偏湿滞，因为紧的不同，滞的不同，郑卢扶阳医学的立法和用药都是不同的。师父反复强调，关键就是脉的定性，定性是第一位的，一个脉的紧、滞你都摸不出来，怎么谈立法用药的准确，只有定了性，而后才好把握程度，也就是量。确定了紧，然后也确定了程度，确定了紧的部位，这样郑卢扶阳医学立法遣药就有了依据，用一剂还是两剂，心里也就有了底。例如肺脉、膀胱脉紧明显，就是首选麻黄汤法，就不再乱加药物，讲求用法要纯正。

跟师学习脉法，只要你每次能够体会一两种不同的脉法，就是很好的收获，慢慢地就会进入脉法的真正门径。关键是你通过每次的印证，让脉法成为你临证的得力工具，这样面对一个患者，你就会心里有底，能够把出病脉和正常脉。

假如你临证还是确定不下来这是什么脉，那这个脉就不能够为你所用。郑卢扶阳医学先辈言："医必先明理路，而后始可言方药。"还是教我们要明理得法，而后才是法药的问题，从理上认识清楚，然后才是体悟，这个过程若只知道一味看书，全部都是书上的东西，是很难入门的。我们举个例子，很多人总是讲心肾相交，讲得也很好，那么这个心肾相交在脉上怎么体现，你搞不清楚，就还是没学明白。有些人说我状态很好，能够吃也能够睡，身体也没有什么不舒服，很多慢性病患者，就是这样的情况，但是在脉上是有表现的，是能够感觉到的，心肾相交的脉，肾脉一定要应到肝脉，肾脉和肝脉是连成一线的，然后又和心脉是连成一线的，心、肝、肾脉为一条线，这就是明确诊断，这样的脉象是很难达到的，有些需要3~5年的努力。

病案 4 少阴病（高血压性肾病）

严某，女，46 岁，2019 年 7 月 10 日初诊。

自诉脑出血（左侧）后 6 年，走路右腿软，无力。5 天前口腔大量出血，医院检查为牙龈出血，给予止血处理。小便急、顺畅、有不净感两年多，诉 20 岁曾患肾盂肾炎。

高血压病史 10 年，一直服用络活喜，血压维持在 120\80mmHg 左右。

问诊：头可，长期吃素，念佛，心累，心前区可，不咳，无痰，胃可，知饥，想吃，腹可，肝胆区可，自诉有乙肝病史。

自诉半个月前有腰痛史，查尿蛋白（+++）但前天体检查小便正常，其间只是早晚喝鲜榨果汁，大便时干时稀，睡眠时好时差，入睡慢，梦少，3 点起夜一次，能再入睡。

脉诊：

轻：沉滞，微紧。

膀胱：沉滞，稍浮紧。

沉：沉滞（气滞，湿滞），微紧，欠柔和。

左尺：沉，滞（气滞）微紧，乏力神。

肝：稍滞，稍紧，微浮。

心：稍气滞，微紧，欠洪匀。

肺：稍滞。

胃：稍滞。

脾：气滞。

命门：稍沉滞，微紧。

舌诊：舌润，苔薄白黄，舌中有短深裂。

处方：

一方：桂枝尖 30 克，贡术 15 克，茯神 15 克，法半夏 20 克，生山楂 20 克，天麻 15 克，砂仁 15 克，炙甘草 15 克，生姜 60 克。2 剂。

二方：上方加附片 60 克、炒大麦芽 20 克、公丁香 15 克。2 剂。

三方：附片 60 克，茅术 15 克，茯神 15 克，延胡索 15 克，桂枝尖 30 克，炒小茴香 20 克，公丁香 15 克，刺五加皮 15 克，砂仁 15 克，炙甘草 15 克，淫羊藿 20 克，生姜 60 克。3 剂。

医嘱：严格忌口，认真执行郑卢扶阳医学要求的忌八荤四素（八荤：雄鸡、鲤鱼、乌鱼、鸭肉、鹅肉、兔肉、鸭蛋、鹅蛋。四素：南瓜、扁豆、魔芋、地瓜）。反复叮嘱患者，现在养病就是你的生活方式，放松心情很重要，不要熬夜，9 点睡觉，一定不要超过 10 点。

病案 5　脾肾阳虚（胰腺炎待查）

杨某，男，51 岁，2019 年 7 月 10 日初诊。

2019 年 7 月 2 日入某医院住院治疗，7 月 8 日出院，初步怀疑胰腺癌，现等待病检回复。患者有胰腺炎病史，2017 年曾经住院治疗过，后发现有胰腺区"囊肿"。

来诊中医的目的为化疗前的中医药配合，以减少放化疗的副作用。嘱患者家属复印医院病历首页。

现自诉背心有一点点痛，无咳嗽，咽喉无不适，纳可。抽烟、喝酒，现已经停。无腰腹疼痛。

大便不调，小便可。这几天睡不好。

脉诊：

轻：紧，稍短，气滞，湿滞。

膀胱：稍紧。

沉：气滞，湿滞，稍短，紧。

左尺：沉，滞（气滞）微紧，乏力神。

肝：紧，不畅，逆，微浮。

胆：紧，气滞。

心：气滞。

肺：短，紧。

胃：稍浮，气滞。

脾：沉滞。

舌诊：舌淡润，苔白略腻，舌中有裂纹。

处方：

一方：桂枝尖30克，茅术15克，茯神15克，法半夏20克，生山楂20克，石菖蒲20克，砂仁15克，炙甘草15克，生姜60克。2剂。

二方：上方加炒大麦芽20克、公丁香15克。2剂。

三方：附片60克，贡术15克，茯神20克，延胡索15克，桂枝尖30克，炒小茴香20克，公丁香15克，广郁金15克，佛手片15克，砂仁15克，炙甘草15克，淫羊藿20克，生姜60克。3剂。

按：此类患者，心情、饮食、外感是影响其疗效的重要因素，凡是遇见这种肝脉不畅的患者（此例患者就是肝脉逆、紧、浮的脉象），后面预后往往不佳。我们反复交代的注意事项，就是在防止病情加重。

师父谈看癌症患者真的很费心，因为情况很复杂，会有很多预想不到的情况，外感、忌口、心态，等等，是很多人病情恶化的重要原因。所以说这个饮食，一定要反复给患者叮嘱，就是宁愿让他少吃一点，也不要让他过饱而伤了饮食，一旦伤了脾胃，想救也很难救回来了，所以这类患者，首诊就要重视这个忌口。师父回忆以前有一例肺癌患者，治疗一年，情况恢复得也很不错，包括患者的脉象都很好了，这个患者原来上楼梯都是上两个台阶就要歇歇，就气喘，治到后来可以一口气上到四楼。后面就是伤了饮食，自己包的饺子，都感觉已经饱了，又说看剩下两个饺子可惜，第一次还可以，用我们的建中法、理中法，加了鸡内金、炒大麦芽，救了过来。第二次这个患者又是这样，又是饺子，还是比较大的饺子，一下子吃了二十多个，马上就不对了，晚上特别疼，这个患者是一个骨转移的肺癌，以前也不怎么疼痛的，晚上就过来把脉，脾脉就不对了，特别紧滞，整个脉都不缓。后来各种办法用了都不行，很快疼得无法忍受，就去了医院，后来大概一周左右就过世了。这是一个很让人惋惜的病案。

关于引经药的问题。引经药就相当于中药里面的"靶向药"。郑卢扶阳医学的方子，有时候看着变化一点点，其实整个方子的格局和方向就变了。同样一个方子（此处一般为桂枝法），加了厚朴就在治阳明了，厚朴一去就在治太阳了，加附片往往就是走里了，加了石菖蒲、法半夏就是走肺了，加小茴香、公丁香就走肝了，这不就是中医的"靶向药"吗？但是这一定是建立在你的准确辨证的基础上的，你一定要找到辨证的这个节点。

病案6　少阴病（高脂血症）

赵某，男，47岁，2019年6月26日初诊。

自诉晨起精力不济，入夜1~2点才睡，亦有3点，早9~10点起床，梦不多，时常感休息一夜没有恢复精力，以前亦常有应酬，加班通宵。前段时间感心悸，遂检查，后发现甘油三酯高，尿酸稍偏高。

纳少，消化不好，近两年感身体沉重，经常觉头昏沉。

问诊： 白天头昏沉感，晚上反而清晰。心前区无不适，不咳嗽，有一点痰，咽喉有异物感，每天抽两包烟。胃可，早中饭食欲不好，晚上想吃，但吃后腹胀，必须要走走路。肝胆区无不适，腹可，腰可。大便每天解，但不规律，吃清淡还好，吃油腻则不好解，有不净感。小便顺畅，但不清亮（自诉较以前小便浑浊），不起夜。

脉诊：

轻：稍紧，带滞。（有寒邪又有湿滞和气滞。）

膀胱：稍紧。

沉：气滞，带湿滞（湿滞轻），稍紧。（这就是正气不够了，气滞了。）

左尺：紧，滞，湿滞，久候乏力乏神。（我们怎么判断一个人先天足不足呢，就是看肾脉。）

胆：稍浮，稍紧。

肝：紧，逆，微浮，气滞。

心：沉，滞（气，湿），稍短，不洪欠匀。

心包：欠洪匀，微紧。

肺：沉滞，微紧，稍短，不毛。

胃：紧。

脾：紧，气滞。

舌诊： 润，见中裂，苔薄白。

按：彭进师云，这肯定是个阳不足，寒的问题，比较明显，不要吃药太杂。

处方：

一方：桂枝尖30克，苍术15克，茯神15克，生楂肉20克，生陈皮15克，炙甘草15克，生姜60克。1剂。

二方：上方去苍术，加茅术15克、石菖蒲20克、砂仁15克。2剂。

三方：二方加附片60克、炒大麦芽20克、公丁香15克。3剂。

四方：三方去石菖蒲，加淫羊藿20克。2剂。

医嘱：

1.忌口。忌生。要注意只吃七八分饱就可以了，不能太饱了，因为本身就已经伤了胃了，要留点余地，太晚也不要吃东西。

忌冷，常温都尽量避免，喝药也一定要热热，我们强调喝药需要大热，就是要喝下去有一股暖流入胃的感觉。

酒醋，必须忌口。

2.要注意防外感，主要是防风寒天气变化，冷了，及时加衣服。吃药可能有一点汗，注意不能去吹风，要避风。

3.此例患者彭进师谈道：你的先天还是不错的，一定要早点睡，比吃药还管用，你没有守子时，也就是11点到1点这个时间段，守子时为天道，天道不可违，因为这是亿万年不变的，不守子时日久，肾阳蓄养不足，以致肾精亏损，正气不够，从而升发亦亏空。同时告诉患者，可能出现药后乏困更明显的情况，因为人体的恢复，需要一个时间过程。要做好"起居有常，食饮有节，不妄作劳"。

病案 7　太阴病（慢性非萎缩性胃炎）

罗某，女，59 岁，2018 年 5 月 30 日，初诊。

自诉口腔内、舌头、牙龈有烧灼感，稍痛，从春节时至今两个月余。

之前有胃胀、打嗝，吃了抗生素后胀气，打嗝缓解，有时烧心，之后出现口腔内、舌头、牙龈有烧灼感，颜面有烘热感（潮热），每日 1~2 次，伴有微汗，也有两个月左右，一到晚上，这些症状就都消失了。

自诉服用西药，抗幽门螺杆菌药，现无打嗝，时有烧心感，睡眠不好，一般 10 点休息，3 点会醒来，再入睡慢，自觉近两个月消瘦，脸色黄，颜面见有斑较多。

自诉有胃炎病史 30 余年，每于换季时发作，医院检查诊断为慢性非萎缩性胃炎。诉 51 岁时停经。

问诊：头可，无昏胀，心前区无不适，常有咽喉痒，稍咳，痰色白量少，鼻子痒，鼻塞，二便正常。

脉诊：

轻：沉滞，紧，不柔和。（脉有发硬的感觉。）

膀胱：沉滞，稍紧，稍短，无力无神。（膀胱脉亦有发硬的感觉。）

沉：沉，气滞，带点湿滞，稍短，稍紧，无力无神。

左尺：欠沉，微紧，久候乏力神。（比其他脉欠沉，有顶起来的感觉，久摸能沉，但是顶指，力神不够。）

肝：沉滞，带紧。

心：沉滞，短，微紧，无洪象，欠勾象。

肺：沉滞，微紧。

胃：短，紧，欠柔和。

脾：紧，气滞。

命门：沉滞，

舌诊： 舌润，苔薄，稍腻。

辨析： 此患者可能一直脉弱，因为患者一直精神还可以，考虑为本脉。

处方：

一方：桂枝尖 30 克，苍术 15 克，法半夏 20 克，生山楂 20 克，油厚朴 15 克，香白芷 20 克，生陈皮 15 克，炙甘草 15 克，生姜（去皮）60 克。2 剂。

二方：上方去生陈皮，加骨碎补 15 克。2 剂。

三方：加制附片 60 克。3 剂。

医嘱： 忌生冷酒醋。忌油炸食品、炒货、方便面、炒菜，最好吃炖菜。

复诊： 2018 年 6 月 6 日。

诉药余一剂，舌、口腔、牙龈灼热感已经明显减轻，不痛，心情愉快，舌头还有一点灼痛，下午半夜有点干痛，但不想喝水，烧心感觉也明显减轻，大便每天 2~3 次，胃不胀，打一两次嗝。

还有潮热，脸不红，头上有点毛毛汗，晚上手足热，睡眠较前可，头可，偶咳，咽喉有点痒，有点黏痰，知饥，胃口好，腹可，二便正常。

脉诊：

轻：稍沉滞，微紧。

膀胱：稍沉滞，稍紧。

沉：稍沉滞，微紧。

左尺：沉，气滞，微紧。

肝：稍沉滞，稍紧。

心：稍沉滞，短，稍紧。

肺：沉滞，微紧。

胃：稍滞，紧。

脾：气滞，稍短，微紧。

舌诊：舌润，苔黄白。

处方：

一方：桂枝尖 30 克，苍术 15 克，茯神 15 克，法半夏 20 克，生山楂 20 克，石菖蒲 20 克，生陈皮 15 克，砂仁 15 克，炙甘草 15 克，生姜 60 克。2 剂。

二方：上方去生陈皮，加制附片 60 克、制南星片 15 克、淫羊藿 20 克。3 剂。

三方：制附片 80 克，生白术 15 克，茯神 15 克，姜半夏 20 克，桂枝尖 30 克，生山楂 20 克，炒大麦芽 20 克，青皮 15 克，砂仁 15 克，炙甘草 15 克，淫羊藿 20 克，生姜 60 克。4 剂。

四方：制附片 80 克，生白术 15 克，茯神 15 克，炒小茴香 20 克，公丁香 20 克，补骨脂 20 克，砂仁 15 克，潞党参 30 克，淫羊藿 20 克，炙甘草 15 克，生姜 80 克。4 剂。

备用方：舌、牙疼痛时服用。桂枝尖 30 克，苍术 15 克，茯神 15 克，法半夏 20 克，生山楂 20 克，油厚朴 15 克，香白芷 20 克，炙甘草 15 克，生姜（去皮）60 克。3 剂。

病案 8　太阳阳明合病（咳嗽）

苏某，男，8 岁，2019 年 8 月 28 日初诊。

咳嗽 3 天，无痰。出汗少，孩子感觉有些热，睡眠可，二便可。

脉诊：

轻：滞（湿），微滑。

膀胱：紧。（伤于寒，可能为太阳膀胱传入脾。）

沉：沉滞，微紧。

心：沉滞（有紧象），微紧，无洪勾。

肺：有紧，短，稍沉滞，微弹指。

胃：紧，微弹指。

脾：沉滞（气滞），中蹋。

处方：

一方：桂枝尖 12 克，苍术 6 克，生山楂 8 克，生陈皮 6 克，炙甘草 5 克，生姜 25 克。1 剂。

二方：桂枝尖 12 克，茅术 6 克，茯神 6 克，生山楂 8 克，石菖蒲 8 克，法半夏 8 克，油厚朴 6 克，炙甘草 5 克，生姜 25 克（去皮）。1 剂。

嘱病人用了上方如果还喘，就把生姜换成姜汁再用一剂。

三方：二方去厚朴，加砂仁 6 克。1 剂。

四方：三方加制附片 25 克、生广紫菀 6 克（偏沉滞，短，有燥的脉可以用）。3 剂。

五方：制附片 25 克，生白术 6 克，茯神 6 克，姜半夏 8 克，炒大麦芽 8 克，上安桂 8 克，桂枝尖 12 克，生山楂 8 克，砂仁 6 克，炙甘草 5 克，淫羊藿 8 克，生姜 25 克。3 剂。

附：彭重善师父示范病例

冷某，男，52岁，江苏人。

主诉：睡眠差，夜尿3~5次，伴夜间心慌日久。

问诊

彭重善师父：头晕不晕，昏不昏？

病家：无。

彭重善师父解析：这个问题一般是为了了解三个方面。

1. 了解正气升起来了没有，因为头为诸阳之会。

2. 假如有外邪，也会头痛、鼻塞等。

3. 还有伏邪的情况，还需要切脉才能够确知，如膀胱脉紧等。

彭重善师父：心悸不悸，有没有心慌、心跳？

病家：晚上会有。

彭重善师父解析：心悸至少有三个原因。

1. 肺脏有寒，波及心包。

2. 脾的运化不足，水湿波及。

3. 心肾不交。

此患者的具体情况结合切脉才可以断定。

我们看似问了一句话，但是从医理和症状来说，确是很重要的。心的问题，还需要问心前区，因为很多心的问题，必然会有心痛，而且是各种痛，刺痛、绞痛、胀痛等，这个患者没有。

彭重善师父：累不累，比如上下楼的时候？

病家：有时有，讲话多也会累的，平时还可以。

彭重善师父：有没有咳嗽？

病家：没有。

彭重善师父解析：问咳嗽，有没有痰，喉咙痛不痛，痒不痒，主要考察有没有燥气，这个是要以脉结合症状来断定的，如果不咳嗽，并不等于肺上无问题，还是需要切脉才能够断定。所以在诊断的时候，患者主诉的病情，很多是作为我们的参考。

那么喉咙痒是什么？是十二重楼不洁，这个是用药的时候需要考虑的。

彭重善师父：饮食怎么样？吃饭了没有，冒不冒酸，痛不痛？

病家：吃饭可以，有饥饿感。

彭重善师父解析：了解了胃，说明胃的情况，同时胃也反映了脾，比如吃饭不香，不想吃，这就牵扯到了脾，我们还是要通过切脉来了解断定。切脉很关键，这个人血脂、血糖较高，必然跟脾脉有关系，这就是中官，胃主受纳，脾主运化。

脾的运化功能差了，会带来三个问题：

1. 血糖偏高，当然这和肝也有关系。

2. 供给肾的精微物质不够，就会影响肾精、肾气。

3. 因为脾运化水湿之功下降，就会水湿上泛为痰，影响肺。

彭重善师父：胁肋区有无不适？

病家：无不适感觉。

彭重善师父解析：

1. 肝脉在中部，也就是心和肾脉之间，肝脉不畅就会妨碍心肾相交，凡是肝气不好的，都需要调。很多人肝脉达不到有缓、弦而有力有神。因为肝脉在中部，还要考察往下通不通，往上通不通。

2.影响思想和情绪。

3.正常的肝在胁下是应该摸不到的，假如摸到了，很可能就是大了，比如说肝硬化、肝腹水，也一定要问胀不胀、痛不痛的问题。

彭重善师父：小腹有无不适？

病家：小腹有入夜不适，想小便，白天可。

彭重善师父解析：如果是女同志腹股沟的两侧有不适，如疼痛等，就要结合患者的病情主诉等来立法遣药。

彭重善师父：有无腰痛？

病家：无。

彭重善师父解析：腰中间痛，常见以下几个原因。

1.可能牵扯到肾，或膀胱，肾主骨，督脉也主脊柱。也要考虑太阳膀胱经的气化问题。

2.肾脏本身，需要的时候可以敲一下，看有没有肾炎或膀胱的问题。

3.肾脉，需要切脉才能知道，患者本身是不知道的。肾脉要至骨沉而有缓力神，有的人力神都差，有的人力神稍差，我们没有办法问患者，就要从切脉上面判断。

还要注意，腰痛如果是僵痛，则必然是外邪为主，如外寒等。

问腰，只能够了解一部分肾的情况，还是要切脉。

彭重善师父：大小便如何？

病家：一天一次，小便下半夜次数多，3~5次，尿可以控制，但不起来就不舒服，两点以后就休息不好。

彭重善师父解析：问大便是为了了解脾的运化，而不仅仅是为了了解大便，脾不能运化正常，大便可能就不成条，黄色，玉米煮出来的黄。大便稀，很可能有痢疾等感染，这个有脓细胞，有痛，可加大泡参补水。小便主要是看膀胱和肾，凌晨 3 点、五更小便多，中医有个五更寒，这个患者反映为小便寒，子时一阳生，这个人不舒服，是因为有寒邪，一正气弱，二受了寒。还是要切脉来确定。

彭重善师父：睡眠如何？

病家：睡眠差，夜里 2、3 点后容易醒，一般 11 点前休息。

彭重善师父解析：睡眠差有两个主要原因。

1.《黄帝内经》云：起居有常，食饮有节，不妄作劳。这三句话，做不好，就会直接影响睡眠，10：30 睡觉，是一个保障，子时就是 11 点。

2. 睡眠问题还反映了心态。脑子里想问题太多，心神不安，我们立法遣药时也应该考虑用补肾的药。

3. 心肾相交是睡眠的保障，肝气要通畅，解决各种睡眠问题，首先就是要解决心肾相交，这是一个全面的治疗，这是一个重点，任何病，我们都要追求心肾相交。

切脉

切脉要明确的三个问题：

1. 把切脉运用到临床。

2. 切脉贯穿五个步骤（诊断 - 辨证 - 立法 - 遣药 - 出方）。

3. 切脉重点考察：第一，正气或肾阳如何；第二，五脏脉的生克制化如何；第三，有没有外邪，也就是《伤寒论》说的三阳证问题。

首先我们说说，有没有《伤寒论》说的三阳证问题。这三个指头，我要讲一讲，正常脉，指端指腹要一条线，这个患者稍微高一点，壮一点，丰满一点，寸脉的空隙比较大，我们就定在中间，寸一定，其余就自然定了，松紧自己掌握，这个误差的把握，就是在一两毫米。

轻取：轻轻搭上去，什么心包、胆、小肠，不去细分，一起切，了解他的气，没有胆病，一般就不需要专门切胆脉的。这个人轻轻搭上去：浮，稍紧（紧：起码分五个层次，紧甚、紧、稍紧、稍微紧、微紧），不同的紧，说明寒不一样，这就了解了肌表。然后稍重，切膀胱脉，这就跟《伤寒论》的三阳、三阴有关系了。这个患者的膀胱脉：浮，紧（有风寒），这个紧是稍紧，这个是风邪重于寒邪，比刚才轻取这个紧要明显，也就是说太阳膀胱是风、寒两感。从这个脉来看，他不是今天，也不是昨天，是前几天就感受了外邪的，此为旧疾。这个时候，就要考虑用解太阳膀胱经风寒两感的法，这个法，我们已经归纳得比较简单了。

三个指头重取下去，就是了解他内部。郑卢扶阳医学讲："查外而知内，明内而知外。"察体内气的运行情况。重取脉为：洪、大、紧，气滞，湿滞。紧脉反映有寒，有里寒，虽然还不是很重，但是脉达不到缓力神了。

膀胱：膀胱脉过后就按少阴脉，也就是肾脉，要至骨，这三个指头，只有食指至骨，其他两个指头不动。这个患者，首先反映出来：①肾脉紧，肾有寒。②肾脉稍浮，这并不是肾阳起来了，是阳不归位的表现。因为肾脉（指肾气、肾阳）要起来，就必然是沉取脉缓而有力有神。

沉取：这个患者是阳不归位的表现。阳不归位怎么解决，除了治外邪以外，还要用四逆白通汤，使其阳归位。

左尺脉：反映了两个主要问题。

第一个肾阳弱、正气弱（肾脉紧、肾有寒都是肾阳弱，阳不归位）。肾阳和整体结合起来，断定这个人的正气如何。这个人正气亏损，这是我们的一个结论。我们并不是要按照他说的，针对血脂高、血糖偏高这些来治疗。

第二个了解五行生克制化之理，我们已经切了这个人的五脏脉的肾脉，已经断定了，这个人肾气弱。

肝脉：浮、紧，不玄，稍洪大，有逆。从肝脉来说，这个人有时候心情烦躁，并不是很平静。凡是肝脉沉弱，这样的人往往忧思过度，这个患者的肝脉久取过后有沉紧的感觉，想的事情太多了。我们用药怎么办，就是调他的肝气。

心脉：首先没有缓象，不洪勾，还有点紧，这说明心脉不正常。

导致心脉不正常的一般是三个原因。

1. 要考察肺有没有寒。

2. 心肾相交如何。

3. 心的本身有没有问题。

这样的心脉反映了两个问题。

1. 精力不是很够。

2. 可能影响其他器官。心脉影响脾脉，因为火生土，心脉和命门火有密切关系，脾脉不正常就会影响血糖（彭重善师父说往往有濡脉）。

解决心脉不正常，要从三个方面入手。

第一，肺有没有寒。在切心脉的时候，需要手稍微松一点点，看看心包脉如何。这个患者心包脉有点紧，心包脉紧则必然肺脉紧，也就是肺有寒，首先会波及心包，以及心脉，虽然患者说不咳嗽，没有痰，我们还是要通过切肺脉考察。所以要解决心脉不正常，就是要首先解决肺寒问题。

第二，肺脉不好，就必须把脾脉解决好。脾主运化，脾和心的关系，就是火和土的关系，我们治脾，脾的运化正常，心脉的正常才有保障，反过来，心脉不正常，就会影响脾脉，心脉正常，就能够把心的气和脾的阳结合起来，产生宗气。

第三，心脉不正常，肾阳就不正常，就弱了，肾阳一起来，心脉才能够正常。这个患者不是有高血压吗，他这个病从现在来看，他的血压不是一直高，是时高时低。他的脉久取过后，有时候就弹指，有时候就缓和一点，表明血压并不是一直很高。那么这个患者的高血压怎么解决？必须是全身调整，达到心肾相交，才可以治好，包括血糖。

脾：切脾脉的同时，把和脾相连的胃脉，也切了，右手轻取是胃，胃主受纳，胃不受纳，脾运化就没有物质。

胃脉：紧，稍短（他的胃已经有伤了生冷的表现），患者诉稍多吃就消化不了了。

重点在脾脉：紧（伤了寒，胃脉一紧，必然会波及脾脉；脾脉是《伤寒论》的三阴经之首，起于足，足保暖不够），短，没有缓象。嘱用药渣水泡脚。脾脉紧和肾脉有关系，火生土，土生金，但是土和金（也就是脾和肺）有密切关系，脾和肺都有关系，什么关系，肺脉吸入清气，一部分供给肾，一部分就跟脾之气结合起来，产生宗气，宗气的来源，就是肺和脾的气的结合。

肺脉：我们说肺有寒，解决肺寒，咳嗽也好，有痰也好，就还要解决脾的问题，脾的运化功能加强了，咳嗽才能彻底好。有的人，一个咳嗽就是几个月甚至半年治不好，什么原因，往往就是只止咳，只化痰。咳不单是肺的问题，还有脾的问题要解决。以后凡是痰证，凡是肺上的问题，既要解决肺上的问题，肺和肾有密切的关系，还要解决肾的问题，还要解决脾阳的问题，这些不解决，始终都治不彻底，治不好。

肺脉毛而有力佳。这个患者的肺脉，首先不毛，这就是肺气弱了。他肺气弱的原因是什么？这个人长期吹空调，哎呀，好舒服呀，一吹，肺气弱了。除了不毛以外，第二个是紧（说明肺有寒，他没有咳嗽，也没有痰，并不代表他肺上没有问题），肺寒产生的原因，跟脾有关系，脾胃寒，必然影响肺，波及肺。第三，在三阳经，外邪膀胱寒没有祛尽，最后又盲目吃止咳的药等，寒就入肺了。有很多人就是服止咳药把痰闭在里面了，比如甘草片。不管中药也好，西药也好，这个人没有吃过这些，但太阳膀胱经受寒没有及时治疗，肺主皮毛，皮毛受寒，必然影响肺。

辨证

此人辨证为：正气亏损，肾阳不足，肝气不畅，脾阳受寒（这也是这个人有糖尿病的原因，血糖高，跟脾和肝有关系，这是郑钦安先生指出来的，我们治疗糖尿病，不光解决这些，还要解决太阳膀胱有外邪的问题）。

总体就是阳虚为主，应当用姜、桂、附。那么现在症状还有一个，舌苔白，不干，没有芒刺，所以他就没有什么阴虚。舌头还有一个沟，裂纹，从舌中一直到舌根（肾），那么就是说，他病最重的，是脾和肾，裂纹就反映了病久、病重，说明这个人肾阳虚、脾阳虚时间比较长了。这个告诉我们，我们的姜、桂、附也不是一天可以治好的，告诉患者，你这个裂纹治好了，平了，你的病就好了，要有耐心。

立法处方

接着就是立法，这个患者有外邪，就先祛外邪，解决太阳证，按照《伤寒论》的六经辨证，太阳治好了，就不会往下传。这个人太阳有问题，但是没有阳明的问题，比如口渴、饮冷，这个患者没有。患者说现在基本都注意了，喝热水了，以前长期冷水。

一方（用桂枝法）：桂枝尖30克，贡术15克，生楂肉20克，炙甘草15克，生姜60克。2剂。

此人没有波及阳明，所以不用其他的药，有时间就用两剂，没有时间就一剂，紧接着就祛肺寒。

二方（还是用桂枝法）：桂枝尖30克，贡术15克，茯神15克，京半夏20克，西砂仁15克，生楂肉20克，炙甘草15克，生姜60克。2剂。

三方（四逆白通汤）：制附片80克，炙甘草15克，生姜80克，葱白3根。2剂。

四方（祛肺寒）：制附片60克，贡术15克，茯神15克，京半夏20克，天麻15克，桂枝尖30克，生楂肉20克，炙甘草15克，淫羊藿20克，生姜60克。3剂。

五方（针对血糖，用理中法）：制附片80克，贡术15克，茯神15克，上安桂20克，补骨脂20克，砂仁15克，炒小茴香20克，公丁香15克，淫羊藿20克，炙甘草15克，生姜80克。3剂。

辨析：后面观其脉证，肾阳归位后再调理肾阳，再益肾填精；血糖高，不是几剂药能解决的，要从肝、脾、肾来解决；如果服药期间血压太高，可以用降压方，但之后还要调理。

复诊：2019 年 8 月 16 日。

一方（用桂枝法）：桂枝尖 30 克，贡术 15 克，生楂肉 20 克，炙甘草 15 克，生姜 60 克。2 剂。

二方（还是用桂枝法）：桂枝尖 30 克，贡术 15 克，茯神 15 克，法半夏 20 克，生楂肉 20 克，天麻 15 克，石菖蒲 20 克，砂仁 15 克，炙甘草 15 克，生姜 60 克。2 剂。

三方：二方加制附片 60 克、淫羊藿 20 克、炒大麦芽 20 克。3 剂。

四方：制附片 80 克，贡术 15 克，茯神 15 克，上安桂 20 克，砂仁 15 克，炒小茴香 20 克，公丁香 15 克，补骨脂 20 克，炙甘草 15 克，淫羊藿 20 克，生姜 80 克。3 剂。

五方：四方去公丁香，加菟丝子 20 克、杭巴戟 20 克。3 剂。

嘱：上五方用两轮。

备：

1.四逆白通汤：制附片 80 克，炙甘草 15 克，生姜 80 克，葱白 3 根。4 剂，每晚服一次。

2.血压高时服用方：制附片 80 克，贡术 15 克，朱茯神 15 克，炒小茴香 20 克，上安桂 20 克，砂仁 15 克，柏子仁 20 克，黄芪 25 克，天麻 15 克，炙甘草 15 克，淫羊藿 20 克，生姜 80 克。3 剂。

嘱：随诊。

后记：贵在传承

数界的扶阳论坛，在中医界掀起了扶阳热潮。于理法层面，无疑是给广大中医人指明了一个方向，于中医界，开当今之先河，亦大有裨益。自《易经》首倡"天行健，君子以自强不息"，《黄帝内经》继之以"阳气者，若天与日，失其所则折寿而不彰，故天运当以日光明"，至医圣仲景于《伤寒论》中垂范扶阳大义，示人以规矩法度，这是中医扶阳真义的显见，然而，郑卢扶阳医学之精髓，不仅在于其简明而至深的理法，亦在于脉和法药的紧密结合，这也是郑卢扶阳医学的最精彩之处。我自学习中医开始，就梦想能够学得真正能服务于临床诊疗的脉法，因为脉法应该是一个好中医的"标配"，但现实却是多年连一个入门脉法的师父都无缘遇见，无缘得"传"，何以"承"，故一直徘徊在脉法的门外，虽认真学习，却始终未入门径，未能有得心应手之感觉。因为无法做到脉与法药的紧密和精准结合，疗效自然不尽理想，如此，一个中医人的信心，何以立得起来。

随着郑卢扶阳理法的弘播，很多有见地的学人，都认识到了，只有学得郑卢扶阳医学的脉法，充分认识并理解与掌握其脉法的理论和方法，并逐渐领悟其精髓，才能真正步入郑卢扶阳医学之坦途大道！辨证论治乃中医的特色和最具精华部分，但现实中缺失脉诊、不重视脉法的中医，又何尝不是大有人在。有多少中医是真正按照辨证论治的思路去治病的呢？能够真正"观其脉证，知犯何逆，随证治之"的中医师，真的是少之又少，更多的是辨病论治、以症论治，按病套方、按症遣药者。临证时，一些疾病经过治疗后，尽管症状减轻或消除了，但可能存在余邪潜藏或留有伏邪而未尽的情况。脉诊的缺失必定导致诊治疾病的正确性和有效性大打折扣，因为脉诊是帮助我们诊断疾病，确定立法遣药之关键。

郑卢扶阳医学之脉法，是郑卢扶阳医学的核心之一，因其前些年一直为郑卢扶阳医学之秘法，属于不传之机密，故未能广传，所识者甚少，很多学人也都只能猜测，因为这是卢铸之、卢永定师几代人宝贵的经验积累，此脉法是连接郑卢扶阳医学理论（心法）和立法、遣药的桥梁，也是步入郑卢扶阳之门的根基。彭师在《大医火神师徒传道录》中所说："光是紧脉，就可以说不下五六种情况，稍紧、微紧、紧滞、滞中带紧、滑中带紧、紧中带滑，这一系列都不一样的脉象，不在实践中认真去学，是认识不到的。"当然还有脉与法药的紧密结合等。市面上但凡言三天、半月可教会此脉法者，皆不足取信，否则，师父也不可能如此强调脉法。

郑卢之理法、心法、脉法、立法、用药，以脉法为核心之一，可谓"一"以贯之，以"一"贯之，以"一气"贯之，让脉诊重回中医经典《伤寒论》之病脉证并治的时代。纵观郑卢扶阳脉法，可谓精细入微，又大道至简，又可谓"料度脏腑，独见若神"。所以说，郑卢扶阳脉法是回归经典又切合时代的脉法。

不经一番寒彻骨，哪得梅花扑鼻香！免费的往往都不会被珍惜，因为知识的价值没有被体现出来，如果没有亲历过痛苦的思考和每每入川跟诊的辛劳，无论我怎么强调扶阳脉法的重要性，可能你都不会有感觉。在我入门跟师，师父讲解"弟子守则"的时候，彭师明确谈道：严守秘密，我所给的文字资料，未经同意，绝不能翻印、转送、外传，我所讲、所传的内容，未经同意，不能外传，更不能在网上传播，避免误传误导，避免误人误己，避免造成混乱，是非难分。彭师讲解：这就是卢永定师父讲的第三条（前两条为准确辨证和医责自负），就是要严守秘密，讲解的"弟子守则"和脉法内容，不要外传，不要上网，为什么呢？因为有很多人，听了一知半解就在网上宣传，自己是郑卢扶阳医学的真传。什么是真传？谁给了你真传？！真传要靠你自己掌握，这个不是来听我讲一下，看了书，看了这些文字，就成真传了，那就不需要费这么大的劲来拜师，那么厚一本书（指《大医火神师徒传道录》），上面我都总结了，那不是真传吗？你能不能够掌握，能不能够实践，理论和实践，实际中还有很大的区别。我们要踏踏实实地向前辈学医理、医法、医德、医风等，医学绝不是单纯的立一个法，给一个方，就可以的。

　　欲得脉法精义，当明阴阳至理，自当与斤斤论五脏六腑者有别。郑钦安先生云："世风日下，稍解一二方，得一二法者，即好医生也。究竟仲景心法，一毫不识，开口即在这五行生克上论盛衰，是知其末而未知其本也。余为活人计，不得不直切言之。余再不言，仲景之道，不几几欲灭乎？"（《医理真传·卷二》）又云："始明仲景之六经还是一经，人身之五气还是一气，三焦还是一焦，万病总在阴阳之中。"（《医法圆通·序》）"于阴阳上探求至理，便可入仲景门也。"（《医理真传·卷二》）一个中医人水平的高低，说到底就在其辨识阴阳的功夫上体现，故《素问·脉要精微论》云："微妙在脉，不可不察，察之有纪，从阴阳始。"

古云：纸上得来终觉浅，绝知此事要躬行！于中医而言，于脉法而言，更觉贴切。放下各种事情跟师，是很不容易的事情，从西安到成都的往返奔波，亦不是每一个医者想想就可以的付出。跟师抄方是一件很美的事情，前提是你觉得跟师就是在近道。切脉，俗称把脉，师父诊治每一个患者，几乎都会详细讲解脉诊，因此耳濡目染可以学到很多东西。脉诊是中医诊断、治疗和预防疾病非常精确而有效的工具，郑卢扶阳医学脉法，其卓越的特质，可以在探索患者生理和病理状况时，给医者提供更多讯息。在过去郑卢扶阳医学先辈是严禁抄方的，跟诊时也不能提问，只能看，为什么呢？中医强调师承，更多的是因为有很多非常道的问题，师父可以将其毕生的心悟或者几代人的心悟在跟师的过程中，有意无意地传给你，这种心悟有时是无法完全用语言或文字描述的，如果在师父身边长期浸润，也许这些灵感就会传给你，使你的这种综合能力大大提高。师父就怕你抄方以后照葫芦画瓢，就害死你了，所以要等你看明白之后再抄方，其实这也是对学习的一种严格要求。俗话说："说破是纸，悟破是金。"这是禅宗里很有名的一句话，没有看明白，那功夫还是师父的，你抄的方子也不是你的，所以不要希望师父什么都明明白白地告诉你，教给你，自己也要基本功扎实，也要善于自学、自证、自悟，什么都告诉你了，怎么会培养出独立诊治的思维，又怎么会觉得法脉的珍贵。当你真的掌握了这套脉法，就可以轻松准确地判断病邪的位置和性质以及人体正气的强弱等，进而立法遣药皆得法度，疗效自然会有质的提升，于临床，渐入佳境的感觉就会慢慢找到。当然，初学也要从照葫芦画瓢开始，等你看明白之后，水平就上升了。比如用师父讲的桂枝法治疗患者，可能15个患者也会好8、9个，但有5、6个为什么不好你就不明白，如果自己真正领悟了那就是金子，所以学习郑卢扶阳医学，要带一份悟的心态来，带举一反三的心态来学习，而不是一味想着得到。

夫《易传·系辞传》言："圣人之所以极深而研几也。"郑卢扶阳医学认为，人体就是一团太和之气的运行，其中蕴含着生生不息的太极，圣人用易理来探究极深奥和精微的事理，故可通晓人心，知人事，知天下事物。"《易》无思也，无为也，寂然不动，感而遂通天下之故。非天下之至神，其孰能与于此。"把脉乃至精之事，当澄神静虑，神贯于中，脉候阴阳以通神，以指去感，而洞鉴脉中之阴阳，此非天下之至神（最神妙的东西），怎么会达到如此的境界呢！脉的极致，就是在"感而遂通"中，洞鉴阴阳，知病所，知病机，知顺逆，而后法与药随，仁术可得称焉。

从表面上看，郑卢扶阳医学之脉诊似乎不同于教科书，但实际上它的目标是在回归中医诊断的本质。郑卢扶阳脉法从古典文献中汲取精华，融汇先贤智慧，更重要的是根据郑钦安→卢铸之→卢永定→彭重善等一脉相承的口传心授传承至今。

脉质的本身也受到医者感官的影响和限制，这个道理是不变的，会改变的是造成这些脉质的原因，医者区别这些脉质的能力，以及说明这些脉质所使用的语境。过去用以描述脉象的比喻、图形和解释，在当今已经很难或无法让现代人产生共鸣。郑卢扶阳医学脉学在做好真正传承的基础之上，借助现代语言来描述脉象，阐释脉象，使之真实、确切地反映病情变化，亦更符合临证诊治的需求，其目的是弘播郑卢扶阳医学。既为医者的诊疗指明了方向，也为患者的理解和接受提供了便利，使之更便于产生共鸣。于此，我觉得郑卢扶阳脉法真正做到了与时俱进，这些在传承基础上的改进，使其能够更好地服务于这个时代的人民。

我和国内中医传播媒体人黄剑先生（网名：油麻菜）沟通，

他反复强调："中医就应该是中国人的基本文化，中国人守着中医，却缺失了应该与其相适应的应有的文化，中国的大部分老百姓是听不懂中医的，或者说只能够明白一部分，所以中医需要一个很好的翻译，那这个翻译如果仅仅是一个人，那作用还是很有限的，大部分的媒体记者和老百姓，听不懂，因为没有十年、五年的泡在中医里面，天天跟中医人打交道，怎么可能就一下子听懂，中医需要更多的翻译，即出钱，大把的时间，加上自己青春的人。"这是黄剑先生在十年间采访超过 1000 位有影响力中医人后的感悟。

每一位与众不同的你、我、他，汇聚成中医的星河大海，在这中医药复兴的伟大征程中，我们因为修习中医而极富使命感。

《素问·金匮真言论》云："故善为脉者，谨察五脏六腑，一逆一从，阴阳、表里、雌雄之纪，藏之心意，合心于精。非其人勿教，非其真勿授，是谓得道。"我们置身资讯的海洋，获取和甄别成为我们学习的第一步！经由智者精炼的经典知识更应当传播，因为其历经了传承和验证。卢永定先生谈道："医学为道，广博精深，历数千年，渊源奥妙，岂乎穷哉！然其旨万理归一，在乎济世活人，强壮民族。怀虚若谷者成，固步自矜者毁。"传统在当今也必须不断演进，和我们的时代保持紧密联系，在忠于传承基础上的改进，有利于中医药更好地服务于当代。就此而言，扶阳医学有着毋庸置疑的传承价值。古云："上善若水。"而我，望为一滴水，利益同道、学友、病家！重新唤起大家对中医脉诊重要性的认识，而这原本应该是一个好中医的必备"技艺"。

致谢

　　人类永远是在理性的光辉照耀下，去完成实践的，中医亦如此。中医学是一门具有很强技术实践性的学问，如果理论和实践脱节，怎么能够学好？中医的传承和创新，是建立在对中医的高度认可和自信的基础之上的，而现在的很多中医人，对中医药以及中国传统文化缺乏来自骨子里的自信。培养中医传承人的实质，就是培养中医思维，只有掌握中医思维，才能够保障中医的疗效，中医最终要学的是方法论，要学习在理性下思考并实践。"真正的医学，也是伟大的汇集工程，在汇集工作中拨乱反正、开拓创新，这就是郑钦安医学卢铸之医学的更广阔的一个含义。"这是彭重善师父在《大医火神师徒传道录》中讲授的，彭重善师父又谈道："郑卢医学是汇总了历代精英最精华的、最正确的东西形成的。"我想说，医道的圆融，一定是在理上，在法上。中医简便廉验，是真正的仁心仁术，只是如郑卢扶阳医学这般的好东西，我们还是见到的太少。彭进老师说："人生最重要的就是认识自己的本心，知道自己的使命，或者说找到属于你自己的那种使命感，因为每一个人的精力，都是有限的，面对中医，你是否做到了制心一处，一门深入，全力以赴，而后臻于至善，寻找到自己最拿手，最喜欢的事物，然后，把它做到极致，这就是使命的圆融，这就是医道的成功。"深表认同，天下万物如是，面对天下万千法亦应如是。所以，什么都有可能，你只要制心一处，进入道法自然的境界，就会得到。中医就恰恰是以得道为最高目标的，因为中医是纯正的黄老之术。我很庆幸，于不惑之年，能够学习正纯的郑钦安卢铸之医学，古云，非其人不教，觅师求法，如同登山，求得真法更是不易。自 2018 年跟诊彭进师至今，不觉已经五年，此书能够顺利出版，要感恩彭重善恩师的讲授，以及彭进老师数年的临床带教，其间，彭一然、蒋国川、张前团、史洪、张楠等同道，都给予了我莫大的支持和鼓励，对他们的付出，在此表示感谢。《扶阳脉法》的付梓，也算是对我从 1997 年学医，到 2009 年接触和学习扶阳医学，到如今拜师的学医生涯的一个学习总结和呈现。最后我想说，时代赋予了当下中医人重要的使命，中医人责任重大。传承守正中医精华，还中医的本来面目，使中医深蕴的独特价值彰显于今日时代，我愿与诸同道一起：传承郑卢法脉，荷担中医家业。

魏小栋

2023 年 1 月

参考书目

［1］郑钦安. 中医火神三书. 北京：中国医药科技出版社，2014

［2］张登本.《黄帝内经》二十论. 北京：中国中医药出版社，2017

［3］彭重善. 大医火神师徒传道录. 香港：繁荣出版社，2014

［4］卢崇汉. 扶阳论坛5. 北京：中国中医药出版社，2013

［5］唐农. 论"立极阴阳"——谈谈扶阳学派的理论支点. 成都中医药大学学报，2017，4

［6］彭重善. 郑钦安卢铸之医学临床应用讲稿. 北京：中国中医药出版社，2022